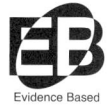
Evidence Based

臨床ストレス心理学

津田 彰・大矢幸弘・丹野義彦――［編］

東京大学出版会

Clinical Psychology for Stress Disorder and Stress Coping
(Evidence-based Clinical Psychology, 7)
Akira TSUDA, Yukihiro OHYA, & Yoshihiko TANNO, Editors
University of Tokyo Press, 2013
ISBN 978–4–13–011136–2

臨床ストレス心理学・目　次

はじめに　臨床ストレス心理学の誕生　…津田　彰・大矢幸弘・丹野義彦　1
　1．現代社会のニーズと実証に基づく臨床心理学の発展　2
　2．臨床ストレス心理学とは何か　10
　3．本書の目的と構成　14

第Ⅰ部　ストレス研究の基礎と臨床

第1章　発達的視点からみたストレス研究の基礎と臨床
　………………………………………………河合優年・佐藤安子　25
　1．はじめに　25
　2．ストレスと発達　26
　3．発達段階からみたストレス　30
　4．発達とストレス　38

第2章　医学的視点からみたストレス研究の基礎と臨床　…熊野宏昭　41
　1．ストレスモデル　41
　2．ストレスの生理的メカニズム　42
　3．ストレスの心理的メカニズム　48
　4．今後の方向性　51

第3章　医療，教育，地域の連携とストレス心理学
　………………………………………………大矢幸弘・山下裕史朗　55
　1．はじめに　55
　2．アレルギー疾患を抱える子どもの医療と教育と地域の連携　56
　3．ADHDをもつ子どもへの行動療法──夏季治療プログラム　63

第Ⅱ部　臨床ストレス心理学の展開領域

第4章　妊娠・出産と育児への心理社会的支援　………………津田茂子　75
　1．コクランライブラリーによる「妊娠・出産と育児への心理社会的支援」に関するレビュー　76

2. 出産後のメンタルヘルス低下に対する心理社会的介入　79
　3. 親訓練が親の心理社会的健康に及ぼす効果　82
　4. 低体重出産児のハイリスクを有する妊婦への妊娠中のサポート　85
　5. 周産期死亡後の母親・家族へのサポート　87
　6. まとめ　92

第5章　学童・思春期における心理教育的支援
　………ジャニス・M・プロチャスカ，津田　彰，ケリー・E・エバース，ジェームズ・O・プロチャスカ　97

　1. 科学的根拠のある心理教育的支援　98
　2. TTMのいじめ防止行動への適用　99
　3. いじめ防止プログラムの実行　105
　4. 日本における社会性と情動の学習　108
　5. おわりに　111

　トピックス1・応用行動分析を活用した問題行動の改善　……小野　学　115

第6章　高齢者のストレスと適応　………………………稲谷ふみ枝　123
　1. 老年期のストレスの特徴とその背景　124
　2. 高齢者の適応とストレス対処方略　129
　3. 高齢者へのストレスマネジメントとその効果　135

第7章　生活習慣病への臨床心理学的支援——習慣改善のための行動療法　………………………………………………足達淑子　147
　1. はじめに　147
　2. 生活習慣改善のための行動療法　148
　3. コンピュータを活用した生活習慣改善　151
　4. システム設計と効果検証からの考察　158
　5. 結語に代えて　160

　トピックス2・不眠症の認知行動療法　………………大矢幸弘　163

第8章　がん患者への心理社会的援助　………………安藤満代　173
　1. がん患者の心理社会的問題　173
　2. がん患者への心理社会的側面のケア　176
　3. 今後の課題　185

第9章　身体的アプローチによるストレスマネジメント…百武正嗣　191

1. 身体中心療法の理論的背景　191
2. ストレスマネジメントの基本技法と効果　193
3. リラクセーションのアプローチ　194
4. 臨床ケース　195
5. リラクセーションと気づき　203

> トピックス3・コミュニティ健康教育とリラクセーション技法…百武正嗣　206

第10章　災害被災者・犯罪被害者の心理社会的問題と治療・ケア
　………………………………………………古賀章子・前田正治　211

1. はじめに　211
2. 被災・被害後に生じる医学心理学的問題　212
3. 被災・被害後に生じるその他の問題　218
4. 被災体験後のプロセス　220
5. 災害被災者・犯罪被害者に対する心理社会的治療・ケア　222
6. おわりに　229

執筆者紹介　235
索　　引　239

はじめに

臨床ストレス心理学の誕生

津田　彰・大矢幸弘・丹野義彦

　ストレスが精神的な病気の発症と経過に関連していることは広く知られている．ストレスの研究は歴史的に見ても，Freud（1936）の心的外傷論や強制収容所の精神病理的研究などから明らかなように，臨床心理学において主要な学問的テーマであった．

　近年，ストレスはまた，身体的な病気（例えば，がんや糖尿病などの生活習慣病，喘息やアトピー性皮膚炎などのアレルギー疾患）とそれに関連するライフスタイルなどの心理行動（セルフケア，健康信念などの認知と思考を含む）にも深くかかわっていることが明らかになっている（河野・石川，2005）．さらに，災害やテロ，事故，犯罪，虐待などに遭遇したり目撃したりするといった突発的な重大事件による外傷後ストレス障害（post-traumatic stress disorder : PTSD）が多発するようになり，ストレス障害の様相は多様化している（Fink, 2007）．

　一方，医療保健の現場では，病気や障害に苦しむ患者が抱えるストレスへの対応がこれまで以上に求められるようになっている．症状を抱える人間に焦点を当てて，症状のみならず，患者の感情や価値観などに配慮した，いわゆる心理的援助やストレスマネジメントを含む全人医療の展開である．そこでは，患者ならびに家族との円滑なコミュニケーションが求められ，他の医療専門職者とのチーム医療が展開されている（津田，2002）．

　ストレスに由来する臨床心理学的な問題は学問的なテーマとして（津田・岡村，2006），また社会的に解決が求められる実際的な問題として（Prochaska & Prochaska, 2005；小杉，2006），ますます重要になっている．これら拡大するニーズに応え，実践性と実証性の統合化を担った学問としての説明責任を果たすために，臨床心理学に課せられた期待は大きい．欧米の臨床心理学は，医学の

領域で起こったエビデンス・ベースト・メディスン（Evidence-based Medicine : EBM）の影響を受けて，心理療法や心理教育的介入に関する正しい情報と技法を選別し，それらの知見をデータベース化し，それを必要とする多くの人たちがそれらを活用できるシステムづくりに取り組んでいる（Norcross et al., 2005）．すなわち，実証に基づく臨床心理学の展開である．

日本の臨床心理学には残念ながら，丹野（2001）が指摘するように，このような行動科学的なサイエンスとしての考え方はまだほとんど浸透していない．エキスパートの経験や直感に依存した意見によって，また徒弟的な心理療法の研修を通じて学んだ技法によって，アート的な側面を強調する心理療法が主流のように思われる．

そこでここでは，実証に基づく臨床心理学の理念に従い，とくに医療保健におけるストレス問題への心理療法，心理教育，ストレスマネジメント実践の実証性を念頭においた「臨床ストレス心理学」（Clinical Stress Psychology）をわが国に普及させるため，その考え方と概念的枠組みを提示する．「臨床ストレス心理学」という切り口から，世界におけるストレス研究やストレス障害の治療のレベルをふまえて，わが国の臨床心理学の治療や研究の最前線を紹介し，今日的な里程標を示すことは重要と考える．

1. 現代社会のニーズと実証に基づく臨床心理学の発展

現在，「ストレス」という言葉を抜きにして，私たちの日常会話が成り立たないほど，ストレスという言葉は身近なものになっている．それは，ストレスがそれだけ私たちの生活の中に広く，深く蔓延していることの表れと考える．また，医療保健の現場では，治療や支援をされる側に立ったアプローチが求められている．患者の病気を生物心理社会学的な視点からトータルに理解し，それを治療に生かそうという，医学からより医療にシフトした動きである（津田・坂野，2003）．

1.1 現代社会のストレス問題

現代はストレス社会と称されて久しいが，近年その度合いはますます強まっ

ている．内閣府の国民生活に関する調査（2010）によれば，日常生活での悩みや不安を抱えている人の割合は増加しており，その内容も自分の健康問題などで悩む人が増えており（図1），それぞれの生涯発達の段階で，ストレスに関連する問題は，例えば，児童生徒の不登校，いじめ，若者の喫煙，飲酒，非行，社会的引きこもり，中高年者や高齢者の自殺，抑うつ，睡眠障害，認知症として，また図2に示すように，がんと心臓病，脳卒中，糖尿病などの生活習慣病として，「心と身体の不健康」が種々の態様で現れている（厚生省　平成16年版厚生労働白書）．

　このような影響は，コンピュータや情報通信機器（いわゆるIT）の発達により，社会の仕組みそのものが急激かつ急速に変化したことによって生じたストレス源（ストレッサーと称する）の増大とそれへの対処（コーピングと称する）の負担が原因とされている．と同時に，出生率の低下と平均寿命の増加によって，私たちの社会は少子・高齢社会へと変貌した．人口構造の変化は必然的に疾病構造の変化をもたらしたが，それは不適切なストレスへのコーピングと関連するライフスタイルによっても助長されている（津田・馬場園，2004）．

1.2　ストレス科学の展開

　ストレス科学では，これらのストレス問題に対して，ストレス状況下で典型的に観察される不安や怒り，抑うつなどの情動の形成と発現に関わる生物学的基礎過程の理解のために，さらにこれらが心身の不健康ひいては病気の発症につながる心身相関のメカニズムの解明に向けて，研究対象としてのストレスがますます重要となっている（McEwen & Lasley, 2002 ; Okamura et al., 2011 ; 坂本，2010）．

　例えば，ストレスの認知と情動との関係や，情動反応と心理的ならびに行動的変化との関係を探るために，できるだけ客観的かつ定量的にバイオマーカーを評価する技術の開発や信頼性と妥当性を備えた標準化された質問紙の尺度開発が求められている（Brydon et al., 2009 ; 杉浦，2007 ; 矢島ら，2005）．

　ストレスとは何か？　それをどのように測定するのか？　ストレスの作用メカニズムは何か？　ストレス問題への具体的な対応をどのようにしたらよいのか？　ストレス科学は心理学や医学の領域のみならず，社会学，健康科学，産

はじめに

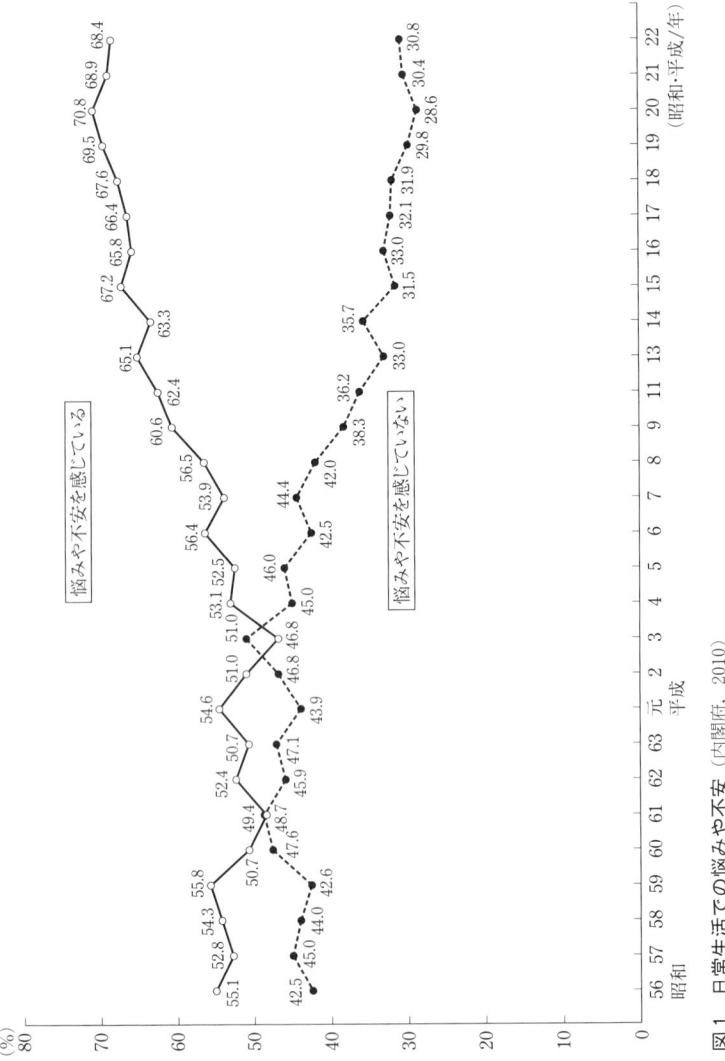

図1 日常生活での悩みや不安（内閣府, 2010）

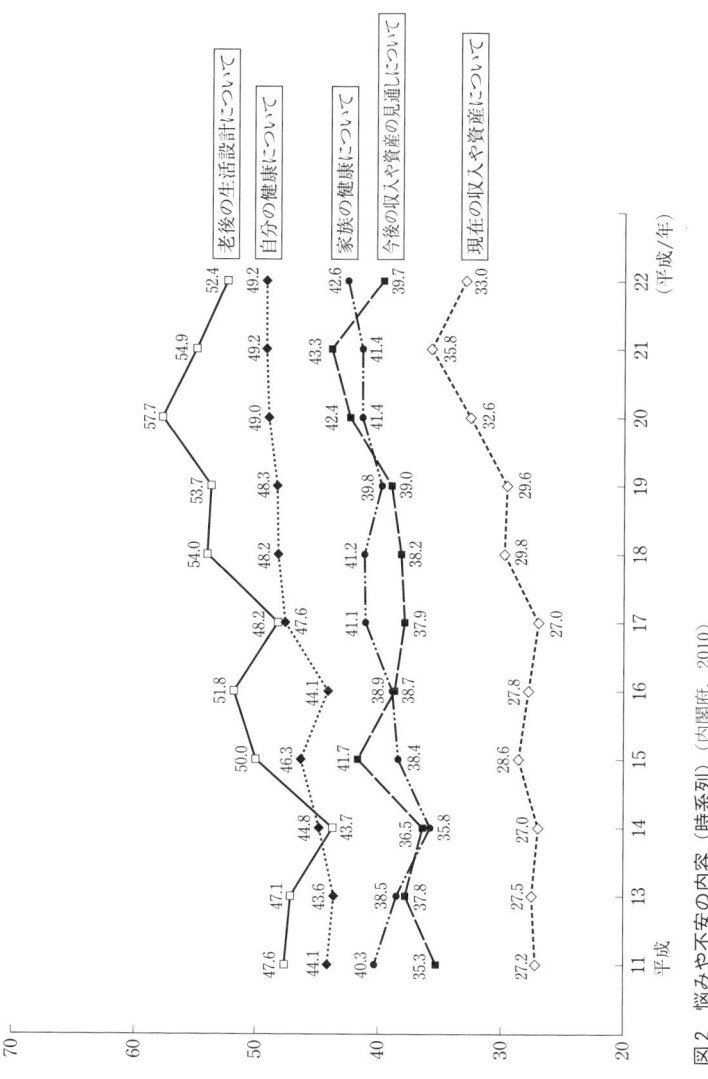

図2 悩みや不安の内容（時系列）（内閣府，2010）

業とも関連して，きわめて学際的になっており，多くの研究分野を巻き込みながら発展している（Hamer et al., 2007；二木，2008；津田・稲谷，2009）．

1.3　全人医療の展開

社会の至る所にストレスが蔓延し，その影響が深刻化している現状にあって，これら精神的ならびに身体的な病気の増加を抑え，心身の健康を維持増進させ，ひいては生活の質（Quality of Life：QOL）と幸福な状態（well-being）を促す方策が求められている．現実のストレス問題への解決とその対抗策を求める社会的ニーズは，援助的な専門活動を強く促し始めている（Lopez & Snyder, 2009；島井，2006）．

一方，医療保健の現場では，患者本位の全人的な医療保健を実践するという心を持ち，それが態度に表れ，公共性を持った論理に従って，問題解決を図ろうとする，実証性のある臨床心理活動が求められている．患者の症状に焦点を当てながら，病気を持った患者の世界を包括的に身体的，心理的，社会的な側面から同時に理解し，治療する全人医療の展開である．当然，そこでは臨床心理士は医師や看護師など他の専門職種の人たちと協働し，チーム医療の一員として現場で関わることになる（Feldman & Christensen, 2008；鈴木，2008）．

さらに近年，ストレス関連の病気の増加に伴って，保健医療費の高騰が社会保障の重大問題となり，その対策として，治療より予防，予防より健康増進という視点と施策が導入されている．健康増進を図るために，日常生活におけるストレスへの取り組みが大切となっている（Curtis, 2000；津田・プロチャスカ，2006）．そこでは，職場や地域で暮らす人々が身体的にも，心理的にも，社会的にもよりよい状態になることを達成するために，企業としてあるいは行政として，ストレスの管理が優先されている（川上・堤，2007）．

これら拡大するニーズに応えるために，実践や臨床活動に重きを置いたアプローチが急増している（日本心理臨床学会，2010）．と同時に，じつに多様な心理療法のシステムと心理教育プログラムが，クライエントが望む方向への変容を目的として，心理学的法則に基づいた臨床的技法や対人的態度に応用され始めている（Castonguay & Beutler, 2006；杉山ら，2007）．また，ストレスへの適切なコーピング過程を通じて，ストレスを個人にとって適度なものにするため

のストレスマネジメント技法が開発され,実践的に適用されている(Greenberg, 1999；嶋田・鈴木,2004).

1.4 実証に基づく臨床心理学の展開

心理療法と心理教育プログラム,ストレスマネジメント技法が次から次に考え出されては臨床応用されている(津田ら,2004).それらは百花繚乱のごとく,医療保健や学校の現場に溢れかえって,カオス的状況に陥ってきた.それぞれの心理療法のシステムと心理教育プログラム,ストレスマネジメント技法はユニークかつ効果的であり,いずれにも適用可能であると主張している.

しかしながら,これらのアプローチについて,治療的介入と健康支援による効果に関して,正当と認められる証拠と根拠はどの程度蓄積されているのだろうか.新しいシステムやプログラムの開発者,セラピストたちはふつう統制が十分なされた結果の評価研究がないにもかかわらず,問題に対して有効であると強調している(Prochaska & Norcross, 2006).残念ながら,これまでの我が国の臨床心理学では,心理療法のシステムの有効性や安全性についての評価を科学的根拠に基づき確立してきたとは言い難い(堀内ら,2010；津田ら,2008).

一体どのようにして,真に有効なシステムを知り,それを適切にクライエントに提供することができるのだろうか.学問の発展として,これらの現状を打破し,クライエントと心理療法の実践家からの要請に応えるために,近年,標準的な治療と予防を実践することを目指した「実証に基づく臨床心理学」が欧米を中心に急速に発展してきた(丹野,2001).

例えば,欧米では,無作為割付対照試験(Randomized Control Trial：RCT)の手法によるPTSDの治療や予防が最先端のトピックスとなっている(Roberts et al., 2010; Rose et al., 2009).これによって,フロイトの精神分析に源流を持つトラウマ理論によらない技法も出てきた.生理学的な裏づけを持たせることで治療的妥当性を高めようと試みる眼球運動による脱感作と再処理法(EMDR)(市井・熊野,1999)は,その代表的なものと言える.この流れを受けて,認知行動療法などの実証性を志向する心理療法や研究が盛んに行われるようになり,顕著な成果を挙げている(Hasselt & Hersen, 1996).けれども,まだ確かな治療的エビデンスを持つと言い切れるまでには至っていない.しかも,

表1 エビデンスの水準

エビデンスの水準	治療法に関する臨床研究のデザイン
1a	無作為割付対照試験（RCT）のメタアナリシス
1b	一つの無作為割付対照試験（RCT）
2a	コホート研究のメタアナリシス
2b	一つのコホート研究または質の低い RCT
2c	生態学的研究，アウトカム研究
3a	症例対照研究のメタアナリシス
3b	個別の症例対照研究
4	症例集積研究，質の低いコホート研究や症例対照研究
5	実験室での研究や RCT に基づかない専門家の意見

このような動向は欧米を中心とするものばかりであり，日本ではだいぶ遅れをとっている感がある．

1.5 エビデンスの水準

　日本の臨床医学の分野では，かつての Authority Based Medicine（ABM）から Evidence Based Medicine（EBM）へと大きく舵が切られた．すなわち，経験豊富な先輩医師から習った治療法を最良のものとし，各施設が異なる治療法を行っていた時代は去り，異なる治療法を比較し，最良のアウトカムをもたらすものを選択する時代となっている．このことは治療法の標準化と国際化をもたらした．様々な疾患のガイドラインが各国で発行されているが，基本的には EBM の理念に沿って作成されるようになり，多少その国々の医療事情を反映した違いが認められるものの，もっとも強いエビデンスに基づく治療法を採用するものへと改訂されるのが普通となっている．

　新たな治療法を開発する臨床研究は，その方法論や手続きによって作りうるエビデンスの水準が異なる．これらの分類にはいくつかあるが，これまでに発表された分類表として最も詳細な Oxford 大学 EBM センターの分類を基に独自に簡略化したものを表1として示す．

　無作為割付対照試験（RCT）がエビデンスの水準は最も高く，複数の RCT をメタ分析したシステマティックレビューが最強のエビデンスとなる（1a）．ただ，研究デザインは RCT であっても，ランダム化の方法が曖昧であったり，ブラインド化が不十分なものや，脱落率が低く適切な解析法が採用されていな

いもの（当初決めたプライマリアウトカムには差がなかったので，post-hocに代理アウトカムを採用したもの，脱落例を含めた解析がなされていないものなど）はエビデンスの水準は2bまたは3bとなり，コホート研究と同レベルになる．比較対象をもつ研究でも症例対照研究のような後ろ向き的な研究のエビデンス水準は低く3bとなる．治療の前後で，アウトカムの比較を行う症例集積研究のエビデンス水準は4と低く，一般的には強いエビデンスとは認められないことが多い．動物実験などの基礎研究はメカニズムの解明には欠かせない重要な研究であるが，人を対象とする臨床医学の治療学の分野においてはエビデンスとして採用されるものではない．またかつては最も尊重された権威ある専門家の意見は，RCTに基づかない見解であればエビデンスの水準は基礎研究と同じく最低レベルとみなされる．

　こうしたRCTなどの比較試験は，統計学的な有意差を検出するためにはある程度の規模を必要とする．従って，資本力のある製薬メーカーの製品にエビデンスが偏ってしまうという負の側面もある．そのため，最近では厚生労働科学研究補助金事業などではメーカーからの支援が期待できない薬や治療法に関する研究費の支援を行うようになってきた．

　しかし，RCTで最も高いエビデンスを示す治療法が，全ての疾患に関して存在するわけではない．また，別の患者に対して行われた治療法を目の前にいる患者に適応したとき，それがその患者にとって最良であるとは限らない．あくまで統計学的に処理されたデータが示すエビデンスは最終的なユーザーに還元されなくてはならないが，全ての治療法が大規模RCTによって実証できるわけではない．

　そのようなとき，個々の患者にとって，最高のエビデンスを実証する研究デザインは1事例無作為割付対照試験（n-of-1 RCT）である(Cook, 1996)．すなわち，複数の治療法（一方がプラセボの場合を含む）を一人の患者に時間軸に沿ってランダムに適応し，最良のアウトカムが得られる方法を採用するというものである．これは治療効果の半減期が短く，治療を中止すると速やかにベースラインに戻るような治療法の場合には実行が可能である．薬物療法だけでなく，行動療法の一部でもこのような方法が適応できるであろう．いずれにしても，適切な比較と各種のバイアスを取り除く工夫が大切で，そうした手続きを

できる限り厳密に行うという科学的な姿勢が EBM や Evidence-based Psychotherapy には必要である．

2. 臨床ストレス心理学とは何か

今日，ストレスと関係しない病気はないといわれるくらい，ほとんどすべての病気が何らかの形でストレスの影響を受ける．同時にまた，すべての病気は何らかのストレスを患者に与える．さらに，ストレスの現象は健康範囲から臨床範囲までの幅広いスペクトラムを含む（春木ら，2007 ; Steptoe & Wardle, 1994）．この点で，前節で指摘したような社会的ニーズと相まって，ストレスとストレスマネジメントはこれからの実証に基づく臨床心理学における中心的なテーマの一つといっても過言ではない．

2.1 実証に基づく臨床心理学と臨床ストレス心理学

このような流れを受けて，実証に基づく臨床心理学の実践的側面と研究的側面の活動をより有機的に機能させるために，それらのインターフェイスとして「ストレス」と「ストレスマネジメント」の役割に注目することは当然とも考えられる．実証に基づく臨床心理学の中に「ストレス」や「ストレスマネジメント」という基本軸を通すことによって，学問としての枠組みを再体制化した（図3）．

このような学問的発展は，ストレッサーの暴露によって生じたすべての変調や行動を幅広く取り扱うことを可能とした．精神疾患や心身疾患に加えて，ほとんどの内科系疾患が対象となり，健康の創出から増進，予防まで含むことが可能となった．これによって，今日の医療保健現場が必要としている理念に沿った専門性の高いストレスマネジメント教育などの心理臨床の実践ができると考える（Merry et al., 2005）．

2.2 臨床ストレス心理学の定義：目的，範囲と対象

臨床ストレス心理学とは何か．実証に基づく臨床心理学やストレス科学とどのような関連があるのか．そして，実証に基づく臨床心理学の中でどのような

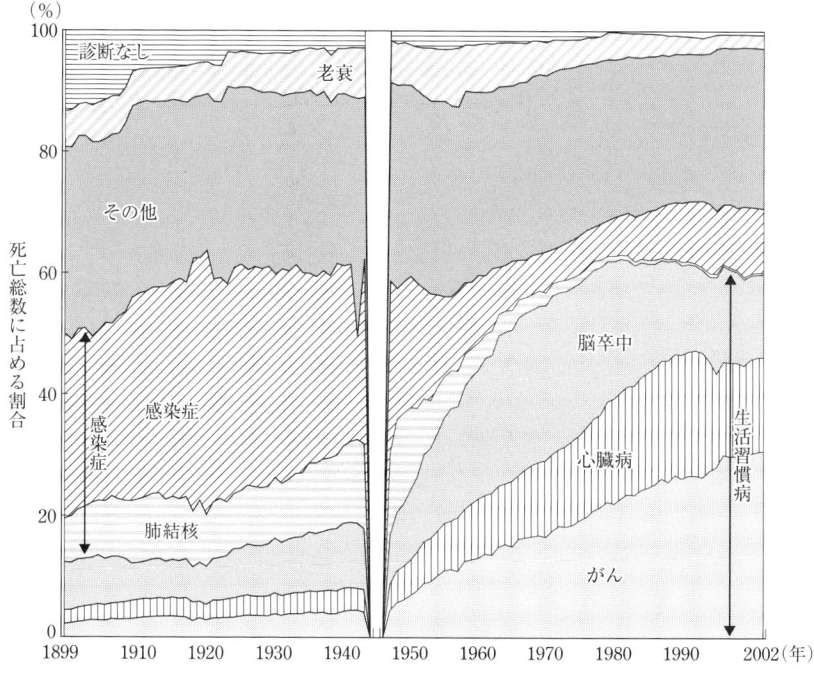

図3 日本の20世紀の死亡に関する疫学的変遷（厚生労働省，2004）

位置を占めているのか．その特徴や意義はどこにあるのか．

臨床ストレス心理学を定義すれば，「ストレスへの心理的介入と研究を網羅的に収集し，系統的な方法で吟味し，現時点での標準的な治療，予防の情報を提供するシステムと，科学的根拠に基づいた心理的介入の実践の科学である」．言い換えれば，臨床ストレス心理学は，現象を事実によって説明するストレス科学の方法論を引き継ぎながら，対象と直接かかわりながら援助と介入を行う臨床心理学の健康支援の実践を通したストレスとストレスマネジメント研究のシステムといえる（図4）．また，ストレス概念の持つポジティブな側面をふまえ，健康という概念を含むことで，これまでの実証に基づく臨床心理学の臨床場面という守備範囲を越えた理論と実践の科学でもあり，多くの隣接学問と関わりを有する（図5）．

その目的は，ストレス由来の問題や関連障害によって心身両面からの支援を

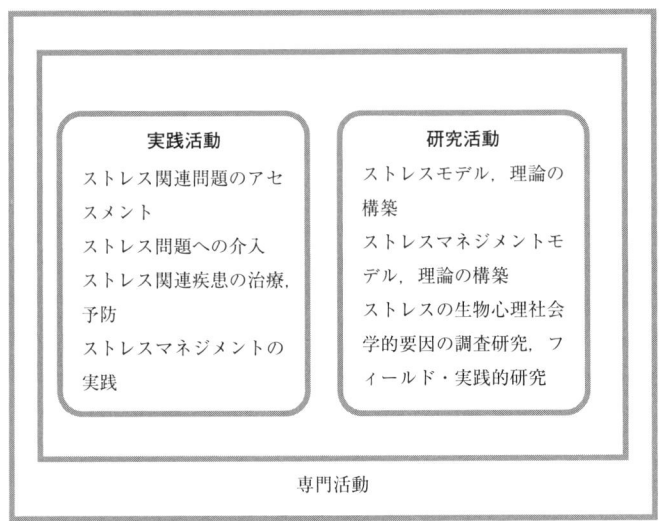

図4　臨床ストレス心理学の概念的枠組み

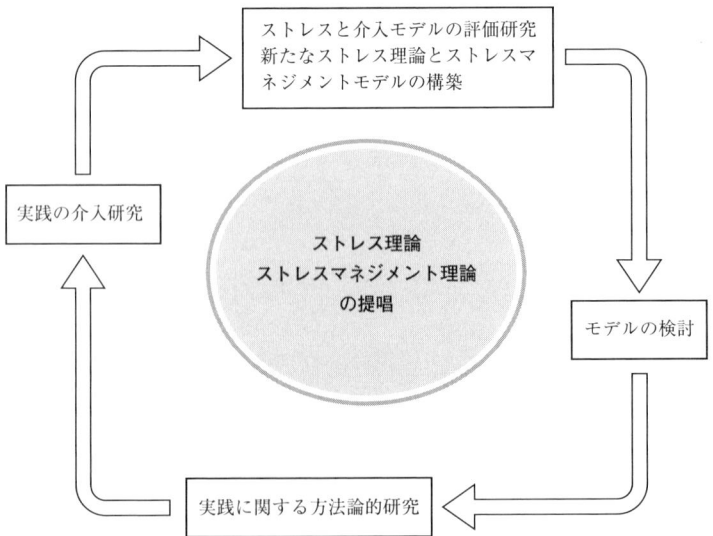

図5　臨床ストレス心理学における実践に関する研究

表2 臨床心理学ストレス心理学のアウトライン

目 的	ストレス関連疾患の治療，ストレス予防，健康増進，ウェルビーイングの向上
対 象	個人（乳幼児～老年期，ターミナル期），家族，地域，組織
方 法	個人的心理療法，カウンセリング，心理教育，ポピュレーション戦略，インターネット介入
対象とする問題	心理的問題（不安，抑うつなど），行動的問題（生活習慣，行動傾向など）
健康―病気	健康的段階（ポジティブ）～精神病理的問題（ネガティブ）
医学との関係	各科臨床（精神科，心療内科，小児科など），行動医学，健康科学
時間的展望	過去―現在―将来

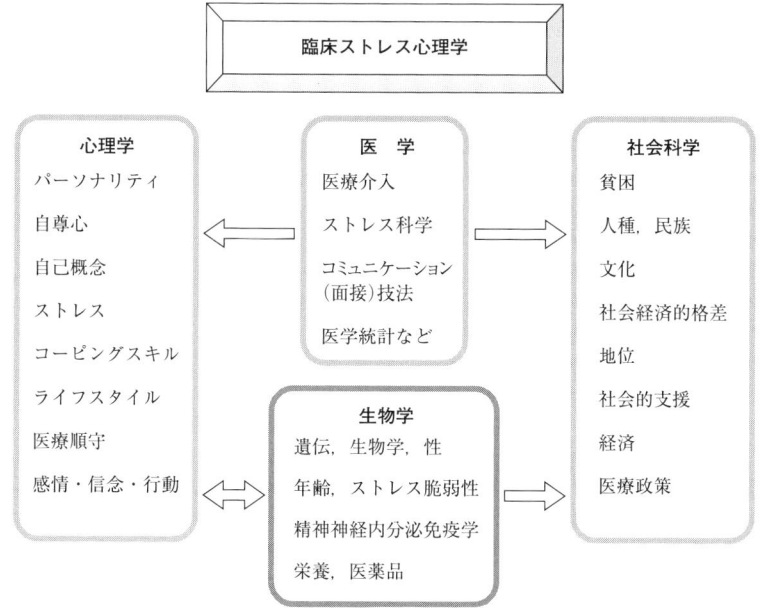

図6 臨床ストレス心理学の隣接学問

必要としている人々とその関係者に対して，ストレスをテーマとして取り扱っている隣接諸学問の研究成果に基づき，アセスメント，心理的支援，医学的治療，問題解決，コミュニティ支援などを行うとともに，包括的なストレスマネジメントなどによる働きかけを通じて，国民の心身の健康の保持，増進を目的とした予防や教育を行うことにある．対象は，ライフサイクルを通じて，乳幼児期から人生の終末期までのすべてのステージに在る人々が対象であり，家庭，

学校，地域，職域，医療保健場面の社会のあらゆる領域で生活する人々及び組織が対象となる（表 2）．

　実証に基づく臨床心理学を方法論的に支える生物・心理・社会学的アプローチは，ストレス科学がこれまで実験的 - フィールド的研究において駆使してきた仮説検証型の実験法や資料収集といった「科学知」（サイエンス）であると同時に，患者と援助を目的として直接関わってきたいわゆる臨床心理学の「臨床知」（アート）とを統合したものとなる（下山，2001）（図 6）．

3. 本書の目的と構成

　本書の目的は，ストレス心理学の研究や実践の最前線を紹介し，日本の臨床心理学の研究・実践を活性化させることである．ストレス心理学を枠組みとすることにより，臨床心理学の国際化と現代化をはかり，それによって基礎的心理学との対話を深め，「世界への発信」と「次世代への発信」を図りたい．
　本書の特徴をまとめると，次のようになるだろう．
　第 1 に，執筆者はすべて発達障害の研究や臨床の第一線で活躍されている方である．
　第 2 は，世界標準を視野に入れた高度な内容をめざしたことである．新しい動向を伝えるために，各執筆者による最新の研究成果を紹介していただいた．
　第 3 は，基礎研究と臨床研究のバランスを考慮したことである．生物・心理・社会の統合モデルを基本として，各章には，ストレスに関わる諸問題について，理論的研究，治療実践，効果研究にわたって論じられている．
　なお，議論をかみ合わせるために，各章はおおむね以下のような構成をとっている．どの項目に重点を置くかについては執筆者によって幅を持たせてある．
　a) その分野の世界的動向と日本の現状．
　b) 各執筆者の研究紹介．
　c) 研究を臨床にどう生かすか（基礎研究をどう現場に生かすか，援助や治療にどう生かせるか）．
　d) 日本のストレス研究にはどのような問題点があり，これからの研究には

何が必要か．

　本書は10の章からなる．
　第1章（河合優年・佐藤安子）「発達的視点からみたストレス研究の基礎と臨床」は，人間の発達という視点から，ストレスという現象を捉え直す．そもそも発達というものは，これまでの方法では環境に適応できない事態であるから，発達現象そのものが人間にとってストレスである．本章はこうした「発達ストレス説」を提案する．こう考えれば，発達というストレスを望まない子どもが出てくるのは当然のことである．本章は，「発達ストレス説」の視点から，これまで取り上げてこられなかった多くの問題を提起し，発達という変化を望まない子どもを理解しようとする意欲的な論考である．
　第2章（熊野宏昭）「医学的視点からみたストレス研究の基礎と臨床」では，心理学における刺激―反応系としてのストレッサーとストレス反応との間に存在したブラックボックスが，中枢神経系，自律神経系，内分泌系，免疫系などの生体機能調節系に起こるストレス反応の研究が進むにつれてホワイトボックス化してきたことが述べられている．
　第3章（大矢幸弘・山下裕史朗）「医療，教育，地域の連携とストレス心理学」では，アレルギー疾患（気管支喘息・アトピー性皮膚炎・食物アレルギー）をもつ子どもと保護者への行動科学的アプローチと，ADHDをもつ子どもへの行動療法を利用したサマートリートメントプログラムとその効果について述べられている．いずれも日本の子どもの疾患に対するストレス心理学的アプローチとしては最先端を行くものである．
　第4章（津田茂子）「妊娠・出産と育児への心理社会的支援」では，コクラン共同研究計画とコクランライブラリーのデータベースに含まれる評価研究の内容を解説しながら，「妊娠・出産と育児への心理社会的支援」に関するシステマティック・レビューについて論述している．取り上げられているテーマは，出産後のメンタルヘルス低下に対する心理社会的介入の評価など4つあり，実証に基づく実践にいずれも役立つものと考える．最後に，日本における妊娠・出産と育児への心理社会的支援の現状がコンパクトに概説されている．
　第5章（プロチャスカら）「学童・思春期における心理教育的支援」では，

津田彰がJanice M. ProchaskaとJames O. Prochaskaと一緒に米国の公立中・高校において取り組んでいる，多理論統合モデル（TTM）に基づくいじめ防止行動の評価研究の成果や日本における社会性と情動の学習（SEL）の実践活動の状況が述べられている．学校現場におけるメンタルヘルスの予防や生きる力の育成に対する実証に基づく心理教育的支援は国内外ともきわめて遅れている現況において，貴重な最新の知見が紹介されているといえる．

6章（稲谷ふみ枝）「高齢者のストレスと適応」では，発達段階としての高齢期のストレスを扱う．まず，高齢者のストレスについて4つの理論的枠組み（生涯発達的アプローチ，サクセスフル・エイジングからのアプローチ，生物・心理・社会・スピリチュアル援助モデルからのアプローチ，ストレスの精神薬理学的アプローチとトランスアクショナル・モデル）を紹介した後，ストレス理論の枠組みから，どのような対処行動やソーシャルサポートが精神的健康を支えるかについて実証研究を展望している．最後に，高齢者のストレスへの介入についての臨床研究を簡潔にまとめている．ストレスを多面的に捉えつつも，実証研究に基いた実践を強調している．

第7章（足達淑子）「生活習慣病への臨床心理学的支援——習慣改善のための行動療法」では，生活習慣病の克服のために行動療法を用いて生活習慣の改善を指導してきた経験を踏まえて，自己学習とITを利用したプログラムを開発し，その効果をランダム化比較試験で実証しようという野心的な試みが述べられている．

8章（安藤満代）「がん患者への心理社会的援助」では，がんと告知された患者の心理的な過程と対処行動について概説し，心理的なケアの方法について展望している．エビデンスが多く蓄積している認知行動療法を中心として，グループ療法，スピリチュアリティへのケア，回想法などを紹介している．余命6ヶ月と診断された「終末期」においては，単なる心理的な介入だけではなく，スピリチュアルなケアが必要になるため，この領域ではスピリチュアリティに配慮することが大切になるのである．最後に，エビデンスの蓄積など，この領域の課題について手際よくまとめられている．

第9章（百武正嗣）「身体的アプローチによるストレスマネジメント」では，身体的アプローチによるストレスマネジメント技法によって得られるリラクセ

ーション効果（心理面，身体面，生活面）と適応疾患が比較分析されている．また，臨床場面においてこれらのアプローチをどのように適用したらよいのか，症例にそくしながら詳述されているので，臨床場面が紙上ライブのように臨場感をもって伝わってくる．臨床ストレス心理学の実践研究の醍醐味が味わえるといえよう．

　本書の編集が最終段階となった2011年3月11日，東日本大震災がわが国を襲った．未曾有の大震災による被害は，国レベルで発生した巨大なストレス事態であり，復興への動きは国レベルでのストレス対処であると言えるだろう．被災者への心理的援助や復興に向けた過程は，まさに本書『臨床ストレス心理学』の中心的なテーマであると言ってよい．臨床心理士をはじめとするメンタルヘルスの専門家は，被災者の心理的ケアにおいて中心となることが期待されている．しかし，もし専門家がその場しのぎで行き当たりばったりの援助を行うにとどまっていたのでは，こうした期待に応えることはできないだろう．専門家であるからには，きちんとしたエビデンス（実証的証拠）のある技法を用いなければならない．

　こうした状況の中で，10章（古賀章子・前田正治）「災害被災者・犯罪被害者の心理社会的問題と治療・ケア」は執筆された．当初は犯罪被害者を中心にまとめられていたが，こうした状況の中で，災害被災者に対する心理的援助について，大幅に加筆することになった．本書では，被災者の支援方法について，エビデンスのある技法が総説されている．例えば，認知行動療法（曝露療法，ストレス免疫法，リラクセーション法）やEMDRである．こうしたエビデンスは今後の被災者の援助において大きな指針となるだろう．今回の事態は日本のメンタルヘルスの専門家にとってまさに正念場なのである．

　本章では，逆に，エビデンスのない援助技法を用いると，結果的に被災者を苦しめる危険があることにも触れられている．例えば，ディブリーフィング法（CISD）は，一時さかんにおこなわれていたが，最近の治療効果研究のメタ分析によって，治療効果がないばかりでなく，むしろ自然回復を阻害するので有害であるという結論が得られている．まさに「実証（エビデンス）に基づく臨床心理学」の大切さを示す例である．たとえ善意から出たものだとしても，エビデンスが明確でない心理療法を行うことは，かえってクライエントを苦しめ

る危険があるのだということを肝に銘じたい．

　さらに，基本的なものから最新のものまでトピックスを解説したコラムがある．

　トピックス「応用行動分析を活用した問題行動の改善」（小野学）では，学校で他児の靴を隠したり，靴の中に汚物を入れたり，放火を繰り返すなどした小学5年生の男児の問題行動に対して応用行動分析を活用し，改善に成功した事例の経過が特別支援教育コーディネーターである著者によって紹介されている．応用行動分析の理論と実践を包括したケアは，反社会的な問題行動や非社会的な問題行動の「いまここで」の解決を図るうえで有効であることにより，近年とくに教育現場で注目されている．貴重な事例紹介と考える．

　「コミュニティ健康教育とリラクセーション技法」（百武正嗣）では，青森県のある地方自治体で行われた介護家族の健康支援事業に携わった著者によって，コミュニティ健康教育の具体的な方法が紹介されている．長期にわたる介護によって心も体も疲れている介護家族の人たちに対して，「ウォーキング・メディテーション」（歩くことによる瞑想）を実施した介入の有用性は注目に値する．

　「不眠症の認知行動療法」（大矢幸弘）はハーバード大学で早くも1990年代に認知行動療法を用いた不眠症の治療が薬物療法に勝ることを無作為割付比較試験（RCT）で実証したJacobs博士の不眠症克服のプログラムの内容に触れており，15年過ぎた今日でも有用な内容であることは驚くほどである．

　本書が，日本のストレス心理学研究の一里塚となり，それによって臨床心理学と基礎的心理学のインターフェイスが少しでも進むことを期待している．臨床家，研究者をはじめ，修士論文や卒業論文を執筆する学生など多くの人に手にとっていただければ幸いである．

Brydon, L., Walker, C., Wawrzyniak, A., Whitehead, D., Okamura, H., Yajima, J., Tsuda, A., & Steptoe, A.　2009　Synergistic effects of psychological and immune stressors on inflammatory cytokine and sickness responses in humans. *Brain, Behavior & Immunity*, 23, 217-224.

Castonguay, L. G. & Beutler, L. E. (eds.) 2006 *Principles of therapeutic change that work.* Oxford University Press.

Cook, D. J. 1996 Randomized trials in single subjects : The N of 1 study. *Psychopharmacol Bull.* 32, 363-367.

Curtis, A. J. 2000 *Health psychology.* Routledge.（外山紀子（訳） 2006 健康心理学入門．新曜社.）

Feldman, M. D. & Christensen, J. F. 2008 *Behavioral medicine : A guide for clinical practice, 3rd ed.* McGraw-Hill.（林野泰明（監訳） 2010 実践行動医学，メディカル・サイエンス・インターナショナル）

Fink, G. 2007 *Encyclopedia of Stress, 2nd ed.* Elsevier（ストレス百科事典翻訳刊行委員会（編） 2009 ストレス百科事典 1-5 巻，丸善.）

Freud, S. 1936 *The ego and the mechanisms of defense.* International Universities Press.

Greenberg, J. S. 1999 *Comprehensive stress management, 6th ed.* McGraw-Hill.（服部祥子・山田冨美雄（監訳） 2006 包括的ストレスマネジメント．医学書院.）

春木豊・森和代・石川利江・鈴木平 2007 健康の心理学．サイエンス社．

Hamer, M., Tanaka, G., Okamura, Y., Tsuda, A., & Steptoe, A. 2007 The effects of depressive symptoms on cardiovascular and catecholamine response to the induction of depressive mood. *Biological Psychology*, 74, 15-20.

Hasselt, V. B. V. & Hersen, M. (eds.) 1996 *Sourcebook of psychological treatment manuals for adult disorders.* Plenum Press.（坂野雄二／不安・抑うつ臨床研究会（編訳） 2000 エビデンス ベイスト心理治療マニュアル．日本評論社）

堀内聡・津田彰・森田徹・田中芳幸・矢島潤平 2010 多理論統合モデルに基づくエキスパートシステムを利用したストレスマネジメント介入．行動科学, 48, 151-157.

市井雅哉・熊野宏昭（編） 1999 EMDR…これは奇跡だろうか．こころの臨床, 18.

川上憲人・堤明純（監修） 2007 職場におけるメンタルヘルスのスペシャリスト BOOK．培風館.

河野友信・石川俊男（編） 2005 ストレスの事典．朝倉書店．

小杉正太郎（編） 2006 ストレスと健康の心理学．朝倉書店．

厚生労働省（監修） 2005 平成 16 年版厚生労働白書——現代社会を取り巻く健康リスク：情報と協働でつくる安全と安心．ぎょうせい．

Lopez, S. J. & Snyder, C. R. (eds.). 2009 *Oxford handbook of positive psycholo-*

gy, 2nd ed. Oxford University Press.

McEwen, B. S. & Lasley, E. N. 2002 *The end of stress as we know it*. Joseph Henry Press.（桜内篤子（訳） 2004 ストレスに負けない脳．早川書房．）

Merry, S., McDowell, H., Hetrick, S., Bir, J. & Muller, N. 2005 Psychological and/or educational interventions for the prevention of depression in children and adolescents（Review）．*The Cochrane Library*, 2005, Issue 2.

内閣府 2010 国民生活に関する世論調査．

二木鋭雄（編） 2008 ストレスの科学と健康．共立出版．

日本心理臨床学会（監修） 2010 危機への心理臨床学．遠見書房．

Norcross, J. C., Beutler, L. E., & Levant, R. F. (eds.), 2005 *Evidence-based practices in mental health : Debate and dialogue on the fundamental questions*. American Psychological Association.

Okamura, H., Tsuda, A., & Matsuishi, T. 2011 The relationship between perceived loneliness and cortisol awakening responses on work days and weekends. *Japanese Psychological Research*, 53, 113–120.

Prochaska, J. O. & Norcross, J. 2006 *Systems of psychotherapies, 6th ed*. Thompson.（津田彰・山崎久美子（監訳） 2010 心理療法の諸システム．金子書房．）

Prochaska, J. M. & Prochaska, J. O. 2005 汎適用理論モデルを用いたストレスマネジメント．竹中晃二（編）ストレスマネジメント——これまでとこれから．ゆまに書房．

Roberts, N. P., Kitchiner, N. J., Kenardy, J., & Bisson, J. I. 2010 Multiple session early psychological interventions for the prevention of post-traumatic stress disorder. *The Cochrane Library*, Issue 4.

Rose, B. J., Churchill, R., & Wessely, S. 2009 Psychological debriefing for preventing post traumatic stress disorder（PTSD）．*The Cochrane Library*, Issue 1.

坂本真士 2010 抑うつと自殺の心理学．金剛出版．

SAMHSA Model Programs http://www.modelprograms.samhsa.gov/

嶋田洋徳・鈴木伸一（編） 2004 学校，職場，地域におけるストレスマネジメント実践マニュアル．北大路書房．

島井哲志（編） 2006 ポジティブ心理学．ナカニシヤ出版．

下山晴彦 2001 臨床心理学とは何か．下山晴彦・丹野義彦（編）講座臨床心理学1巻 東京大学出版会，pp. 3–49.

Steptoe, A. & Wardle, J.（eds.） 1994 *Psychosocial processes and health*. Cambridge University Press.

杉浦知子　2007　ストレスを低減する認知的スキルの研究．風間書房．
杉山崇・前田泰宏・坂本真士（編）　2007　これからの心理臨床．ナカニシヤ出版．
鈴木伸一（編）　2008　医療心理学の新展開——チーム医療に活かす心理学の最前線．北大路書房．
丹野義彦　2001　エビデンス臨床心理学．日本評論社．
津田彰（編）　2002　医療の行動科学Ⅱ．北大路書房．
津田彰・馬場園明（編）　2004　健康支援学——ヘルスプロモーション最前線．現代のエスプリ，440，至文堂．
津田彰・稲谷ふみ枝　2009　ストレスマネジメントと健康心理学．丹野義彦・利島保（編）医療心理学を学ぶ人のために．世界思想社．pp. 76-93.
津田彰・岡村尚昌　2006　ストレス　海保博之・楠見孝（編）心学総合事典．朝倉書店．pp. 494-507.
津田彰・岡村尚昌・堀内聡・田中芳幸・津田茂子　2008　医療における心理学の意義と役割．ストレス科学，22，205-215．
津田彰・プロチャスカ，J. O.（編）　2006　新しいストレスマネジメントの実際．現代のエスプリ，469，至文堂．
津田彰・永冨香織・村田伸・稲谷ふみ枝・津田茂子　2004　ストレスマネジメント学の構築に向けて．ストレス科学，18，163-176．
津田彰・坂野雄二（編）　2003　医療行動科学の発展——心理臨床の新たな展開．現代のエスプリ，431，至文堂．
矢島潤平・岡村尚昌・津田彰　2005　唾液で分かる心身の変調．心理学ワールド，30，13-16．

第1部

ストレス研究の基礎と臨床

第1章

発達的視点からみたストレス研究の基礎と臨床

河合優年・佐藤安子

1. はじめに

　人間は誕生してから時間の経過とともに身体的，心理的そして社会的な組織と機能が様々に変化し，やがて死を迎える．この一連の変化が発達である．発達には，組織と機能が構造化・複雑化するという上昇的変化観による定義 (Koffka, K.; Hurlock, E.B.) と下降的変化までを含めて完成の状態にいたる過程が発達であるとする定義 (Hollingworth, L. S.) に大別されていたが，上昇・下降といった概念は科学的に定義できない上に，人間の完成した状態を想定することには科学性の問題はもとより，倫理上の課題もあるとして現在は「生涯発達 (life-span development)」という語が用いられるようになっている．本章では発達を，個体の持っている種々の能力を使って環境との間で快適に生きて行くように自らや環境を変化させてゆく過程であると考える．いずれにしろ，発達は変化を前提とした概念として考えられている点においてはこれまでの考え方と一致している．

　ここでは，人間の発達という視点からストレスという現象を捉えなおしてみる．このことは同時にストレスという視点から発達を捉えるということでもある．これまで，少なくとも発達心理学の領域では，「発達現象そのものが人間にとってストレスである」，とするような発達ストレス論（説）はほとんどなされてこなかった．それは，後述されるように，環境との相互作用の中で生じる発達的現象は，少なくとも発達研究者の中では，達成されるべき課題であり，それを乗り越えることが望ましいことであると考えられてきたからである．現在社会問題となっている「ニート（NEET）」という現象も，青年期に達成す

るべき課題との関係から見たときに問題行動とされる．しかし，本来生活体は心身に生じた歪みを元に戻そうとする力や，負荷を回避しようとする特性を持っているのだとすると，このような一見無気力とも見える行動も実は，人が持つ本来的な特徴なのかもしれないのである．

　ここでは，まず発達とはどのような考え方なのかについて述べたのち，発達とストレスの関係について述べてみることにする．そして変化への抵抗として捉えられる「発達ストレス」という新たな考え方を提言してみたい．

2. ストレスと発達

2.1 ストレスと発達的変化

　ストレスという用語は，今日では日常的に用いられ，生活体にとって不快な刺激とそれに対する心理的な反応一般として受け止められている．このような捉え方はセリエ（Selye, H.）が当初定義していた生物的ストレスよりも，ラザラス（Lazarus, R. S.）のものに近いといえる．セリエは個人内の心身の安定という観点からストレスが生体に及ぼす普遍的かつ有害で否定的な側面に着目した．このセリエのストレス理論は現在でもストレス研究や臨床的援助に大きく寄与している．他方ラザラスはストレスの個別的かつ肯定的側面にも着目した．ラザラスはストレスを環境への適応との視点で捉えたといえよう．この立場では，個人がその内的資源と環境からの要請とをすり合わせる上で，環境からの要請が自分の能力を超えるとき，これをストレスと評価すると考えられている．そしてその個人が自己の対処スキルによりストレスを乗越えたか否かは個人にフィードバックされ，ストレスを乗越えたと自覚されると，ストレス耐性と対処能力はむしろ高まると考えたのである．

　この環境と個体の相互作用という枠組みは，まさに発達的変化の機構そのものでもある．個体は，環境と自己との調整を行いながら発達的に変化している．このやりとりの中には，自己の欲求充足のための活動や，環境に合わせるための自己の行動を変えるような活動などが含まれている．ピアジェは，発達現象を「自己の持っているシェマ（schema: ある種の行動レパートリーと考えられる機能的な行動の構造）を使って外界に働きかけ，新たな対象をその中に取り

込むという同化（assimilation）注と，既存のシェマで外界の対象が同化できないときに，シェマ自体を変形させることによって対応するという調節（accommodation）の2つの活動の均衡」によって説明しようとしている．この過程には，個体が環境との相互作用によって作り出すズレこそが変化の機構であると考えられているのである．そこには，発達が自動的に生じるのではなく，様々な刺激に対して個体がどのように反応するのか，反応可能であると判断するのかという認知的な側面が含まれているのである．

注）赤ん坊の吸てつ反射が指吸い行動に使われるような現象

このように考えると，適応的な変化として定義された発達は，そのために自らの変化が強いられるという意味から考えると，ストレスときわめて近い位置にあることに気づく．

2.2 発達段階と課題

発達現象は連続的で持続的であるとはいっても人間は直線的にその心身の構造と機能が変化するわけではない．ある領域だけの発達がめだったり，分化によってこれまで見られなかった特徴が現れたりするといった非連続性がある．この非連続性に着目して発達をいくつかの段階に分けた概念が発達段階である．そして各発達段階で習得・達成されるべき課題が発達課題（developmental task; Havighurst, R.J., 1951）である．発達課題という概念は個人の内面的な変化というよりは，社会的に要請される変化という意味合いで用いられる．したがってこの概念には，既存社会に適応すべく努力する人間像が前提にあること，扱われている発達課題の不変性と一般性には限界があるという2つの問題がある．しかし現実には人間は各発達段階における発達課題という壁を乗越えながら生きていく存在であるといえる．

ここでもう少し発達段階について述べてみる．発達は時間軸に沿った変化であり，連続的に変化しているが，心理的な機能から見ると，質的に異なるいくつかの段階として捉えることができる．図1はそれを示したものである．

誕生直後の赤ん坊は，子宮内環境から子宮外環境への移行にともなって，自発呼吸や温度調節，栄養の摂取など，適応のための行動を始発させることにな

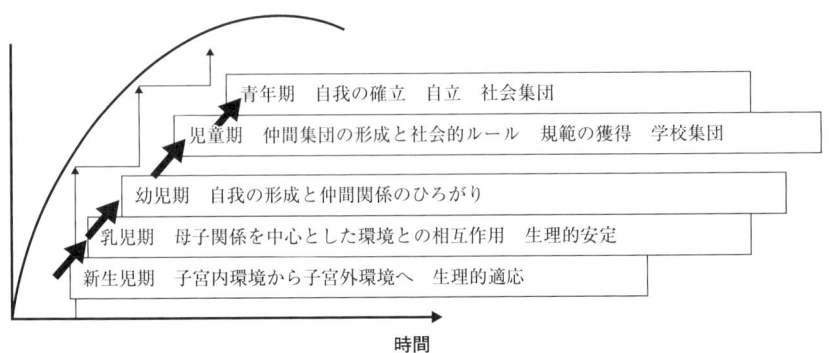

図1 発達研究の問い
児童期（childhood）とは6歳から第二次性徴が出始める12〜13歳までの時期をさす．
青年期（adolescence）とは12〜13歳から24〜25歳ころまでの時期をさす．

る．これが円滑に行われないと死に至ることになるのである．

　同様に，乳児期から青年期，成人期にいたるまで，個体を取り巻く環境に適応するために，人間は自分を変化させたり，環境を変化させる働きかけを行いながら変化してゆくのである．このような，適応のための変化は，急性であっても緩やかな持続的なものであっても，個体にとっては現在の状況を変化させる圧力として働くものとなっている．

　表1はハビガーストの発達課題を示したものである．彼の発達課題において示されている事項は，達成するべきものとして家庭や学校においての目標とされることもある．この中には，幼稚園の登園時にみられる分離不安のような急性でかつ強いものから，慎みの教育のように，弱くて緩やかであるが持続的で繰り返し与えられるものなどが含まれている．このように見ると，発達課題は本来生得的に持っている動物としての特性を，躾や教育という活動によって，段階的に社会的に適応できるものの中に組み込んで行くための課題（目標）ともいえる．社会という人間が作り出した環境に適応するためには，本来個体が持っていないルールの習得が必要であり，それは個体にとっての変化への圧力であるということになる．母子の分離不安（抵抗）にみられるように，現状を維持し，変化への抵抗を示すことは，発達過程においては頻回にみられることである．人間が，本来的に現状維持的で変化を望まない存在であるとすると，発達はストレスに満ちたものとなる．

表1　幼児期から青年期にいたる発達課題（Havighurst, 1953）

〈幼児期〉
(1) 歩行の学習
(2) 固形の食物をとることの学習
(3) 話すことの学習
(4) 排泄の仕方を学ぶこと
(5) 性の相違を知り，性に対する慎みを学ぶこと
(6) 生理的安定を得ること
(7) 社会や事物についての単純な概念を形成すること
(8) 両親や兄弟姉妹や他人と情緒的に結びつくこと
(9) 善悪を区別することの学習と良心を発達させること

〈児童期〉
(1) 普通の遊戯に必要な身体的技能の学習
(2) 成長する生活体としての自己に対する健全な態度を養うこと
(3) 友だちと仲よくすること
(4) 男子として，また女子としての社会的役割を学ぶこと
(5) 読み，書き，計算の基礎的能力を発達させること
(6) 日常生活に必要な概念を発達させること
(7) 良心，道徳性，価値判断の尺度を発達させること
(8) 人格の独立性を達成すること
(9) 社会の諸機関や諸集団に対する社会的態度を発達させること

〈青年期〉
同輩グループ
(1) 同年齢の男女との洗練された新しい交際を学ぶこと
(2) 男性として，また女性としての社会的役割を学ぶこと
独立性の発達
(3) 自分の身体の構造を理解し，身体を有効に使うこと
(4) 両親や他の大人から情緒的に独立すること
(5) 経済的な独立について自信をもつこと
(6) 職業を選択し，準備すること
(7) 結婚と家庭生活の準備をすること
(8) 市民として必要な知識と態度を発達させること
人生観の発達
(9) 社会的に責任のある行動を求め，そしてそれをなしとげること
(10) 行動の指針としての価値や体系を学ぶこと

このように人間は常に何らかの形で，自身の内面からの要求と社会環境からの要請を整合させようとしながら生きているといえる．この過程は，「環境からの要請をどう認知し，どう感じ，どんな価値があるか評価する過程がストレスである」とするラザラスの定義からすると，まさにストレスに曝されながらの変化であるといっても過言ではない．

このような変化への圧力によって作られるストレスを，destress として捉え

るのか，達成感をともなう eustress として捉えるのか，そこに発達観の分かれ目があるように思われる．以下では，各発達段階での課題をストレスとの関係から述べてみたい．

3. 発達段階からみたストレス

3.1 新生児期のストレス

新生児期の最大の課題は体温調節や自発呼吸，養分の摂取にみられるような，生理的な適応である．この段階での反応は未熟で，養育者による十分な管理が必要となる．

胎児の温度は母胎より 1℃ 前後高いが，出生にともなって急激に体温が低下するとされている（新生児の体温は，分娩時に毎分 0.5℃〜1.8℃ 低下する可能性がある）．新生児はこのような寒冷ストレッサーに対して，成人であれば生じる寒冷によるふるえによる熱生産ができず，褐色脂肪組織によって作られるふるえによらない熱生産にたよることになる（渡部，2003）．このことは，新生児が自ら生存することが困難であり，環境の全面的な保護なくして存在しえないことを意味している．

新生児にとって子宮外という新たな環境における刺激は，ある意味ではすべてが胎児期の行動からの変化を求めるものであり，変化の圧力であると考えられる．このことは，光や音についても同じである．強度の照明が新生児にとってストレスであることは，容易に想像がつく．未熟児の保育環境についての堀内（2003）の記述によると，照明照度の低減が呼吸の安定や睡眠パターンの改善，体重増加に効果をもつとされている．また，音については，新生児においては，68dB 以上の騒音レベルでは副腎皮質刺激ホルモンの分泌が増加し，70dB を超えると血管の収縮と心拍数の増加を起こすといわれている．

これ以外にも急性のストレス刺激として痛みの存在がある．新生児は穿針などによる四肢の痛みに対して回避反応を示すが，その評価については NIPS（neonatal infantpain scale）などが用いられている．これは，しかめた顔や啼泣，四肢の動き，覚醒レベルなどに基づくストレス反応の評価である．

自ら回避行動を起こすことが難しい新生児にとってのストレス反応は生理的

変化のような外見上観察しにくいものであるため，心理学の世界においても取り上げられることは少なかった．しかし，近年はストレスを和らげるために，カンガルーケアやタッチケアなどがなされるようになっている（山西，2003；堀内ら，2002）．

3.2 乳児期のストレス

乳児期は母子関係の形成とそこからの離脱に特徴づけられる．母乳の摂取に見られる母子の直接的なつながりは，離乳を経て間接的なものに移行してゆく．このような関係性の変化は，赤ん坊にとって強いストレスとなる．

このような関係性を記述する用語として母子間に形成される愛着がある．生後1年間の愛着の質が後の発達と密接に関係することはボウルビーの研究によってよく知られているところである（Bowlby, 1969）．母子間に形成される愛着は，母親の抑鬱傾向，育児態度の一貫性欠如，子どもの欲求と母親の応答のミスマッチなどによって正常に働かないことがある．このような場合に乳児はストレスを受けることになり，それが後の行動にまで影響することになる（荘厳，2003）．このような比較的長い期間での愛着対象の喪失だけでなく，短期的な母親からの分離に対しても子どもは様々な反応を示す．エインズワースによって考案されたStrange Situation法は，子どもの持つ人見知り不安を利用した愛着の質を分類する方法であるが，これによって子どもは大きく3つのタイプに分類される．Aタイプと呼ばれる子どもは，分離に際しての混乱がないが，同時に再会時においても喜びを示さない．Bタイプは分離に対して抵抗と混乱を示すが，再会時には容易に安定する．Cタイプは，Bと同様に分離によって混乱を起こすが，再会時には甘えたいけれど甘えられないというような二律背反的な行動を示す子どもたちである．

遠藤ら（2005）は諸研究を概括して，Aタイプの子どもでも，分離に際して心拍数やコルチゾールの指標が高くなっていることや，Aタイプでかつ気質的に怖がりやすい子どもでは，ストレス状態が長く尾を引くことなどを報告している．乳児期における短期的な分離が長期的なストレス反応を引き起こすことは，発達的視点からみても興味深いことといえる．このような愛着関係の成立は，8カ月不安とよばれるような，他者からの回避反応として顕現化し13

カ月頃に明確になるとされている．このような自我の形成に伴うストレス反応の存在は，環境との相互作用が大きなストレッサーであることを示唆している．このような乳児期の養育者との関係を中心として生起するストレス反応は幼児期の，幼稚園や保育園の登園時に観察される分離不安時の行動に引き継がれる．

3.3 幼児期のストレス

幼児期の特徴は，養育者の指示に対して「いや」という形で示される反抗（3歳頃にみられる第一反抗期として知られている）と登園時の分離不安にみられる養育者からの離脱への抵抗などの行動としてあらわれる．

興味深いことにこれらの問題は，子どもへのストレスとしてよりも養育者側からの教育的視点から取り扱われていることが多い．これは，このような反抗が，教育されるべき対象として捉えられていることによっていると考えられる．したがって，これらの反抗は母親のストレッサーとして捉えられているのである．このことは幼児期のストレス研究のアイロニーともいえるものであろう．

18カ月から36カ月の幼児の反抗・自己主張とそれに対する母親の反応を分析した坂上（2003）の研究によると，母親があげた子どもの反抗的行動は，基本的生活習慣（排泄や着替え，食事・睡眠などの躾と管理）に対するものであった．これらは生活習慣や物事の是非の教示，子どもの生活リズムや健康の管理，身体の安全確保のための制限など，社会化のための養育者の意図や期待を反映した行動である．これはまさに発達課題にしめされたものである．様々な形で現れる子どもの抵抗行動は，これに対するストレス反応であり，それに対する養育者の怒りや介入はまさに急性のストレッサーとなるのである．先に述べたように，これまでの発達観によるかぎり，これら子どものストレス反応は教育によって正されるべきものと考えられているふしがある．

金丸ら（2004）は，幼児のこのようなストレスに対する反応を情動調整という視点から捉えている．情動調整はストレス場面での対処行動や対処方略でもあるが，2歳児はこのような場面で，母親への攻撃や慰撫欲求，対象物への執着，注意を他にそらす，というような行動をとることが示されている．しかし，このようなストレス場面が子どもにとってどれくらいのストレッサーとなっているのかについては議論されていない．

このような養育者との関係に加えて，仲間との関係という新たな環境との調整が生じてくる．畠山ら（2002, 2003）の幼稚園の年長児における観察によると，「意見の食い違いがある場合」「相手がルール違反をした場合」「物や場所を獲得しようとした場合」などに起因する攻撃行動がこの年齢で観察されること，それが仲間内の位置関係に依存していることなどが報告されている．このことは，幼児期におけるストレスが仲間関係から起因していることを示している．言語の獲得や自我の形成など，さまざまな側面において急速な変化を示す幼児期は，発達的ストレスという側面からも重要である．

3.4 児童期のストレス

発達上の変化が著しい幼児期を過ぎて心身共に比較的安定した時期であり，この時期に児童は学校という集団生活を通して遊びと学習の区別や同年齢の子どもとの関係づくりを体得する．この時期の発達課題は，家庭中心の生活から離れ，学校生活に適応していくことに移行する．

学校への適応とストレス　学校生活への適応における問題して，近年は学級崩壊や「キレる」などの課題意識や情動のコントロールといった児童期の発達課題とともにそれ以前の発達課題が乗り越えられないことに起因すると考えられる現象が目立ってきている．

不登校もその一つである．不登校児童生徒は年々増加し，2000年度は小学生0.36%（279人に1人），中学生2.63%（38人に1人）となっている．背景には友人関係や学業問題など就学上のストレスや性格など様々な要因が関与していると考えられる．近年は漠然とした不安感や無気力が深く関与するタイプの不登校が増加してきている．不登校に対する心理的援助は，学校での居場所を確保できるよう登校を促す介入と，学校での適応を一義的に考えない介入の二通りに大別できる．とくに学年が低い場合は前者が有効な事例が少なくない．

[事例]　ストレスの対象が不明確な小学生不登校への介入
小学3年生女子．X年秋から頭痛や吐き気のために週の初めに登校ができなくなった．その年の春から担任教諭が交代し指導方針が変わったことやクラスで委員にな

ったことが関連因子と考えられた．元来心身共に過敏な傾向があったが他に特記すべき背景はない．行動論的には，この事例は自宅で安静にすることによって登校に伴う不安・緊張が回避できたために，オペランティックに安静という行動を選択するようになり，登校に対する予期不安が増強して身体症状になったと考えられた．そこで，カウンセリングで登校場面についての不安階層表を本児とともに作成し，現実脱感作を行った．自覚的不安度の低い行動から徐々に達成することによって登校場面にともなう不安・緊張を減弱させたのである．その結果，登校が再開した（内山，1975）．

3.5 青年期

この時期は心身ともにその機能と構造が充実していく時期である．身体は人としてほぼ完成して体力的なピークを迎え，思考が論理的となり，対人的には社会に自己を定位させようとするようになる．この時期は，個として他者とは異なる存在でありたいという内面からの要求と，他者との関係の中で社会的な立ち位置を確立せよという社会環境からの要請とを整合させようとしながら生きている時期といえる．この時期の発達課題がアイデンティティの確立（Erikson, 1959）である．これを Lazarus & Folkman（1984）の定義によるストレスの概念から考えると，身体的発達と心理・社会的発達のテンポの間に齟齬が生じ，それがストレスとなると考えられる．青年は身体的には一個の人間として充実していくが，自律的に環境と相互作用していくための心理・社会的能力はむしろこれから発達していく時期といえる．したがってこれらの発達テンポ間の乖離に起因するストレスが生じることになる．

3.5.1 身体的側面の発達とストレス

身体的発達の上からは 12 歳〜18 歳ころまでが第二伸長期，18 歳〜35 歳ころまでが第三充実期である．第二伸長期には二次性徴を含み当該の性としての体格と身体機能がほぼ完成する．しかし発達のテンポには男女差と個人差が大きい．また同一個人の中でも四肢長，体幹部の長さ，太さとの間に発達スパートのずれがあってアンバランスな体型を経過することもある．こうした個人差そして個人内の発達テンポ間の乖離は青年に二つの側面で心理的影響を与える．一つは自らの身体的変化を受け入れることに伴うストレス，もう一つは同輩の

集団における適応に伴うストレスである．早熟，晩熟の意味は男子と女子では大きく異なり，男子の早熟者は身体イメージの魅力の感情価が高いが，女子では極端な早熟も晩熟も魅力の感情価が低い（Petersen, 1987）．すなわちこれから自律的に社会と関わろうとしている青年にとって，現在の身体的発達が仲間と比べてどの程度かということが心理的適応に伴うストレスを生じさせることを示すものであると考えられる．

3.5.2 心理・社会的側面の発達とストレス

青年期の発達課題は，アイデンティティ（同一性）すなわち「これが自分である」という感覚を獲得することである．これは，連続的な時間の流れでとらえられる一貫した自己についての意識の総体といえる．その構造は「自己斉一性・連続性（自分は一貫した自分である）」「対自的同一性（自分が何であるかを分かっている）」「対他的同一性（自分は他者と異なる存在である）」「心理社会的同一性（社会に居場所がある）」の4つの下位概念からなっておりこれらを定量化する試みがなされている（谷，2001）．そしてアイデンティティを確立する領域は，職業，宗教，政治，結婚や価値観など生活の全てに及び，これまで周囲から要求されることに確実に応えていけば適応できていた青年は，人格的同一性，性的同一性，職業的同一性など非常に多くの自己を確立しながら社会に自分の居場所を見出さなければならない．

青年がアイデンティティを確立し，適応的に発達をとげるためには日常的に曝されるストレスを乗越えていく体験を積み重ねることが大切である．そのために必要なものの一つが有能感である．青年の有能感は，学業，課外活動，異性の友人関係，同性の友人関係，自己に対する価値の5領域によって構成される（松井仁・村田，1997）．この中でも重要なのが，所属集団メンバーとのネットワークの構築である．青年は友人関係の中で他者と異なる自己という意識を作り上げていく．

この点については性差があり，女子青年は男子青年と比べて行動的に同調しやすく人目を気にしやすいということが報告されている（上野，1994）．また，女子青年の所属集団との関係の持ち方は小，中，高，大学と年齢を重ねるにつれ，集団への拒否不安的な親和動機を弱めながらかつ親和傾向を高めるという

質的な変化をとげることが明らかとなっている（杉浦, 2000）．このような関係性の中でストレス反応と強く関係しているソーシャルサポートのネットワークができあがる．ソーシャルサポートは心理的サポート，娯楽関連サポート，道具的・手段的サポート，問題解決志向的サポートの4つの次元からなり，これらを誰から受けているかによって，これがストレス対処に有効であるかどうか考えることができるとされている（嶋, 1991）．ソーシャルサポートは自動的にストレス反応を緩和するのではなく，達成動機が介在してはじめてストレスを乗越える要因となる．（堀野・森, 1991）．達成動機とは社会的に価値あるとされることを成し遂げようとする活力である（堀野, 1987）．換言すればアイデンティティを確立しようとする意欲をもち続けることがすなわち青年がストレスを乗越えることともいえる．

こうした青年たちが社会的に身を置く場所は職場ではなく学校になりつつある．本来学校や職業の選択は，アイデンティティの確立に並行してなされるものであり，困難な選択を迫られるものである．今日の高い進学率の中で進学を選択することは青年にアイデンティティの確立いう発達課題と直面する重要な機会を一つなくすことになるのかもしれない．職業的同一性も含めてアイデンティティの確立という発達課題の達成には，独立と依存の葛藤という変化への圧力と抵抗の壁を乗り越えなければならないのである．

3.5.3　青年期の発達課題とストレス反応

ストレスがかかるとその反応は心，身体，行動の3方向に出現する．青年期は身体的な発達とともに身体への意識の急激な高まりが生じる時期であるためにストレス反応の方向は心理化よりも身体化や行動化が優位となる（川崎ら, 1985）．

一般的には青年期のストレス反応として，心理的には戸惑い，劣等感，嫌悪感，高揚感はもとより，「自分の視線が人を不快にさせているのではないか」「体からいやなにおいがするのではないか」などといった自己の身体へのこだわりから生じる不全感や，「人に頼りたいが，影響をうけるのはいやである」などといった自立と依存の葛藤に起因する不全感として表出される．また身体的には自分を保ちながら自律的に社会的と関わる力が十分でないために，内か

らの欲求と外からの要求のすり合わせを心で感じ取ることができずに頭痛，腹痛，めまいなどの身体的違和感として表出されがちである．そして，これらを内面に留めておけない場合，浪費したくなったり，友人関係が過剰や過少になったり，自分を傷つけたくなるといった行動化が生じる場合がある．

青年期の始まりは前傾化し，その終わりは不明確になりつつある．今後，こうした青年自身のアイデンティティの確立の度合いと社会環境が要求するそれとの間に乖離が大きくなると，独立と依存の葛藤はより複雑で多様になり，より多様なストレスを乗り越えなければならなくなると考えられる．

3.6 成人期・壮年期

3.6.1 成人期

成人期とは24〜25歳から35歳ころまでの時期をさす．この時期は心身ともに人として充実し，社会的な立場を確立していく時期である．この時期は，モラトリアムから脱して社会的責任を果たさなくてはならない時期である．この時期の発達課題が親密性の獲得（Erikson, 1959）である．これは青年期に確立したアイデンティティをもとに他者，特に特定の異性との信頼関係を築き，結婚の準備をすることである．他者と親密な関係を築くためには自己を捨てることに直面する．この直面化が成人期におけるストレスになるということができる．ライフスタイルの多様化により，こうした直面化を回避する生活を選ぶ成人も少なくなくなり，職業への定着や結婚といった局面で新たなストレスを生じている．

3.6.2 壮年期の発達課題とストレス

壮年期とは35歳ころから60歳ころまでの時期をさす．この時期は40歳を頂点として生物学的な力が下降していくことに直面する時期である．この時期の発達課題が生殖性（Erikson, 1959）である．これは次の世代を育成し社会を維持していこうとすることである．この時期は他者のためにいかに身体的，心理・社会的エネルギーを注げるかに直面する．そしてこれまでの発達課題が達成されているか否かを問われる時期でもある．これが壮年期におけるストレスということができ，これまでに潜在化していた身体的・心理社会的脆さが顕在

化しやすい．これがいわゆる「中年の危機」である．例えば職場での部下との関係や技術革新についていけないといったキャリア上の問題から退職を考えるようになり，これをきっかけに家族の関係やこれまでの生き方を振り返ることで，新しい生活構造を再建した事例がある（大庭・島，2001）．

4. 発達とストレス

これまでみてきたように，発達段階において達成するべき課題は，それまでの状態からの変化を求めるものであった．発達という言葉の響きの中にあるように，本来変化は望ましいものであり，それを達成するということは，ある意味で有能感や達成感をともなう eustress となると考えられている．むしろ，変化への動機付けが人間の発達を作り出していると考えることができるのである．

しかし，近年の子供をとりまく環境を見てみると，多くのことが予め周到に用意されており，子供自身が選択するということが少なくなってきているように思われる．選択し，自ら変化する方向を決めるようなストレスを経験することなく加齢することがどのような社会を作り出すかは明確ではない．このことは，単に発達とストレスという枠組みを超えた，社会的な変化を生じさせているのかもしれない．

発達ストレス説という考え方は，これまでにないものであるが，今日の社会における変化することを望まない子供達を理解する一つのヒントになればと考えている．

Bowlby, J. 1969 *Attachment*. Attachment and loss, Vol. 1. Hogarth Press.
遠藤利彦・田中亜希子 2005 アタッチメントの個人差とそれを規定する諸要因．数井みゆき・遠藤利彦（編）アタッチメント——生涯にわたる絆．ミネルヴァ書房．pp. 49-79.
Erikson, E. H. 1959 Identity and life cycle. International University Press, Inc. （小此木啓吾（訳）1973 自我同一性．誠心書房．）
畠山美穂 2003 幼児の仲間受容と社会的情報処理能力の関係．幼年教育研究年報，25,

35-40.
畠山美穂・磯部美良・越中康治・蔡佳玲　2002　幼稚園女児にみられる関係性攻撃の被害者の行動特徴に関する研究：幼稚園での観察を通して．広島大学大学院教育学研究科紀要第三部教育人間科学関連領域，51，343-349．
堀野緑　1987　達成動機の構成概念の再検討．教育心理学研究，35, 148-154．
堀野緑・森和代　1991　抑うつとソーシャルサポートとの関連に介在する達成動機の要因．教育心理学研究，39(3)，308-315
堀内勁・飯田ゆみ子・橋本洋子（編著）　2002　カンガルーケア．メディカ出版．
堀内勁　2003　デベロップメンタルケアの歴史的背景．周産期医学，33(7)，807-811．
金丸智美・無藤隆　2004　母子相互作用場面における2歳児の情動調整プロセスの個人差．発達心理学研究，16(2)，183-194．
川端啓之・杉野欽吾・後藤晶子・余部千津子・萱村俊哉　1995　ライフサイクルからみた発達心理学．ナカニシヤ出版．
川崎葉子・清水康雄・太田昌孝　1985　自閉症の経過中にみられる発話消失減少について．児童精神医学とその近接領域，26(3)，201-212．
小林重雄（監修）前川久男・緒方明子（編著）　2004　教育臨床心理学．コレール社．
Lazarus, R. S. & Folkman, S.　1984　*Stress, appraisal, and coping*. Springer.
松井仁・村田純子　1997　青年用有能感調査票の検討．教育心理学研究，45(2)，220-227．
無藤隆・高橋恵子・田島信元（編）　1990　発達心理学入門Ⅱ——青年・成人・老人．東京大学出版会．
文部科学省　2004　データからみる日本の教育．国立印刷局．
Petersen, A. C.　1987　The nature of biological-psychosocial interactions: The sample case of early adolescence. In R. M. Lerner & T. T. Foch (eds.), *Biological-psychosocial interactions in early adolescence: A life-span perspective*（pp. 35-61）. Erlbaum.
大庭さよ・島悟　2001　職業上の危機．特集・中年の危機と精神療法．精神療法，27(2)，14-23．
坂上裕子　2003　歩行開始期における母子の共発達——子どもの反抗・自己主張への母親の適応過程の検討．発達心理学研究，14(3)，257-271．
嶋信宏　1991　大学生のソーシャルサポートネットワークの測定に関する一研究．教育心理学研究，39(4)，440-447．
嶋信宏　2003　ストレスとコーピング　氏原他（編）心理臨床大事典．pp. 46-48. 培風館．

荘厳舜哉　2003　母子関係の成り立ち　河合優年（編）看護実践の心理学．メディカ出版．pp. 13-24.

杉浦健　2000　2つの親和動機と対人的疎外感との関係——その発達的変化．教育心理学研究，48(3), 352-360.

谷冬彦　2001　青年期における同一性の感覚の構造——多次元自我同一性尺度（MEIS）の作成．教育心理学研究，49(3), 265-273.

上野一彦　1994　LD の判定と診断をめぐって．LD——研究と実践，2, 2-13.

内山喜久夫　1975　行動療法．日本文化科学社．

渡部順子・入江暁子　2003　赤ちゃんにやさしい温度環境．周産期医学，33 (7), 851-855.

山西みな子　2003　ベビーマッサージ——親と子の絆を高める．メディカ出版．

第2章

医学的視点からみたストレス研究の基礎と臨床

熊野宏昭

1. ストレスモデル

　ストレスという言葉は，過去20年ほどの間に確実に日常生活の中に定着した．現在では，小学生から老人までストレスという言葉を知らない者の方がめずらしいし，ということは，ストレスがたまるという体験も万人に共通のものになっていると思われる．そして，ストレスがたまると，胃が痛くなったり，下痢をしたり，頭が痛くなったり，風邪をひきやすくなるなど，様々な身体症状が出現してくることもよく知られている．

　しかし，「ストレスとは何か」と改めて尋ねられると，的確な答ができる人は多くない．その第一の理由は，「ストレス」が実体ではないということ，つまり，身体の中のどこかを覗いてみたり，何らかの物質を測定したり，あるいは特定の質問をすることによって，ストレスを確実に特定できるわけではないという事実によっている．つまり，ストレスとは，実体ではなく多くの人々が共有する体験に基づいて仮定された「構成概念」なのである．したがって，そもそも全ての研究者が一致する厳密な定義を下すことは不可能であるが，「何らかの有害な刺激（ストレッサー）が外から加わり，その状況を不快に感じることを前提として，その際に生体に生じる内的状態をストレスと呼び，その結果生体が示す反応をストレス反応と称する」ことに関しては，おおよそのコンセンサスが得られていると言ってよいだろう．

　以上を分かりやすく図にしたものが，図1である．この図に示したように，実はストレス反応は，落ち込んだり，いらいらしたり，不安になったりと，心理面に出ることもあるし，酒やタバコの量が増えたり，じっとしていられなく

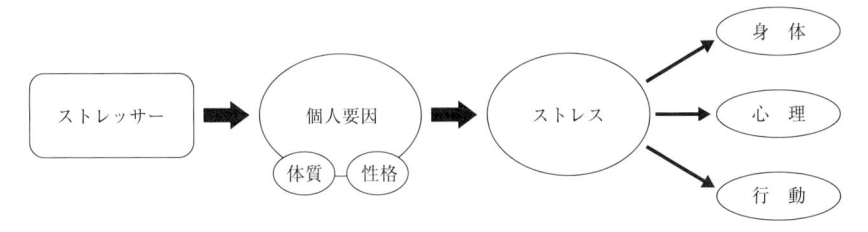

図1 ストレスモデル

なるなど，行動面に出ることもある．そして，同じストレッサーにさらされても，ストレスがたまりやすい人とそうでない人がいたり，人によって身体面，心理面，行動面のいずれかに反応が起こりやすかったりする事実は，体質や性格などの個人差要因によって説明されている．

　本章は「医学的視点」からストレス研究の基礎と臨床を紹介するのが目的であるが，医学・医療とストレスとの接点が生じてくるのは，ストレス状態の持続によって，様々な身体疾患の発症や増悪が影響を受けたり（心身症と呼ばれる），適応障害（ストレス反応による情緒面・行動面の異常）や大うつ病性障害などの精神疾患が引き起こされたり，アルコール依存や神経性過食症などの行動の問題が生じたりする時である．そして，これらの病態の発症・増悪メカニズムの理解と治療のためには，少なくとも，以上に述べたストレスモデルのそれぞれの側面に注目する必要がある．以下では，ストレスに関わる生理的メカニズムに加えて心理的メカニズムの概説もしながら，ストレスの多様な側面を評価するための方法論や指標の説明も行うことで，読者の今後の研究や臨床に役立つ視点を提供したい．

2. ストレスの生理的メカニズム

2.1 ストレス概念の曙

　医学・生理学の領域においてストレスという概念が広く知られるようになったのは，Selye（1936）の「一般適応症候群」の提唱によってであるが，最初にストレスという言葉を使ったのはCannon（1914）である．Cannonは，「ホメオスターシスの維持」という概念で，Bernard（1957［1865］）が唱えた生物体

は一定の「内的環境」を保つための仕組みを持っているという考え方を明確化したが，その際，ストレスを「恒常性のある内的な状態をかき乱すように作用する力」と定義した．そして，生命の安全を脅かすような強いストレスが作用したときに，交感神経─副腎髄質系の活動亢進によって，特徴的な身体反応（緊急反応）が引き起こされ，さらには激しい怒りや恐れといった情動を伴う「戦うか逃げるか」という戦闘状態が作り出されることを明らかにした（Cannon, 1978［1932］）．

一方，Selye（1936）は，牛卵巣の抽出物をラットに投与することによって，副腎皮質の肥大，胃潰瘍，胸腺の萎縮といった一連の変化が起こることを見出したが，腎臓，脾臓といった他臓器の抽出物によっても同様な変化が引き起こされることを明らかにしたことにより，ストレスの理解を決定的に進めた．すなわち，この事実は，様々な非特異的な有害刺激（Selye は当初これをストレスと呼び，後にはストレッサーと呼んだ）が，一定パターンの身体反応を引き起こすということを意味しており，Selye はそれらの共通の反応を示す生体の状態をストレスと呼び，それが脳下垂体─副腎皮質系の働きによって引き起こされることを明らかにしたのである．そして，さらに，ストレッサーが持続した場合，生体の反応は警告期，抵抗期，疲弊期といった3つのはっきりと区別できる特徴的な時間経過を取ることを明らかにし，それを一般適応症候群と名づけた．

2.2 ブラックボックスからホワイトボックスへ

その後，多様な研究の蓄積により，様々なストレス反応の基盤になるのは，中枢神経系，自律神経系，内分泌系，免疫系などの生体機能調節系の変化であると考えられるようになった（図2）．初期の頃のストレス研究は，上記の Cannon と Selye の学説に準拠していたが，機能調節系の詳細な働きを捉えることはできなかったため，その大部分をブラックボックスと考えて，ストレッサーという入力によって生体にストレスという特徴的な状態が作り出され，それが身体面，行動面，心理面への出力であるストレス反応として検出されるという立場から多くの研究が進められた．何らかのストレッサーを加えたときに，循環器系，呼吸器系，消化器系などの末梢臓器にどのような生理的変化が現れ

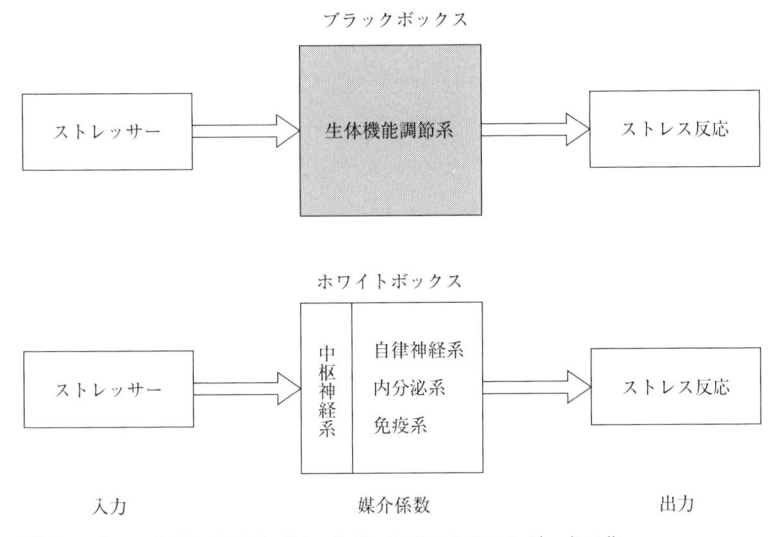

```
                    ブラックボックス
┌─────────┐    ┌─────────────┐    ┌─────────┐
│ストレッサー│ ⇒ │生体機能調節系│ ⇒ │ストレス反応│
└─────────┘    └─────────────┘    └─────────┘

                   ホワイトボックス
                 ┌──┬──────────┐
┌─────────┐    │中│ 自律神経系 │    ┌─────────┐
│ストレッサー│ ⇒ │枢│ 内分泌系  │ ⇒ │ストレス反応│
└─────────┘    │神│ 免疫系    │    └─────────┘
                 │経│          │
                 │系│          │
                 └──┴──────────┘

    入力            媒介係数              出力
```

図2　ストレス研究におけるブラックボックスのホワイトボックス化

るかを検討するといった研究がそれである．すなわちこの段階では，身体的ストレスの評価は，主に自律神経によってコントロールされる末梢臓器の生理反応を指標として行われた．そして，それらの研究は，心身相関の観点から心身症（その発症や経過に心理社会的要因の関与が認められる身体疾患）の病態生理を解明するために，大きな役割を果たした．

　しかし，その一方で，ストレスの生理学的研究の歴史は，このブラックボックスをホワイトボックス化する方向に展開してきたと言ってよいであろう．Cannonによる交感神経─副腎髄質系の関与，Selyeによる脳下垂体─副腎皮質系の関与の解明に続いて，Mason（1968）は，大脳皮質・辺縁系・視床下部を含む中枢神経系と多面的な神経内分泌系の反応がストレスに果たす役割を検討した．Masonは，一部のサルだけが食事を与えられない状況下で，他のサルが食事を与えられているのを見ることで，コルチゾールの上昇を伴う強いストレス反応が引き起こされることを明らかにし，Selyeによって提示された「ストレッサーの存在を視床下部に伝えるメディエーターは何か」という疑問に対する答（大脳皮質・辺縁系によってもたらされる情緒的な苦悩の必要性）を明らかにした．そしてさらに近年では，Masonによってもその重要性が指

摘された中枢神経系の働きが，脳局所での遺伝子によるタンパク産生の調節機構とともに，次々に明らかにされるようになってきた（田中，1999；福土 1999）．またその一方で，ストレスが免疫系の様々な側面に影響を与えることも明らかにされ，それと同時に，神経系，内分泌系，免疫系の間に複雑な情報のやりとりがあることも示されてきた．すなわち，神経伝達物質，内分泌ホルモン，サイトカインといったそれぞれの系で働く情報伝達物質が，他の2つの系に対しても作用する（クロストークの存在）ことが明らかにされたのである．

ここまで来ると，生体機能調節系はかなりホワイトボックス化されたと言ってよく，ストレス研究の方法論も従来の入力―出力関係分析型から，入力―媒介変数―出力分析型へと，かなり大きく変わってきた．そして，生体機能調節系の未知の働きを想定した上での構成概念であったストレスも，生体機能調節系自体のストレス反応として捉えられるようになり，上記のように，ブラックボックスに生じる「ストレス」と，そこからの出力である「ストレス反応」に分けて考える必要はなくなってきたと考えてよいだろう．この段階に至り，身体的ストレスの評価は，自律神経系（末梢臓器の生理反応，皮膚電気反応，末梢皮膚温，心拍変動の周波数解析など）に加えて，内分泌系（カテコラミン，コルチゾール，ACTHなど），免疫系（NK細胞活性，リンパ球分画，唾液中IgA，サイトカインなど）を含む生体機能調節系の多面的な変数を指標とするようになった．しかし，中枢神経系に関しては，人を対象にした実証的データの蓄積は未だに不十分な段階であり，中枢神経系のストレス反応をリアルタイムで評価できる方法も，機能的核磁気共鳴画像（fMRI）やポジトロンCT（PET）など，まだまだ手軽には活用できない方法に限られている．

2.3 生体機能調節系のストレス反応

次に，生体機能調節系のストレス反応について，現時点の概観をしておこう（図3）．

外界からの刺激は，五感から情報入力され，視床を介して大脳皮質で認知されるが，それが扁桃体や海馬における情動記憶と照合されることによってストレッサーとしての評価が行われると考えられる（Hamann, 1999）．そして，ストレッサーであると認知されると，不安，恐怖，怒りなどの情動反応が引き起

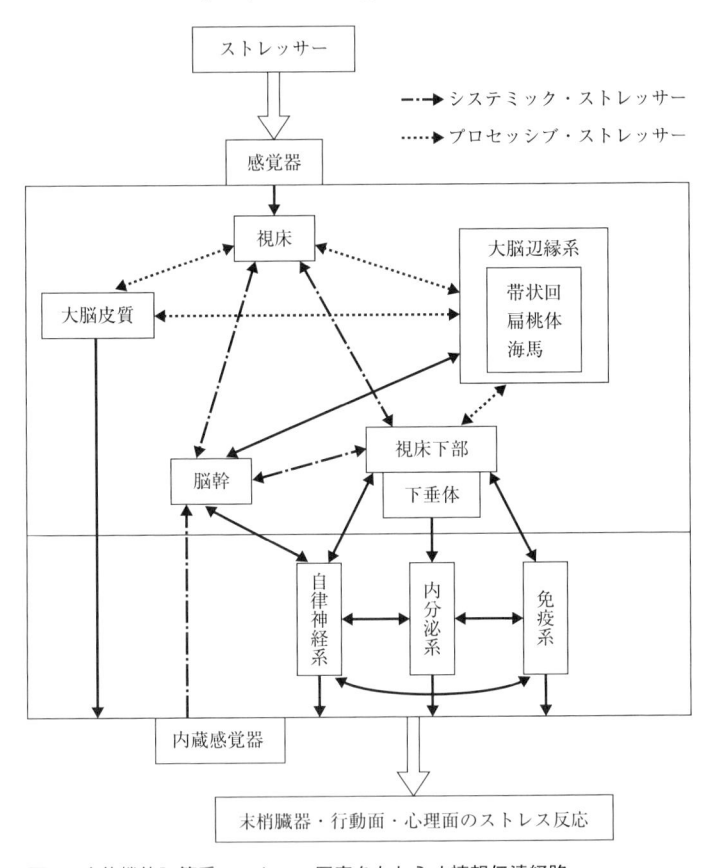

図3 生体機能調節系のストレス反応をもたらす情報伝達経路

こされると同時に，自律神経系と内分泌系の中枢がある視床下部に信号が伝わり，そこから両者の一連の反応が引き起こされることになる．また，大脳辺縁系の中でも，前帯状回と後帯状回もストレスに対する反応性に関わっていることはHenkeら（1982）による破壊実験の結果からも示されており（拘束ストレス下のラットで胃粘膜出血を指標にすると，前帯状回，後帯状回それぞれの破壊で，ストレス反応はそれぞれ減弱，増強を示す），帯状回は前頭前野などとともに，ストレッサーに対する情動や行動反応の方向づけなどに関与している可能性がある．

しかし，全てが上記のような回路を介しているわけではないようである．ラット脳内の最初期遺伝子（外界からの刺激に反応して細胞内で迅速に発現するc-fos mRNA など）を指標にした研究では，多少とも心理的な性質を持つストレッサー（processive stressor）の場合には，大脳辺縁系及びその近傍の大脳皮質から視床下部へ情報が伝達されるが，物理的に直接生体を危機に陥れるようなストレッサー（systemic stressor）に対しては，脳幹から視床下部に直接情報が伝達されることが示唆されている（Herman et al., 1997）．つまり，Mason（1968）の研究以来描かれてきた中枢神経系のストレス反応は，processive stressor に関するものであったと考えられよう．

　次に視床下部以下の反応では，まず，自律神経系に関しては，交感神経系の活動が亢進し，その神経終末からノルアドレナリンが，副腎髄質からアドレナリンが血中に放出され，心拍数増加や大血管拡張，皮膚や内臓の末梢血管縮小，血小板凝集能の高まりなどの「緊急反応」が引き起こされる．内分泌系に関しては，視床下部の室傍核の大細胞から AVP（arginine vasopressin），小細胞から CRH（corticotropin releasing hormone）の産生が促される．前者は脳下垂体後葉のバソプレッシンを血中に放出させて血圧上昇などを引き起こし，後者は脳下垂体前葉の ACTH を放出して副腎皮質からグルココルチコイドの分泌を促し，糖代謝亢進や免疫抑制を引き起こす．その際，最初は神経細胞内に貯えられた AVP や CRH の分泌によって反応が開始されると考えられるが，数分後には脳内の最初期遺伝子が活性化され，これらのペプチドホルモンが持続的に産生されるようになる．一方，血中の ACTH やグルココルチコイドのレベルが高くなると，脳下垂体からの ACTH 分泌が抑えられるネガティブフィードバックの存在もよく知られている．また，海馬がさらに視床下部の上位に位置して CRH 分泌を抑制すると同時に，血中のグルココルチコイド高値が海馬の働きを阻害するといった関係にあることも解明されてきている（Bremner, 1999）．

　さらに免疫系に関しては，グルココルチコイドによってその働きが抑制されることはよく知られているが，免疫系の情報伝達物質であるサイトカインが内分泌系のストレス反応に影響を及ぼすことも明らかになってきている．その影響は，末梢組織で産生されたサイトカインが脳の神経細胞に作用し，CRH，

ACTH の分泌を促進するという形と，ストレス反応時に大脳皮質，視床下部，海馬などで IL-1, IL-2, IL-6 などのサイトカインが産生され（mRNA が増加する），とくに IL-1 が視床下部室傍核の小細胞核に働いて CRH 産生を促すという形がある．例えば，ストレスによる易感染性が慢性の感染状態をもたらし，それが間接的に末梢組織の炎症誘発性サイトカインを増大させると，ストレスによって中枢性に上昇したサイトカインとともに CRH のレベルを押し上げ，さらに易感染性が高まるといった悪循環が起こりうる．しかし，その一方で，血中のグルココルチコイドの上昇が脳内の IL-1 mRNA の産生を抑制するというフィードバック機構も知られており，まさにクロストークしながら調整しあっている様が理解できよう（永田，1999）．

3. ストレスの心理的メカニズム

人間にとってのストレスを考える場合には，ほとんど例外なく，心理的な性質を持つストレッサー（processive stressor）とそれに対する心身の反応を対象にしていると言ってよい．そうであるとすれば，ストレスの生理的メカニズムともに，その心理的メカニズムを理解することも重要になる．そして，実際に，心理学や社会学の分野でも，図1のストレスモデルに沿う形で，ストレッサー，個人差要因，ストレス反応相互の関連を探る実証的研究が蓄積されてきている．

まず，ストレッサーに関連する指標として，研究が重ねられてきたのは，Holmes と Rahe (1967) が提唱したライフイベント，Lazarus ら (Kanner et al., 1981) が提唱した日常いらだち事，Karasek ら (1981) が提唱した職場ストレスの3つである．まず，ライフイベントは，急に起こる大きなストレッサーを評価する指標であるが，元々は，配偶者の死が持つインパクト（その状況に再適応する困難さ）を 100 点とした場合に，さまざまな人生上の出来事（離婚，解雇，家族の病気，多額の借金などのネガティブなものだけでなく，結婚や引越しなどのポジティブなものも含む）の相対的なインパクトがどれくらいになるかを，大規模な調査で明らかにした研究によっている．しかし，さまざまなライフイベントが持つインパクトの強さは，当然文化圏やさらには個々人によ

って違うことが予想されるため，ストレッサーを評価するための指標としては，あてはまる項目を選び自覚的なストレス度を評価させる形式のものなども開発されている．日常いらだち事とは，ライフイベントとは対照的に，一つひとつはそれほど強いものでなくとも，日常的，慢性的に続いているストレッサー（隣近所の騒音がうるさい，職場の人間関係がうまくいかない，経済的に余裕がない，病気がちであるなど）を意味する概念であるが，この場合も項目内容にはやはり国や文化圏に応じた調整が必要であり，わが国の実情に応じた質問項目から構成された日本語版ハッスル（日常いらだち事）尺度（中野，1993）などが開発されている．ここでもう一つ重要なことは，ラザルスが，上で述べたストレスモデルに沿う形で，個人差要因を規定する変数としての，ストレッサーの認知的評価と対処（コーピング）という概念をも提唱した点である（後述）．最後に，職場ストレスとは，仕事の要求度と裁量の自由度の2変数（さらに後年，上司や同僚からのサポートの変数が加わった）の組み合わせから，特定の職場のストレッサーとしての強度を評価しようとするモデルである．最も大きなストレッサーとして作用するのは，要求度が高く，自由度が低く，サポートが少ない職場である．こちらは，わが国でも，Karasek自身が開発したJob Content Questionnaire（JCQ）の日本語版が用いられている（川上ら，1992）．

　次に個人差要因に関連した指標としては，上で述べた，ストレッサーの認知的評価及びストレス対処と，ソーシャルサポート（周囲の人々からのサポートの多さと，サポートに対する満足度の2側面を含む）の3つが代表的なものである．現在，ストレスの心理的メカニズムは，そのほとんどが，日常いらだち事から，上記の3つの個人差要因を媒介にしてストレス反応に至る「心理的ストレス過程」のモデルに沿って研究されており（図4），実際に豊富な実証的研究が重ねられてきている．

　上記個人差要因の中でも，対処は，ストレスの影響を左右する個人差変数の中で特に重要なものと考えられており，臨床領域でも認知行動療法などに関わりの深い概念として，大いに注目を集めている．対処とは，何らかの心理的ストレスを体験した個人が，嫌悪の程度を弱め，また問題そのものを解決するために行う，さまざまな認知的・行動的試みのことである．ラザルスは，対処を，

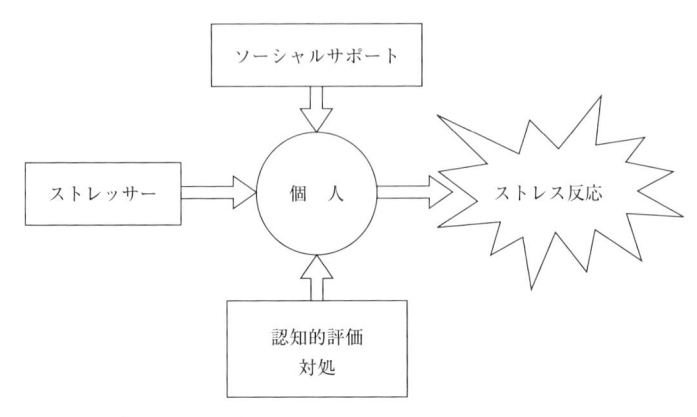

図4　心理的ストレス過程

直面的対処，距離を置く，自己コントロール，サポートを求める，責任を引き受ける，逃避・避難，計画的な問題解決，積極的な再評価の8種類に分けているが，より概念的にすっきりとまとまっている尺度が，Tri-Axial Coping Scale-24（TAC-24）である（神村ら，1995）．この尺度では，対処を，ストレッサーに関わろうとするか・回避しようとするか，問題解決に向かうか・感情安定化に向かうか，行動で対処するか・思考で対処するか，の3次元を組み合わせた8通りに分類している．そして，重要なことは，かえってストレス反応が大きくなってしまう対処法（例えば，「責任を他の人に押しつける」「自分は悪くないと言い逃れする」などを含む責任転嫁［回避・問題解決・行動の組み合わせ］と名付けられた対処）もあるということである．実際に対処の影響を評価するには，個人内である程度一貫して見られる対処の採用傾向を検討する対処スタイルに関する（例えば，TAC-24で測定される）ものと，実際の状況で採用される対処方略に関するものの2つのアプローチが認められ，前者は多人数を対象にした調査研究において，後者はストレス負荷課題などによる実験研究において用いられることが多い．後者のアプローチでは，接近的か回避的かといった1次元か，頑張る度合い（Effort）と我慢する度合い（Distress）といった2次元の組み合わせ（我慢しながら頑張ることもある）などで評価されることになる（鈴木，1998）．

　最後にストレス反応に関しては，不安やうつ状態などの心理的ストレス反応

を中心に，Profile of Mood States（POMS；横山ら，2002），Psychological Stress Response Scale（PSRS；新名ら，1990），Stress Response Scale-18（SRS-18；鈴木ら，1997）などの質問紙によって評価されてきた．しかし，上記の通り，ストレス反応には，行動面や身体面もあるので，それらも含めて評価できる The Public Health Research Foundation Stress Check List（PHRF-SCL；村上ら，1995）なども実用化されている．

4．今後の方向性

以上，生理面からのストレスの評価と，心理面からのストレスの評価についてまとめてきた．どちらも，当初，ストレッサーとストレス反応の媒介要因に関しては十分に扱われていなかった（扱えなかった）が，研究の進展に伴い，生理面からは生体機能調節系の反応が詳細に検討されるようになり，心理面からは認知的評価，ストレス対処などを含む心理的ストレス過程の文脈で検討されるようになってきた．現時点では，そのそれぞれを代表する変数が，ストレスを評価する際の主要な指標になっている．

これまでのところでは，ストレスの生理的メカニズムと心理的メカニズムはお互いにあまり関係を持たずに研究されてきた面が強い．その第一の理由は，ストレスに関わる中枢神経系の働きの詳細が十分に解明されておらず，覚醒下でリアルタイムに非侵襲的測定をできる方法がほとんどなかったことが挙げられよう．脳は身体と心の両方に直接関わるインターフェイスであるから，その働きが解明できなければ両者の溝は埋まらないだろう．また第二の理由としては，医学，心理学，社会学など，お互いの研究領域に対する関心が薄く，十分な協力体制が築けていなかったことも関係していると考えられる．

現在，大脳機能の測定に関しては，上述した fMRI や PET に加えて，光トポグラフィ，脳磁図，新しい脳波測定の方法まで日進月歩であり，臓器（例えば，消化器や循環器など）の機能変数と大脳機能を同時に測定することで，「脳―臓器相関」の研究が盛んに行われるようになってきている．しかし，脳＝心ではないことは自明の理であるので，これをもって「心身相関」の科学的研究と言うならば片手落ちになるだろう．そこに，心理的ストレス研究に基

づく諸変数を組み込み「心─脳─臓器相関」の形にしていくことで，初めて車の両輪がバランスよく回るストレス研究が展開できると考えられる．

そしてそういった観点からの研究成果を蓄積していくことで，実証的なストレスの評価に基づき，身体面，脳を含む生体機能調節系，心理面のいずれかへの効果的な介入を行い，ストレス関連疾患の発症や増悪を防止できる高い有効性を持った治療法の確立も可能になるものと確信している． ［2008年］

Bernard, C. 1957 [1865, 原著] *An introduction to the study of experimental medicine*. Dover Publications.（三浦岱栄（訳） 1970 実験医学序説．岩波書店．）
Bremner, J. D. 1999 Does stress damage the brain? *Biological Psychiatry*, 45, 797–805.
Cannon, W. B. 1914 The interrelations of emotions as suggested by recent physiological researches. *American Journal of Psychology*, 25, 256–282.
Cannon, W. B. 1978 [1932, 1st ed.] *Wisdom of the body, 2nd edition*. Peter Smith Pub. Inc.（舘隣・舘澄江（訳） 1981 からだの知恵．講談社．）
福士審 1999 ストレスと遺伝子発現．河野友信・石川俊男（編）ストレス研究の基礎と臨床．至文堂，pp. 114–124．
Hamann, S. B. 1999 Amygdala activity related to enhanced memory for pleasant and aversive stimuli. *Nature Neuroscience*, 2, 289–293.
Henke, P. G. & Savoie, R. J. 1982 The cingulate cortex and gastric pathology. *Brain Research Bulletin*, 8, 489–492.
Herman, J. P. & Cullinan, W. E. 1997 Neurocircuitry of stress : Central control of the hypothalamo-pituitary-adrenocortical axis. *Trends of Neuroscience*, 20, 78–84.
Holmes, T. H. & Rahe, R. H. 1967 The Social Readjustment Rating Scale. *Journal of Psychosomatic Research*, 11, 213–218.
神村栄一・海老原由香・佐藤健二・戸ケ崎泰子・坂野雄二 1995 対処方略の三次元モデルの検討と新しい尺度（TAC-24）の作成．教育相談研究，33, 41–47．
Kanner, A. D., Coyne, J. C., Schaefer, C., & Lazarus, R. S. 1981 Comparison of two modes of stress measurement : Daily hassles and uplifts versus major life events. *Journal of Behavioral Medicine*, 4, 1–39.
Karasek, R., Baker, D., Marxer, F., Ahlbom, A., & Theorell, T. 1981 Job decision

latitude, job demands, and cardiovascular disease : A prospective study of Swedish men. *American Journal of Public Health*, 71, 694-705.

川上憲人・荒記俊一・小林章雄・原谷隆史・古井景　1992　Karasek 職業性ストレス尺度日本語版の信頼性および妥当性．日本衛生学雑誌，47, 492.

Mason, J. W.　1968　A review of psychoendocrine research on the pituitary-adrenal cortical system. *Psychosomatic Medicine*, 30, 576-607.

村上正人・松野俊夫・上田雅夫・江花昭一・飯森洋史・持丸純一郎・桂一仁・桂戴作・堀江孝至　1995　循環器系疾患の危険因子としてのストレス多血症──タイプAとストレス対処，特に喫煙をめぐって．平成7年度喫煙科学研究財団研究年報，pp. 837-843.

永田頌史　1999　ストレス研究の基礎研究の現状──医学・生理学．河野友信・石川俊男（編）ストレス研究の基礎と臨床．至文堂，pp. 52-67.

中野敬子　1993　精神身体健康におけるハッスルと人格特性の役割．心理学研究，64, 123-127.

新名理恵・坂田成輝・矢冨直美・本岡昭　1990　心理的ストレス反応尺度の開発．心身医学，30, 29-37.

Selye, H.　1936　A syndrome produced by diverse noxious agents. *Nature*, 138, 32.

鈴木伸一・嶋田洋徳・三浦正江・片柳弘司・右馬埜力也・坂野雄二　1997　新しい心理的ストレス反応尺度（SRS-18）の開発と信頼性・妥当性の検討．行動医学研究，4, 22-29.

鈴木伸一・熊野宏昭・坂野雄二　1998　ストレス対処過程における Effort, Distress 次元が心理・生理的反応に及ぼす影響．心身医学，38, 597-605.

田中正敏　1999　ストレスと脳．河野友信・石川俊男（編）ストレス研究の基礎と臨床．至文堂，pp. 78-94.

横山和仁・野村忍・下光輝一（編）　2002　診断・指導に活かす POMS 事例集．金子書房

第3章

医療，教育，地域の連携とストレス心理学

大矢幸弘・山下裕史朗

1. はじめに

　疾患を抱える子どもには様々なストレスがかかる．疾患に起因する痛み，痒みや苦しさのような生理的なストレッサーをはじめ，通院や入院による日常生活の制限という社会的なストレッサー，そして検査や処置／手術のように子どもに不安や恐怖を抱かせる心理的ストレッサーもある．また，虐待やネグレクトなど親（保護者）に起因するストレッサーに曝される子どもたちの存在も重要である．(Gilbert, et al., 2009)

　さらに，疾患をもつ子どもを抱える保護者や家族も，様々な精神的負担と肉体的社会的な負荷がかかり，こうしたストレッサーが彼らの生活の質（QOL）を低下させている (Witt & DeLeire, 2009)．

　視野を広げると，こうした問題は疾患を抱える子どもを持つ保護者やその家族に限られたことではなく，成人患者や老齢者を抱えた家族にものしかかっている．本章では教育がテーマのひとつになっているので，子どものケースを原則として念頭においているが，教育は本来生涯に亘って行われるべきものであることを考えると，全ての年齢の人々に関係する話題でもある．

　さらに，2011年に東日本を襲った巨大地震で災害を受けた人々は子どもも含め大きなストレスに直面した．また，被災地以外の地区の子どもたちも繰り返し報道される悲惨な映像や写真にストレスを感じたであろう．被災者はもちろん，救援に入った人々にもPTSD（post traumatic stress disorder）に陥る危険性が危惧されている．

　本章では慢性疾患を抱えた子どもたちが受けるストレッサーに対して，医療

と教育の現場そして地域社会がどのような連携をとることができるか，前半ではアレルギー疾患を抱えた子どもたちを念頭に記述を行い，後半では注意欠陥多動性障害Attention Deficit Hyperactivity Disorder（ADHD）の子どもたちに対する行動療法を導入したサマートリートメントプログラムについて記述する．

2. アレルギー疾患を抱える子どもの医療と教育と地域の連携

2.1 子どものアレルギー疾患

小児科で診療の対象となる3大アレルギー疾患は気管支喘息，アトピー性皮膚炎，食物アレルギーである．アレルギー性鼻炎・結膜炎も有病率は高いが，成人の方が有病率も高く症状も重いことから，小児科が診療の中心になることは少ない．いずれも我が国では高度成長期以降に急増し，世界的に先進国で高い有病率が示されている．最近では新興国の都市部で増加する傾向が認められる（Björkstén, et al., 2008 ; Pearce, et. al., 2007 ; Asher et al., 2006）．

親にアレルギー疾患がある場合，子どもが同じ種類のアレルギー疾患に罹患する確率が高くなるが，この数十年間に急増したことを考えると，遺伝因子だけではなく，環境因子との相互作用によって発症の危険性が高まるメカニズムの存在が指摘されている．この数年におけるエピゲノム研究の進展によりアレルギー疾患関連遺伝子の発現を制御するメチル化やアセチル化に環境因子が関与することが発見され，環境因子によって変化を受けた遺伝子の状態が親子連鎖するメカニズムがわかりつつある（大矢，2010 a, b）．

しかし，発症予防に関する臨床研究はまだまだ発展途上にあり，これまで行われてきたアレルゲン回避のような環境因子の一部への対策は無効であることを示す報告が増えている（Gøtzsche & Johansen, 2008）．ただ，発症した患者に対する治療法は進歩しており，特に気管支喘息に関しては劇的な変化がもたらされ，医療と教育現場のあり方を大きく変えることになった．

2.2 気管支喘息

1990年代頃まで，全国の旧国立療養所や各地の小児病院では多数の気管支

喘息児が長期療養のために入院生活を送っていた．彼らは病院に併設された養護学校や院内学級に通いつつ治療を受けていた．気管支喘息は古くから代表的な心身症の一つとして心身医学の分野で扱われてきた歴史を持つ（Aitken & Cay, 1975 ; Freeman et al., 1964）．そのため喘息児が入院生活を送る病院では心理療法士や指導員を雇用して生活指導（鍛錬）やカウンセリングなどが行われていた．過去形で書いたのは，2000年を過ぎた頃から，喘息のために長期入院による治療を受ける患者が激減し，そうした長期入院療法を行ってきた施設の閉鎖が相次ぎ，喘息児の指導を行ってきた心理士を抱える病院も少なくなったからである．

では，なぜこのようなことが起きたのであろうか．戦後の高度成長期を経て子どもの喘息患者が急増した頃には，現在のガイドラインが推奨している吸入ステロイド薬やロイコトリエン拮抗薬はなく，気管支喘息の本質的病態であるアレルギー性慢性炎症を改善する治療薬は存在しなかった．そのため，重症化する患者が多く，自宅ではまともな生活を送ることができないため，より空気のよい環境に建てられた国立療養所に多くの喘息児が入院することになった．もともとは結核治療の療養所として建てられた施設が多く，結核患者が激減するのと逆に喘息患者が増え，ともに呼吸器の疾患であることから療養生活を送るのには適していた．また，20世紀の半ば頃には米国で精神分析の影響を受けた心身医学（psychosomatic medicine）が流行し，喘息の専門治療施設では親子分離（parentectomy）というような今では信じがたい治療が行われていた（Robinson, 1972）．

日本でもそうした影響を受け，入院患者の親子分離を行った施設もあった．ただ，日本では必ずしも精神分析を信じてそのような治療を行っていたわけではなさそうである．筆者が知る範囲では，心理士たちの多くは，親元を離れて入院生活を送る子どもたちの話し相手になったり，運動や鍛錬（最近では流行らないがかつては水かぶりや乾布摩擦などが行われていた）の指導などを行っていたように記憶している．しかし，1990年代に吸入ステロイドを喘息の治療に導入する施設が増加し始めると状況が大きく変わり始めた．重症患者が減り始め，21世紀に入ると長期の入院加療を必要とするケースが激減したのである．それに伴い心理療法を必要とする難治性の喘息患者も減少し心身医学の

分野における喘息関係の発表も激減してしまった．

　ただ，喘息患者自体は減ったわけではなく，この20年ほどの間に有病率は，むしろ増加の傾向が認められる（大矢・吉田，2009）．喘息の重症患者が減少した大きな原因は治療法の向上によるもので，喘息患者の発症率が減少したわけではないのである．そこで，臨床現場で問題になるのは，コンプライアンスやアドヒアランスという患者の治療態度である．適切な治療を実行すれば，ほとんど喘息発作を起こすことなく過ごすことができる時代に入っているのだが，治療薬の服薬コンプライアンスが低い患者のコントロールは改善しないので，こうした患者の行動変容を図ることが心理療法の大きな課題となっている（須甲ら，2009）．

　では，かつてのような難治性の喘息や心因性の喘息はなくなってしまったのであろうか．あるいは，かつて心因性喘息という言葉が頻回に聞かれた頃，患者には何が起こっていたのであろうか．薬物療法の向上だけで減少してしまうようなものが果たして心因性と言えるのであろうか．確かに全国的に重症患者が減った結果，難治性喘息患者や心因性の喘息患者も減少した感はあるが，いなくなったわけではない．筆者の勤務する専門病院には今でもこうした患者の入院がある．しかし，かつてのように年単位の入院加療は不要である．行動分析に基づいて治療を行うと数カ月で改善するので，その後は退院して地域社会での生活が可能となる（大矢，2010c）．すなわち，小児の場合，心因性喘息と思われる患者の多くは条件づけによって発作が誘発されるメカニズムが重要で，こうしたケースでは，行動療法によって根治が可能となる．

　今日ほど優れた治療薬がなかった頃には，喘息患者はよく発作を起こした．それも命に関わるような大発作を起こす患者が稀ではなかった．喘息発作で呼吸困難となり意識が遠のくような発作を起こせば，著しい不安が惹起される．このようなことを繰り返せば，喘息発作が起こる前に予期不安が惹起されるようになり，予期不安と喘息発作がレスポンデント条件づけされうる．レスポンデント条件付けされた喘息発作は薬物療法では治療することが困難である．当然，難治性となり心因性と難治性がほぼ同意語となってしまう．かつて吸入ステロイド薬が使われていなかった時代や性能の低い吸入ステロイド薬しか入手できなかった時代には，このようなメカニズムで難治性喘息・心因性喘息にな

ってしまう患者が少なくなかったと思われる．ただ，その時代には行動療法を行う心理士が喘息児の長期施設入院療法を行う日本の専門病院にはほとんどいなかったため，心理療法についても適切な治療を受けることができなかった．現在のように性能の高い治療薬が入手できる時代では，吸入ステロイドのアドヒアランスを保ち，行動療法を導入すれば，少なくとも小児科領域における心因性喘息の多くは治療することが可能である．

2.3 アトピー性皮膚炎

1990年代に喘息の治療が進歩し入院患者が減り始めたのに対し，入院加療を必要とするアトピー性皮膚炎患者は増加した．喘息の治療では吸入ステロイド薬の導入が進んだが，アトピー性皮膚炎の治療ではマスコミも巻き込んだステロイド外用薬に対するバッシングがあり，多くの国民にステロイドフォビアが広まった．その結果，重症化・難治化する患者が増えたと思われる．ステロイド薬の普及と重症患者数は逆比例するため，喘息の入院患者が減り，アトピー性皮膚炎の入院患者が増えるという現象が1990年代から2000年代の前半頃まで認められた．日本皮膚科学会や日本アレルギー学会が，それぞれアトピー性皮膚炎のガイドラインを作成し，次第に改訂を加えつつ標準療法としてのステロイド外用薬の位置づけを明確にしていったことで次第にステロイド外用薬に対する誤解は減少していったが，今なおステロイドフォビアを利用したアトピービジネスとそれを利用する医療関係者による混乱は収束していない．

アトピー性皮膚炎は睡眠不足が続いたり心理的ストレッサーに曝される機会が多いと悪化するため，メンタルケアが必要な疾患である．また，重症患者では習慣性掻破行動という条件付けされた行動が疾患を悪循環に陥らせる．そして掻痒による睡眠障害は昼夜逆転のようなリズム障害をもたらし，不登校に陥りやすくなる．筆者（大矢）の施設では5〜6年ほど前に入院していた思春期のアトピー性皮膚炎患者の半数以上が不登校であった．しかし，入院加療を行い，行動療法によって習慣性掻破行動を解消し，院内学級に通わせてリズム障害を治療した結果，ほとんどの患者が退院後には地元の学校に自宅から通えるようになった．なかには保護者の精神疾患や医療ネグレクトによる重症患者もあったが，ケースワーカーや児童相談所との連携により保護者に養育能力がな

いケースは退院後，児童養護施設に収容されて外来通院で治療を行っている．

2.4 食物アレルギー

食物アレルギー治療の原則は，原因となる食物を摂取しないことである．成人では，自分の食事を自分で選択制御できるが，子どもの場合には保護者の努力だけでは原因食物の除去は不可能である．子どもの預け先にも周知し除去を徹底してもらう必要がある．従って，親戚や親しい友人，保育園や幼稚園，学校や外泊先の施設など，教育現場や地域との連携が欠かせない．連携を取りやすくするために，保育園のなかには独自のフォーマットを作成し主治医に記入してもらうことで除去食に対応しているところもあるが，最近は日本学校保健会が発行した学校生活管理指導表を利用して医師との連携を図る学校が増えている．この中には，除去食への対応だけでなく，誤食によって誘発されたアナフィラキシー症状の緩和のためのエピネフリン自己注射液の取り扱いも記載されており，学校関係者との詳細な連携をとりやすいツールとなっている．

こうした連携をかつては保護者が自己努力で教育現場と図らなくてはならなかったため，精神的肉体的な負荷は相当なものであった．もちろん今でも多くの教育現場での対応は完全ではないので保護者の感じるストレスは相当なものである．こうしたストレスへの対応は保護者への個別の心理療法によって解消できるものではなく，医療と教育現場の連携と地域社会のサポートがなければ解決しない．ただし，教育現場や地域社会への働きかけを含め，保護者が適切な対処行動をとれるようにサポートすることは必要で，こうした機会には認知行動療法などが役立つものと思われる．

食物アレルギーに関する当事者が直面するストレスには，その他にもいろいろあるが，医療現場での対応が遅れているために生じている問題がいくつかある．その一つは，食物アレルギーの乳児を持つ母親に対する授乳中の食物制限である．乳児の食物アレルギーの中には，原因食物の摂取後に速やかに生ずる即時型の反応ではなくアトピー性皮膚炎の湿疹という慢性的な症状のみを呈するタイプがあるとされている．このタイプはまずステロイド外用薬を使用するガイドライン治療を行った後に適切な負荷試験を行うことで診断でき，授乳中の母親の食物制限は比較的短期間で解消できることが多いのであるが，血液検

査に基づくだけの診断だったり母親の主観的な申告による診断だったり皮膚炎の治療を適切に行わない状態での診断だったりが多く，過剰な食物制限を母親に強いていることが少なくない．また，ステロイドフォビアを利用したアトピービジネスやエビデンスに基づかない古い知識に固執する医療関係者が不適切な情報提供を行っていることも母親を不安に陥れる一因となっている．こうした母親に対するストレス対処指導は，まず正しく診断し必要最小限の食物除去に限定し子どもの皮膚状態を速やかに改善することである．食物アレルギーの母親のカウンセリングを担当する心理士は最低限でも最新のガイドライン治療の概略を知っていなければまともなストレス対処行動を母親に指導することはできない．

2.5 アレルギー疾患を抱える子どもや保護者に対する心理療法

食物アレルギーの項で述べたように，アレルギー疾患を抱える患者やその保護者に対するストレスマネジメント指導では，最新の正しいガイドライン治療の概略を知っておく必要がある．これらは日本アレルギー協会のウェブサイト（http://www.jaanet.org/medical/guideline）からダウンロードすることができる．

気管支喘息やアトピー性皮膚炎の患者はガイドラインに基づく治療を徹底するとほとんど症状を起こすことはなくなり，日常生活の制限もほとんど必要ない．健常児と同じように運動することは可能であり，オリンピックに出場する選手も稀ではない．それどころか，実際オリンピック選手の中には喘息患者が少なくないのである．また，アトピー性皮膚炎患者の中にはプールに入ると皮膚が悪化するので学校で行われる夏のプール授業を休みたがるものがいるが，標準治療をきちんと実行していれば全く支障なく参加することが可能である．

もし医師の指導どおりに治療しているのにコントロールできていないのであれば，ガイドライン治療がきちんとできる専門医を受診すべきである．そうした上で，なおコントロールが困難な重症患者はアドヒアランスの確認を行った上で，行動分析を行う必要がある．例えば，予期不安で惹起される発作への系統的脱感作や習慣性掻破行動への機能分析に基づく行動療法などへと結びつけていく．ただ，こうした専門的なアプローチは医学的治療が適切に行われていることが前提で車の両輪のように働くので，高度な医療が可能な専門医との連

携が必要である．

　しかし，需要がより大きいのはガイドライン治療に対する患者側のアドヒアランスの改善である．特に思春期にはアドヒアランスが低下しやすく医療現場や家庭では苦慮していることが多い．また，教育現場でもアドヒアランスの低下により学校生活に支障を来す患者もおり，医療現場と教育現場そして地域社会（家庭）との連携のもとアドヒアランスの向上をもたらす行動変容を指導することが課題となっている．

　これは日本に限ったことではなく，米国をはじめとする欧米先進国ではより事態は深刻である．米国では優れた診療技術を有する医師や心理士が存在しても，医療保険制度の関係で誰もが最先端の治療を受けられるわけではなく，多くの医療的心理的問題が貧困層でより深刻になっている．その点，我が国ではいったん優れた治療法が導入されれば，より安価により多くの国民に提供しやすいというアドバンテージはある．

　さて，アレルギー疾患の治療行動に関するアドヒアランスの向上を図るときに医療現場や教育現場そして家庭で直面する問題の一つに，患者が自閉症スペクトラム障害（ASD）やADHDを合併している場合が少なからずあるということである．アトピー性皮膚炎の患者はADHDの合併率が一般人口よりも高いという報告もあり両者の関係が注目されているが，服薬アドヒアランス行動にターゲットをしぼって機能分析を行い行動療法的介入を行うことが必要で，ASDだからADHDだからしょうがないとかいうアドバイスをすべきではない．保護者のなかにはそうした診断を受けると納得して安心するものもいるが，それは，治療がうまくいかないことを自分のせいにして（されて）自責の念にかられていた保護者の場合は，診断というレッテルをはられることでその責任から解放される気持ちが生ずるからであって，決してそれで本質的な問題が解決したわけではないことに留意すべきである．早晩アドヒアランスの問題に取り組まなくては原疾患のコントロールがつかず，そのストレスに悩まされることになる．

3. ADHDをもつ子どもへの行動療法——夏季治療プログラム

3.1 はじめに

ADHDは日本を含む現代社会で非常に多い発達障害であり,世界的にみて3〜10%程度の有病率があると言われている(Faraone, 2003).

これは小児においてはアレルギー疾患に次ぐ高い有病率を示す一般的な病気（コモン・デイシーズ）であることを意味するが,エビデンスに基づく治療に関してはアレルギー疾患よりも遅れている.ADHDはアレルギー疾患よりも臨床心理士の活躍する場が多いと思われるが,エビデンスに基づく治療法である行動療法を適切に用いることのできる臨床心理士が少ない日本では適切な治療の恩恵に預かることのできる子どもは極めて限られた存在でしかない.

筆者（山下）は,ADHDをもつ子どもと家族への包括的治療法,特に米国でモデルプログラムとして数々の受賞に輝く夏季治療プログラム（Summer Treatment Program：STP）(Pelham et al., 2005) についてニューヨーク州立大学バッファロー校心理学科（Pelham教授）で2003年に5週間研修を受ける機会を得た.その後Pelham教授の支援を得て,北米以外では初のSTPを福岡県久留米市で2005年から実践してきた.これはEvidenceに基づく心理社会的療法を導入し,医療と教育と地域社会が連携して包括的な治療に取り組んだケースとしてよいモデルになる.

3.2 サマートリートメントプログラム（山下, 2005; 2006）

STPは,ADHDをもつ子どもたちのための集中プログラムで,すでに米国で30年の歴史がある.現在,北米20カ所でバッファロー校をモデルとしたSTPが行われている.STPには,①治療,②研究,③教育の3つの機能がある.参加した子どもたちにエビデンスに基づく効果的な治療法を提供するだけでなく,行動療法,薬物療法,両者の併用療法の効果検証など米国国立精神衛生研究所（National Institute of Mental Health：NIMH）の臨床研究を含むADHDの理解に貢献する膨大な研究が行われてきた.STPの一般目標は,次の6つである.

①問題解決スキルや友達とうまくやっていけるという自覚を育てる．
②学習スキルや学業成績を改善する．
③指示に従う，課題を遂行できる，おとなの要求に応じるなどの能力を育てる．
④日々の生活（対人的，スポーツや学習場面など）で必要な能力を伸ばすことによって自尊感情を高める．
⑤子どものポジティブな変化を維持・強化するための方法を保護者に教える．
⑥学習や社会的機能に及ぼす薬の効果を自然な状況下で評価する．

　バッファローのSTPは夏期休暇中の8週間（くるめSTPでは2週間），月〜金曜日の日帰りデイスクール形式で，子どもたちは，大学内の「子ども家庭センター」に通う（久留米では市内の小学校を使用）．医師や臨床心理士スタッフ，看護士チームのスーパーバイズのもと，カウンセラー（研修を受けた心理学科大学生）が中心となって子どもたちの指導をする．子どもたちは同年齢の子ども12名のグループに属し，毎日9時間（くるめSTPでは7時間）を学習センターやレクリエーション活動で過ごし，グループとして行動すること，友達づくり，おとなの適切なかかわり方を学ぶ．くるめSTPの1日の流れを示す（表1）．
　子どもたちは3時間（くるめSTPでは1時間半）を学習センターで教師と過ごし，行動修正プログラムは終日行われる．学習センターでの活動は，①個別学習（算数，国語などのプリント課題），②友達とペアになって教え合うピア・チュータリング（くるめSTPでは，グループ学習），③コンピュータを用いた個別学習の3つにわかれており，それぞれが後述するポイントシステムで行動や学習が評価される．そのほかの時間は，スポーツスキルトレーニングやスポーツの試合，水泳などを行う．スタッフの指導のもと，各グループ5名（くるめSTPでは7名）の学生カウンセラーが12名の子どもを担当する．また，バッファローでは，保護者もクラス別に週1回夜に行われるペアレントトレーニングにSTPスタート数カ月前から参加し，STP期間中も継続する（計12回）．くるめSTPの場合は，STP前に保護者会2回，STP期間中に5日間

表1　くるめSTP 1日のスケジュール

時間	活動	内容
(8:00–8:55)	(スタッフ会議・準備)	朝の打ち合わせ・必要な準備.
8:55–9:25	登校	保護者が子どもと一緒に，登校場所まで来る．カウンセラーは，子どもと目標の確認などをおこなう．
9:25–9:40	朝の会	ポイントシステム稼動開始．前日の得点による表彰，SSTをおこなう．
9:40	ポイントチェック	「朝の会」の時間のポイント獲得状況によって，ボーナス得点がもらえるかどうかが発表される．
9:40–9:50	移動とトイレ	トイレを済ませて，次の活動場所（運動場）へ移動する．この間もポイントシステムは稼動している．
9:50	ポイントチェック	「移動とトイレ」の時間分のボーナス得点の発表．
9:50–10:50	スポーツ練習	スポーツスキルの練習．スキルのレベルごとに，グループ内で小グループに分かれて練習する．
10:50	ポイントチェック	「スポーツ練習」の時間分のボーナス得点の発表．
10:50–11:00	移動とトイレ	次の活動場所（学習センター）前へ移動して，トイレを済ませる．
11:00	ポイントチェック	「移動とトイレ」の時間分のボーナス得点の発表．
11:00–12:30	学習センター	プリント学習，ピア（教えあい）学習，パソコン学習の3部構成．この時間は，教育部会スタッフが指導．
12:30–12:40	移動とトイレ	まずトイレを済ませたあと，次の活動場所（昼食場所）へ移動をおこなう．
12:40	ポイントチェック	「移動とトイレ」の時間分のボーナス得点の発表．
12:40–13:00	昼食	昼食をとる時間だが，休憩ではなく，ポイントシステムは稼動している．
12:58	ポイントチェック	「昼食」の時間分のボーナス得点の発表．
13:00–13:15	昼休み	午前の目標達成度によって，遊べるかを決定．ポイントシステムは一時休止で，ベンチングを適用．
13:15–14:15	スポーツ試合	スポーツ練習の時間を踏まえて，グループ内で2チームに分かれて，試合をおこなう．
14:15	ポイントチェック	「スポーツ試合」の時間分のボーナス得点の発表．
14:15–14:25	移動とトイレ	次の活動場所（プール）前へ移動して，トイレを済ませる．
14:25	ポイントチェック	「移動とトイレ」の時間分のボーナス得点の発表．
14:25–15:25	水泳	レクレーション活動の意味合いがある．水泳活動の決まりをやぶると，ベンチングを適用する．
15:25	ポイントチェック	「水泳」の時間分のボーナス得点の発表．
15:25–15:35	移動とトイレ	次の活動場所（遊び場所）前へ移動して，トイレを済ませる．
15:33	ポイントチェック	「移動とトイレ」の時間分のボーナス得点の発表．
15:35–15:50	自由時間	午後の目標達成度によって，遊べるかを決定．ポイントシステム終了のため，ベンチング制度を適用．
15:50–16:20	下校	カウンセラーは，子どもと今日の活動を振り返る．保護者が迎えに来て，活動が終了となる．
(16:20–16:30)	(休憩)	後片づけ・スタッフ会議の準備．
(16:30–17:45)	(スタッフ会議)	全体ミーティング・グループ別ミーティング．

連続のペアレントトレーニングを行っている．

3.3 STPで用いられる主な手法

ポイントシステム——STPでは，子どもが適切な行動をとると報酬としてポイントがもらえ，不適切な行動をとるとポイントを失う．ポイントを獲得できるのは，①ルールを守る，②スポーツ中の態度がよい，③悪い行動をしなかった場合のボーナスポイント，④質問に注意を払い正確に答える，⑤指示や命令に従う，⑥仲間を助ける，⑦仲間と一緒にものを使う，⑧グループ討論で積極的に発言する，⑨挑発や侮辱を無視するなどである．逆に，ポイントを失うのは，①～⑧項目の違反や他人を攻撃する，物を破壊する，盗み，妨害する，不平を言う，からかう，ののしる，うそをつく，許可なしに活動場所を離れるなどである．子どもが獲得したポイントによって金曜日のお楽しみ会・遠足への参加権やHonor Roll（くるめSTPでは，「金メダル賞」）という名誉を得ることができる．Honor Rollを獲得した子は，顔写真を掲載する，個別に移動できる，エレベーターが使える，先生のお手伝いができるなどの特権が与えられる．各自がポイントを獲得，もしくは失うと即座にカウンセラーが子どもに伝える．カウンセラーのうち1名は，ほかのカウンセラーが加点，もしくは減点する項目とポイントをポイントシートにたえず記録する．全ての活動には，「活動の決まり」があり，活動の終わりの「ポイントチェック」の時間に各自の獲得したポイントをアナウンスする．正の強化子としては，上記のポイントだけでなく，毎日の連絡カード（デイリーレポートカード：Daily Report Card：DRC）の目標達成度に応じて保護者が家庭で与えるごほうび，スタッフや保護者の褒め言葉，みんなの前での賞賛など社会的強化子も用いる．

タイムアウト——他人への攻撃，物を壊す，繰り返し先生の言ったとおりにしない場合は，ポイントの減点と共に，タイムアウトが課せられる．タイムアウトは，最低10分間，決められた場所に一人で座っていなければならない．タイムアウト中は，ポイントは与えられない．

友達関係改善のための介入（ソーシャルスキルトレーニング：SST）——毎日のテーマ（例：「活動に参加する」，「良いコミュニケーション」など）に沿って，朝の会では，カウンセラーによるロールプレイ（良い例，悪い例）から，

何が良かったか，悪かったかを子どもたちに考えさせ，ロールプレイ（良い例のみ）を子どもたちにしてもらう．

スポーツスキルのトレーニング——小グループでのスポーツやゲームスキルの集中的なコーチングやゲーム実践が1日3時間行われる．ADHDの子どもたちはゲームのルールを守れなかったり，運動が苦手な子が多い．そのため，学校で友達に拒絶され，自尊感情が下がる．毎日，年齢に応じた小グループでのスポーツスキルトレーニングと試合が行われる．この時もポイントシステムが適応される．

デイリーレポートカード——ADHDの子どもの治療にもっともよく用いられる効果的方法である．STPでは，標的行動（target behavior；ADHDの子どもに特徴的かつもっとも困っている問題行動）と，目標到達基準（通常80％）が最初の1週間で決められ，順次改訂されていく．標的行動は，教室とレクリエーション活動の両方から通常3〜6個選ばれる．標的行動によくとりあげられる問題行動は，友達の名前を呼ぶ，からかう，質問に正確に答えない，活動ルールを破る，言葉による悪口，非服従，不満・不平を言う，タイムアウトを守らない，いばる，うそをつく，わざと幼稚な行動をとるなどである．DRCは保護者にSTPの治療効果について毎日フィードバックするもので，家庭と学校との優れたコミュニケーション手段でもある．

その日のDRCの結果によって家庭でごほうびを与えるシステムを，保護者会やペアレントトレーニングで保護者は学習する．DRCは，毎朝子どもに手渡され，子どもが自分で管理し，各活動のはじめにカウンセラーに渡される．時間の終わりにカウンセラーは各自のDRCに個々の目標が達成されたら「はい」，されなかったら「いいえ」に○をつけ，子どもに返す．午前中（午後）の「はい」の数が75％以上かつタイムアウトの延長もなければ，15分のお昼休み（帰りの自由時間）がもらえる．保護者が迎えにきて，DRCの結果が悪くても，カウンセラーも保護者もネガティブなことは言わない．事実のみを伝え，「明日は頑張ろうね」と励ます．治療効果評価の手段としてもDRCは簡単で有用な方法であり，日本の学校でも使える簡単な方法である．Pellham教授のご好意によりDRCのスタートパッケージ日本語版使用許可を得た．NPO法人くるめSTPのウェブサイト（http://kurume-stp.org/）からダウン

ロード可能である．

3.4 個別プログラム

STPの標準的な介入方法でうまくいかない場合，スタッフは，問題行動の機能分析を行い，個別プログラムを考える．2007年STPで個別プログラムに加え，中枢神経刺激薬の追加を要した症例の詳細な報告を既に行った（穴井ほか，2008）．毎年，個別プログラムを要する子どもを1名は経験している．

3.5 フォローアップ

バッファロー校では，心理学科の大学院生が担当する．STPに参加した子どもの学校との連携・介入，ペアレントトレーニングの継続，時には薬物治療，土曜日の子どもへの治療プログラムが必要なこともある．フォローアップ・ペアレントトレーニングは2週間か1カ月に1回，個人もしくはグループで行われる．学校への介入はフォローアップ治療の一環として行われ，年間8〜12回の直接訪問または電話での連絡による．くるめSTPの場合，フォローアップ体制の構築が課題であるが，市内の全小学校に配置されたスクールカウンセラーやLD/ADHD通級指導教室，特別支援学校との連携強化，2008年からはSTP後，2学期に担任へのフォローアップ講習会，3学期にSTPリードカウンセラーによる学校訪問によるフォローアップを行っている．学習センターでの子どもの課題と経過に関しては，教育班スタッフから各自の学校へフィードバックが文書でなされる．

3.6　ADHDをもつ子どもへのSTPの効果と課題

くるめSTPへの参加児は，2005年から2009年までの5年間で137名に達し，途中ドロップアウトした児童はひとりもいなかった．個人およびグループ別の毎日の獲得ポイントはじめすべての加点，減点データは，パソコンに毎日データ入力されており（表2），獲得ポイントは，STP開始直前と終了後との比較において有意な改善を認めた（山下，2006；Yamashita et al., 2010）．

なお，2006年と2007年の2年間のみ3週間，2005年，2008年，2009年は2週間のSTPを行った．2週間，3週間プログラムともに，行動の有意な改善

表2 過去5回のSTPの行動改善

	2005 p	2006 p	2007 p	2008 p	2009 p
活動のきまりを守る（％）	.489	.127	.009**	.221	.001**
行動ボーナス獲得率（％）	.008**	.000**	.011*	.279	.000**
よいスポーツマンシップ（％）	.042*	.035*	.574	.384	.014*
DRCゴール達成率（％）	.382	.041*	.256	.369	.008**
学習センターと金メダル賞合計ポイント以外の得点	.043*	.109	.074	.210	.007**
学習センターポイント	.000*	.000**	.016*	.001**	.002**
全ポイント	.007**	.090	.027*	.031*	.003**
加点されたポイント	.044*	.128	.007**	.137	.004**
減点されたポイント	.041	.050	.105	.371	.000**

$*p<0.05, **p<0.01$

表3 ADHD-RS得点の変化

	pre	post	follow
不注意	18.1±1.21**	14.7±1.11**	14.1±1.26**
多動／衝動性	10.6±1.31**	8.9±1.49	7.6±1.04**

$**p<0.01$

は，2週間目に起こる．

また，保護者が評価したADHD-Rating Scale（RS）得点や反抗挑戦性障害の評価尺度も有意な改善を毎年認めた（表3）．

2週間もしくは3週間という期間は薬物療法の効果測定としてはよいが，形成した行動変容を維持・定着させるには短い．しかし，2009年の成果は，それまでに有意差が検出されなかった項目に関しても有意な改善を示しており，プログラムの完成度は高くなってきている．今後は，フォローアップの充実を図ることがさらなる発展のために必要と思われる．中でも通級指導教室での週1回の継続指導は，STPの効果ルールやSST，DRCを一部用いるため，効果に持続が見られている．

STPはADHDをもつ子どもの治療だけでなく，スタッフや学生の臨床研修・教育にも役立つプログラムであり，地域での医療，心理，教育の共同・連携システムの新しいモデルになりうる．さらに我が国の学校環境や文化に適したプログラムとして改良を加えて発展し，国内の様々な地区への普及が期待される．

STP の実践に関しては，NPO 法人くるめ STP のウェブサイト（http://kurume-stp.org）や出版物を参考にしていただければ幸いである（Yamashita et al., 2010；2011）．Pelham 教授の指導のもとに現在フロリダで行われているサマートリートメントプログラムについては次のウェブサイトで確認することができる（http://casgroup.fiu.edu/CCF/index.php）．

Aitken, C. & Cay, E. 1975 Clinical psychosomatic research. *The International Journal of Psychiatry Med*, 6(1-2), 29-41.

穴井千鶴・向笠章子・山下裕史朗　2008　ADHD に対する包括的治療エビデンス——行動療法と薬物療法の統合．臨床精神薬理，11, 651-660.

Asher, M. I., Montefort, S., Björkstén, B., Lai, C. K., Strachan, D. P., Weiland, S.K., Williams, H., & the International Study of Asthma and Allergies in Childhood (ISAAC) Phase Three Study Group. 2006 Worldwide time trends in the prevalence of symptoms of asthma, allergic rhinoconjunctivitis, and eczema in childhood : ISAAC Phases One and Three repeat multicountry cross-sectional surveys. *Lancet*, 368, 733-743.

Björkstén, B., Clayton, T., Ellwood, P., Stewart, A., Strachan, D., & The ISAAC Phase Three Study Group. 2008 Worldwide time trends for symptoms of rhinitis and conjunctivitis : Phase III of the International Study of Asthma and Allergies in Childhood. *Pediatric Allergy and Immunology*, 19, 110-124.

Faraone, S. V., Sergeant, J., Gillberg, C., & Biederman, J. 2003 The worldwide prevalence of ADHD : Is it an American condition? *World Psychiatry*, 2(2), 104-113.

Freeman, E. H., et al. 1964 Psychological variables in allergic disorders. *Psychosomatic Medicine*, 26, 543-575.

Gilbert, R., Widom, C. S., Browne, K., Fergusson, D., Webb, E., & Janson, S. 2009 Burden and consequences of child maltreatment in high-income countries. *Lancet*, 373, 68-81.

Gøtzsche, P. C. & Johansen, H. K. 2008 House dust mite control measures for asthma. *Cochrane Database of Systematic Reviews*, Apr 16, (2): CD001187.

大矢幸弘・吉田幸一　2009　小児のアレルギー疾患の有病率は．秋山一男・池澤義郎・岩田力・岡本美孝（編）EBM アレルギー疾患の治療 2010-2011. 中外医学社, pp.

198-203.

大矢幸弘　2010a　小児アレルギー性疾患──今後の展望．アレルギーの臨床，30(4), 342-347.

大矢幸弘　2010b　環境変化と小児アレルギー疾患の増加に関するパラダイム変換．*Endocrine Disrupter News Letter*, 12(4), 7.

大矢幸弘　2010c　心身医学──心因性喘息．小児科, 51(13), 1835-1840.

Pearce, N., Aït-Khaled, N., Beasley, R., Mallol, J., Keil, U., Mitchell, E., Robertson, C., & the ISAAC Phase Three Study Group.　2007　Worldwide trends in the prevalence of asthma symptoms : Phase III of the ISAAC. *Thorax*, 62, 758-766.

Pelham, W. E., Fabiano, G. A., Gnagy E. M., et al.　2005　The role of summer treatment programs in the context of comprehensive treatment for ADHD. In Hibbs, E., & Jensen, P. S.（eds.）, *Psychosocial treatment for child and adolescent disorders : Empirically based strategies for clinical practice*. APA Press, 377-410.

Robinson, G.　1972　The story of parentectomy. *Journal of Asthma Reserch*, Jun 9(4), 199-205.

須甲松伸・一之瀬正和・大矢幸弘・永田真　2009　座談会「呼吸器疾患のセルフマネージメント」呼吸，28, 689-699.

Witt, W. P. & DeLeire, T.　2009　A family perspective on population health : The case of child health and the family. *WMJ*, 108, 240-245.

山下裕史朗　2005　ニューヨーク州立大バッファロー校におけるADHDの子どもと家族に対する包括的治療．日本小児科学会雑誌　109, 1301-1307.

山下裕史朗　2006　ADHDをもつ子どもへの夏期治療プログラム．そだちの科学，49-55.

くるめSTP書籍プロジェクトチーム　2010　夏休みで変わるADHDをもつ子どものための支援プログラム──くるめサマートリートメントプログラムの実際．山下裕史朗・向笠章子（編），遠見書房．

Yamashita, Y., Mukasa, A., Honda, Y., et al.　2010　Short-term of American summer treatment program for Japanese children with attention deficit hyperactivity disorder. *Brain & Development*, 32, 115-122.

Yamashita, Y., Mukasa, A., Anai, C., et al.　2011　Summer treatment program for children with attention deficit hyperactivitiy disorder: Japanese experience in 5 years. *Brain & Development*, 33, 260-267.

第II部

臨床ストレス心理学の展開領域

第4章

妊娠・出産と育児への心理社会的支援

津田茂子

　妊娠から出産,育児が始まる周産期は,子どもの誕生など本来大変おめでたいライフイベントが続くにもかかわらず,マタニティブルーズや産後うつ病など,女性のライフサイクルの中で,もっとも心身とも破綻を来たしやすい時期と考えられている.出産後,「楽しい子育てを夢見ていたのに,気分がブルーになって落ち込んでしまう」「こんなはずではなかった」と,育児を開始した母親からの訴えを多く聞くようになった.母親の心身の変調は,母親自身の不利益にとどまらず,母と子の愛着の遅れと拒絶や虐待などの母子関係の障害,乳幼児の認知・行動障害など家族に深刻な影響を及ぼすことが,近年報告されている(吉田,2006).

　とくに今日,少子社会になったわが国では,子育て不安や乳・幼児虐待が社会問題となっており,母子保健の新たな取り組みが求められている.その背景に,過度なストレスの負荷に起因する母親のメンタルヘルスの低下が指摘されている.2001年に策定された厚生労働省の「健やか親子21」では,周産期女性の心のケアの推進が提示され,妊娠・出産に関する快適さの確保や子どもの心の安らかな発達の促進と育児不安の軽減に向けた取り組みの方向性が明確に示された.しかしながら,その具体的な取り組みについては模索の段階にあり,科学的根拠を持って取り組みが行われているとは言いがたい.

　そこで本章では,妊娠・出産と育児に対する心理社会的支援について,コクランライブラリーによるレビューを参考に,世界のレベルでは,どのような心理社会的支援が実践されているのか,それら支援の有効性の科学的根拠はどの程度あるのかなどについて論じながら,日本での取り組みの現状を展望することで,今後の方向性を示すとともに,わが国のあり方について考察する.

1. コクランライブラリーによる「妊娠・出産と育児への心理社会的支援」に関するレビュー

科学的根拠のある医療の実践（evidence-based medicine, EBM）の流れを受けて誕生したコクラン（Cochrane）ライブラリーは，歴史的に周産期医学のプロダクトから始まる．したがって，周産期における標準的な治療・予防に関する情報提供と科学的根拠のある実践は，他の領域よりも比較的充実している．

1.1 コクランライブラリーとは

コクランライブラリーは，治療，予防に関する医療の評価研究についてのデータベースである．その内容は，表1に要約するように，6つの内容から構成されており，世界中の一流雑誌から，コクランライブラリーは「最高基準（gold standard）」として認められている．1993年英国で，治療と予防に関する情報を系統的に収集，吟味して，一定の基準を満たした論文から得られた治療と予防の結果を示し，臨床家に標準的な治療，予防の情報を提供するという，コクラン共同計画が発足した．2011年3月現在，英国を中心に，米国，オーストラリア，日本など世界中の専門家が参加するコクラン共同研究計画センターが14あり，53のプロジェクトチームが活動している．

領域毎に，これらプロジェクトチームがシステマティック・レビュー（systematic review）とよばれる方法（後述）によって，治療と予防に関する一定の基準をパスした比較対照研究や無作為割付対照試験（randomized controlled trial, RCT）の論文を徹底的に収集し，それを批判的に吟味し，治療と予防の臨床場面における効果（efficacy）と日常生活場面での有効性（effectiveness）の結果をオッズ比（相対危険）や効果量（どちらの研究がより有効だったのかを解釈するための指標）という統合的な指標として示す（Higgins & Green, 2009）．コクラン共同計画のロゴマークはRCTをもとに行われたシステマティック・レビューを図式化したものである（図1）．

この方法論は，コンピュータの検索エンジンの開発などコンピュータリタラ

表1 コクランライブラリーの内容 (A) とコクランレビューの状態 (B) (Higgins & Green, 2009)

(A)

データベース	説明
Cochran Database of Systematic Reviews コクランレビュー	ヘルスケア関連の予防，処置，リハビリテーションの効果を調査したもの． ヘルスケア提供場面における選択を支援する． コクランレビューの多くは，無作為割付比較対照試験に基づいている． 特定の治療について，決定的なエビデンスがあるかどうかを明確にする．厳格なガイドラインを用いてレビューされている．
Database of Abstracts of Reviews of Effects その他のレビュー	コクラン共同計画がまだ実行していないレビューの品質を評価し，内容を要約し，コクランレビューを補完する． レビューの品質が評価されたシステマティック・レビューの抄録を含む． 各抄録には，レビューに対する品質に関するコメントが含まれる．
Cochrane Central Register of Controlled Trials 臨床試験	書誌データベースから出版された論文を含んでいる． 記録には，論文の題目，抄録，出版地に関する情報を含む．
The Cochrane Methodology Register 方法の研究	比較臨床試験の実施で用いた方法を記載した書誌情報． MEDLINE データベースとハンドサーチから得られている． 雑誌論文，書籍，会議の議事録などを含む．
Health Technology Assessment Database 技術評価	完了済み及び進行中の医療技術評価の詳細な情報． ヘルスケアにおける診療のもつ医療的，社会的，倫理的，経済的意味の研究を検討することで，ヘルスケアの費用効果を高める．
The NHS Economic Evaluation Database 経済的評価	医療行為の費用，効果に関する経済的評価を世界中から収集し，系統立てて整理する． 経済的評価の品質を評価し，相対的な長所と短所を明示することで，意思決定を支援する．

(B)

状態	説明
Review	レビュー，研究の結論，メタ分析，レビューのためのオッズ比グラフを含む
Protocol	プロトコル，準備中のレビューの概要，背景，理論的解釈，方法を含む
Methodology	方法研究に関するレビュー
Diagnostic	診断検査の制度評価に関するレビュー
Overview	共通の症状や健康上の問題に対して，異なる医療行為の効果を評価するレビューが複数存在する場合，それらのレビューを総説したレビュー
New	最新号で発表された新しいプロトコルやレビュー
Conclusion changed	最新号で結論が大幅に変更となったレビュー
Update	最新号で更新されたレビュー
Major change	最新号で研究対象が変更されたプロトコル
Withdrawn	取り消されたレビューやプロトコル；取り消し理由は，論文に示されている
Comment	コメントを含んだレビュー

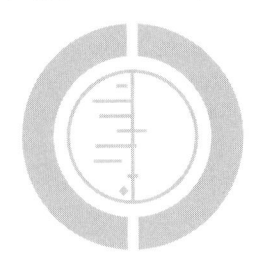

図1 コクラン共同計画のロゴマーク（Higgins & Green, 2009）

　7つのRCTをもとに行われたシステマティック・レビューを図式化したもの．

　7本の水平線は，各RCTの結果を示す．線分の長さが短いほど，その結果が確実であることを意味する．

　菱形（◆）のマークは，それら全試験を総合した結果を表す．

　中央の垂直線は，比較する2つの治療（介入）法が同等の効果を有する場合の位置を示す．

　水平線が垂直線と交差する場合，当該の新しい治療（介入）法と比較の対照になっている他の治療（介入）法との間に有意差がないことを示す．

　◆のマークの位置が垂直線の左にあれば，すべてのRCT研究を総合した結果，当該の新しい治療（介入）法が優れていることを意味する．

　一方，◆のマークの位置が垂直線の右にあれば，すべてのRCT研究を総合した結果，当該の新しい治療（介入）法が劣ることを意味する．

シーの発展を背景にして，メタ分析などの新しい科学的研究手法を生み出している．EBMは，これらシステマティック・レビューの結果に基づいて行われることが原則となりつつあり，この意味で，医療保健の専門家にとって，コクランライブラリーが提供する現時点での標準的な治療，予防の情報なしにEBMは実践できないといっても過言ではない（名郷，2002）．

　2011年3月現在，コクラン共同研究計画の中核的なデータベースであるシステマティック・レビューは，妊娠と出産，新生児，公衆衛生といった53のトピックスについて，6,581編利用できる．この内，完了したレビューが4,575編，計画中のプロトコルあるいは進行中のレビューが2,006編，新しく掲載されたレビューとプロトコルが74編，結論の変更など内容が更新されたレビューが15編，取り消されたプロトコルとレビューが15編含まれている．治療と予防の効果に関する総説とメタ分析の論文のデータベースの抄録は14,018編である．年4回改訂がなされ，改訂があるたびに，大幅な内容の追加がある．システマティック・レビューの検索対象となる比較対照研究のデータベースは，

最新版（2011年 No.3）では，641,406編の論文が登録されている．

1.2 検索の方法

コクランライブラリーへの接続は，次のインターネットアドレスから行える：http://onlinelibrary.wiley.com/cochranelibrary/search/fs.html

本章の執筆のために，キーワードとして，"clinical stress psychology"，"childbirth"，"parenthood"，"perinatal"，"psychoeducational intervention"，"psychosocial intervention" を組み合わせて，文献検索を行った．最終的に，本章に有用と思われる論文として，レビュー10編とプロトコル3編を絞り込んだ．これらの論文を手がかりに，妊娠・出産と育児への心理社会的支援に関する科学的根拠を示す．

2. 出産後のメンタルヘルス低下に対する心理社会的介入

妊娠後期から新生児早期までの出産にまつわる周産期は，女性にとって通常，生涯のうちのもっとも感動的な瞬間を含むライフステージのように思われる．しかし同時に，生涯のうちもっとも精神障害に罹る割合が高い時期でもあり，臨床ストレス心理学的視点から，出産後のメンタルヘルス低下を予防するための心理社会的介入がいろいろ行われている（吉田，2000）．

2.1 介入の背景

妊娠・出産という出来事は，子どもの誕生という大きな幸福感をもたらす．しかしながら，同時に，短期間で急激な心身の状態の変化を経験する．そのため，この時期は，妊産婦として，身体の生理的変化によって，様々な身体の不健康感を感じ，頭痛や不眠，疲労感などが起こりやすい（Sechzer et al., 1996 ; Brockington, 2004）．

それらが心理的不健康感の原因となったり，心理的不健康感がこれらの身体的不調をさらに悪化させたり，あるいは逆に，心理的な不健康状態が身体的不調を引き起こしたりする．また，出産や育児への心理的適応の準備，胎児ならびに新生児との愛着形成など重要な心理社会的課題に直面する（Honey et al.,

2003).

　とくに，初産婦の母親では，今までの自己概念に母性としての自己概念を加え，母親という新たな役割を獲得し，育児を遂行していかなければならない．劇的なライフイベントを同時にたくさん経験するとともに，その後の慢性的な日常生活の苛立ち事のようなストレスフルな状況に長い期間曝されることになる（Matthey et al., 2004；大竹，2004）．

　産後のメンタルヘルスの低下として代表的な精神障害は，マタニティブルーズと産後うつ病である．マタニティブルーズは，一般に，感情の易変性（些細なことで泣く）と抑うつ気分が主症状で，その経過は一過性であり，多くは数時間から1ないし2日の持続で自然緩解し，生活に重篤な障害を及ぼさないため，通常治療は不要とされている（Ayers and Ford, 2007）．

　マタニティブルーズの出現頻度は，諸外国の例（Coates et al., 2004；Wenzel et al., 2005）では，分娩数の25〜85％とされており，我が国では，25〜50％と報告されている（吉田，2000）．多くの研究は，産褥早期特有の身体的，心理的状態（内分泌的環境の急変，疲弊状態，母性，育児という役割課題に直面するという心理社会的状況など）に基盤を持つ正常反応であるとしている．けれども，マタニティブルーズが持続して産後うつ病に移行したり，またその前兆となったりする場合があるため，妊産婦のメンタルヘルスという観点からは無視できない重要な問題である（Heron et al., 2004；Henshaw et al., 2004）．

　産後うつ病（postnatal depression）は，出産後2〜4週間に妊産婦の約12〜13％で生じるとされている．一般女性がうつ病に罹患する比率と比較してとくに高いわけではないが，産後うつ病はうつ病の既往歴や望まない妊娠，ソーシャルサポートの不足，マタニティブルーズの発症により罹患の危険率が高まることが報告されている（Verkerk et al., 2003）．

　産後うつ病は，DSM–IV–TRの基準に従えば，大うつ病として診断される．臨床症状は通常のうつ病と同じように，抑うつ気分，意欲の低下，食欲の低下，精神運動遅滞，焦燥感，過度な自責の念，身体的症状などである．発症要因は周産期のホルモンの変化であるが，心理社会的要因（家庭内の病理性が顕在化する，育児ストレス，ソーシャルサポートの欠如，経済的問題，予想外のライフイベントなど）との関連が大きいこと，発症時期が予想できることから，ハ

イリスク者のスクリーニングや予防的介入の重要性が指摘されている(Chaudron et al., 2004)．

2.2 介入研究の評価

コクランライブラリーのレビューに基づいて（Austin et al., 2008；Dennis & Creedy, 2008），産後うつ病と不安を予防する産前，産後の心理社会的介入の有効性を明らかにするとともに，スクリーニングに有効な心理社会的な測定指標と妊婦の不安と抑うつを評価する方法について述べる．

介入プログラムを評価するためには，指標が必要である．妊産婦のメンタルヘルスを評価する尺度としては，次のような自己記入式の質問紙が主に使用されている．Beck Depression Scale（小嶋・古川，2003），Spielberger's State-Ttrait Anxiety Scale（肥田野ら，2000），Center for Epidemiological Studies Depression Scale（島ら，1985），Profile of Mood States（横山，2005）．また，出産というイベントに固有な尺度として，Edinburgh Postnatal Depression Scale（EPDS）（岡野ら，1996）が代表的である．また，DSM-IV を用いた構造化面接（北村ら，2003）や Mini International Neuropsychiatric Interview（大坪ら，2003）の標準化された診断基準による産前産後の心理的，精神的症状のヘルスケア専門家による他者評価がある．

メンタルヘルスの評価に加えて，出産イベントに関連する結果の指標も，心理社会的介入効果を客観的に評価する上で重要となる．妊産婦側の指標としては，精神医学的な診断をはじめ，医療機関への受診と治療，抗うつ薬や抗不安薬の服用，母子相互作用，育児能力，生活の質（QOL）などがある．同じく，新生児側の指標として，出生時体重，体重増加，診療記録，乳幼児期の神経発達学的所見（認知，感情，社会的行動など）や家族関係なども大切な指標となる（津田，2003）．

妊産婦の不安と抑うつのメンタルヘルスに対して，RCT によって研究の質が保証された介入として，さまざまな心理社会的プログラムが実践されている．コクランライブラリーに登録されている論文の中から科学的根拠のある実践的介入として，コクラン妊娠と出産グループが確認した 15 の研究，約 7,600 名が検索され，メタ分析の対象となっている．代表的な介入研究のタイプをあげ

ると，心理教育的方法，認知行動療法，対人関係療法，非指示的カウンセリング，心理的デブリーフィング，家庭訪問や電話相談などの支援，母親教室などである．

しかしながら，メタ分析の結果によれば，通常の産科的ケアと比較したとき，これら 15 の心理社会的介入の効果は面接診断による抑うつ症状（オッズ比，RR＝0.81），95％ 信頼区間（confidence of interval, CI 0.65–1.02）や本人の自覚に基づく EPDS 得点（RR＝0.91，95％ CI 0.73–1.15）に及ぼす効果は有意ではなかった．結論的には，現時点では，心理社会的介入は産後の抑うつや不安を有意に軽減できるという確かな証拠はない．唯一，保健師と助産師による出産後の家庭訪問による集中的な指導のみが妊産婦のメンタルヘルスの維持増進に有効であった（RR＝0.67，95％ CI 0.51–0.89）．

概して，個別的な介入の方がグループを対象にした介入よりも有効であるが，1 回の接触であっても，複数の接触と効果量は異ならなかった．また出産前後にわたる介入よりも，出産後に焦点化した介入の方が効果は大きいようである．産後うつ病のハイリスク妊婦，とくに新たに母親になる人たちをスクリーニングすることはメンタルヘルス予防につながるように思われる．現時点のよく統制された研究デザインの結果を総合すると，カウンセリングや訪問指導などの心理社会的支援が産後の抑うつなどを緩和するかもしれないが，とくに推奨できる方法はまだ存在していないというのが残念ながら現状である．

しかし，ハイリスクを有する妊婦をヘルスケアの専門家が家庭訪問することは産後 6 週間までのメンタルヘルスには効果があることは確実のようであり，このような有効条件の特定化が今後必要と思われる．リスクファクターに介入することは，そのようなリスクの曝露を少なくできるということに加えて，リスクファクターによって抑うつが発症する関係を未然に防ぐことができるという研究と実践の洗練化にとっても意義があることは確かである．

3. 親訓練が親の心理社会的健康に及ぼす効果

現在の親たちは，育児経験の不足とあいまって，子どもを生み育てることが，かならずしも喜ばしい経験として感じられなくなっている（穴井ら，2006）．育

児を楽しむより，むしろ育児に大きな悩み，負担を抱える母親の割合が増加している．育児不安の高まりと育児ストレス（parenting stress）は，児童虐待の増加と関連しているという指摘もあり，親訓練の重要性と必要性などを背景に，その介入が試みられている．

3.1　介入の背景

平成15年版厚生労働白書（2004）によれば，子どもとの接触経験の不足などにより，現在の親たちは「親」になるための育ちの場や機会が不足している．子育て期の父親は労働時間がもっとも長い世代に属しており，また職場への通勤時間の長さなどとあいまって，家族との触れ合いの場が減少している．

核家族の中で，父親からの育児参加がままならない母親もまた，地域の中，家族の中で孤立した子育てを強いられている．育児期がネガティブな人生経験と見なされ，回避される最近の傾向がわが国の少子社会をますます後押ししている．と同時に，育児が女性として，職業人としてのキャリアの断絶，趣味や楽しみなどを犠牲にする原因として体験，認知されるなどの社会の価値観も見逃せない（吉田・岩元，2002）．

親自身，とりわけ母親の心理社会的健康（抑うつ気分，不安，ストレスの自覚，罪の意識，怒り，攻撃性，態度，信念，パーソナリティ，社会的有能感，自尊心，ソーシャルサポート，夫婦関係など）は母子関係に重大な影響を及ぼし，産後うつ病などのメンタルヘルスの障害は赤ん坊の感情，認知面の障害や愛着形成の不全と結びつくという指摘がある（津田・津田，2008）．親の心理社会的健康の問題がその後の子どもの成長やウェルビーイングにとって大事だという証拠も集積されている（Masten et al., 2009）．

この意味で，次世代の子どものよりよい発達を促すために，親の心理社会的健康を高めることを目的とする介入は子どもの社会的適応の低下を阻止するだけにとどまらず，ヘルスプロモーションとして重要かつ緊急な課題である．とくに，子どもが知的障害や身体障害などの社会的不利を有している母親やその家族の子育てを支援する場合には，社会的偏見などによって社会的健康が損なわれやすいことより，これらの問題への心理社会的介入の意義は大きい（無藤・安藤，2008）．

親訓練は欧米で1960年代から始まり、グループで親を訓練するプログラムは1970年代に確立した．近年の社会のニーズを背景に、ボランティアによって運営される非営利組織が各地で発足し、世界的に広まっている（Pugh et al., 1994）．RCTによって、子どもの問題行動の軽減に有効であるという知見が報告されているが（免田ら，1995），親の心理社会的健康を高めるために推奨する介入法としての根拠は乏しい．また，その役割もこれまで明らかにされていない．

3.2 介入研究の評価

Barlow et al.（2009）のシステマティック・レビューに基づいて、親訓練が母親の抑うつ、不安と自尊心といった心理社会的健康（抑うつ，不安，子育てストレス，自尊心，ソーシャルサポート，夫婦関係）をどのように高めるのかについて述べる．Barlowらは、母親の心理社会的健康を指標に、グループによる親訓練の効果をRCTによって検証した23の研究論文をレビューして、介入前後の差を介入群と統制群（待機リスト，介入なし，偽薬統制など）との間で比較する効果量を算出した．

親訓練の介入のタイプは、行動療法的プログラム、マルチモードプログラム、行動的・人間性心理学的アプローチ、認知行動療法、解決志向療法など多様であるが、いずれも構造化されたプログラムをグループに実施している点、子どもの行動をうまくコントロールしたり、家族関係が円滑に機能できたりするように、親を訓練する点では共通している．

メタ分析の結果は、親訓練の介入は親自身の心理社会的健康を高めることを明らかにしている．心理社会的健康感の指標として、抑うつ、不安（子育てストレスを含む），自尊心，ソーシャルサポート，夫婦関係などで評価されたが，この内ソーシャルサポートを除くすべての指標で有意なプログラム効果が得られている：抑うつ（RR＝－0.26, 95% CI －0.40～－0.11），不安（RR＝－0.40, 95% CI －0.60～－0.20），自尊心（RR＝－0.30, 95% CI －0.50～－0.10），夫婦関係（RR＝－0.40, 95% CI －0.70～－0.20）．フォローアップ期間まで含めたプログラムの長期的効果の確かさは、検討した自尊心と抑うつ，夫婦関係の結果いずれも、期待する方向にある．とくに、自尊心には有意な効

果を及ぼすことが分かっている．これら利用できる証拠により，親訓練は親の心理社会的健康に寄与する確かな方法と考えることができ，親ならびにセルフケア専門家にこの有効な訓練を推奨すべきである．

4. 低体重出産児のハイリスクを有する妊婦への妊娠中のサポート

新生児医療に高度先端技術が導入され，わが国の周産期医療は飛躍的に進歩した．とりわけ，未熟児や先天異常児への高度医療を提供する新生児診療相互援助システムの構築は未熟児の生育限界の拡大と妊産婦の死亡率の低下をもたらした．しかしながら，同時に低出生体重児の増加の問題が指摘されるようになり，そのような新生児を出産するリスクを有する妊産婦への支援が試みられている（Hodnett & Fredericks, 2005）．

4.1 介入の背景

2,500 g 以下の体重で生まれてくる新生児を，一般には，低出生体重児というが，低出生体重のイベントは新生児のみならず，母親や家族にとっても重大な健康問題となる．低出生体重児の主な原因は，先進国では早産であることにより（開発途上国では栄養不良であるが），早産を防止するためのいろいろなプログラム，たとえば，妊娠・出産の過程でのカウンセリングや情緒的サポート，栄養，休養，ストレスマネジメント，飲酒や喫煙の禁止などのアドバイスが妊産婦に行われている（向笠・山上，2006）．

疫学的研究は，心理社会的なストレスと低出生体重児との間に関連があることを示している．その原因は明確ではないが，ストレスが妊娠中の合併症を引き起こしたり，胎児の成長を抑制したり，早産を誘発するためと考えられている．社会経済的状態が不利な人々では，貧困が栄養不良の原因となったり，感染の罹患を増やしたり，日常生活のストレスを誘発したりしている．ソーシャルサポートの不足も，心理社会的ストレスと低出生体重児の媒介要因になっている（Marmot & Wilkinson, 1999）．

そこで，これら心理社会的に不利な属性を有する妊産婦の早産などによる低出生体重児を予防するために試みられているストレス軽減や栄養，禁煙指導な

どを含むいろいろなソーシャルサポートによる健康支援プログラムがどの程度有効なのかについて言及する．

4.2 介入研究の評価

ここでは，Hodnett & Fredericks（2005）のシステマティック・レビューに基づいて，低出生体重児を出産するリスクの高い妊産婦に対するソーシャルサポートを中心とした健康支援の有効性について述べる．彼らのレビューによれば，コクラン妊娠・出産共同グループに登録されている論文をシステマティック・レビューした結果，1万3651人の妊産婦を含む16の研究が選ばれた．抽出の基準は，妊娠中の母子健康指導に加えて，ソーシャルワーカーや保健婦，ナースなどによる情緒的支援（カウンセリング，元気づけ，共感的傾聴）と情報提供，アドバイス，訪問指導などのソーシャルサポートの提供について，ランダム化比較試験を用いて効果を検証している研究である．

ソーシャルサポートを中心とした支援の効果は，残念ながら全般的には，科学的根拠のある支援法として確立されていないと結論づけられている．検討された主要結果について個々にその有効性を証明する．ハイリスク妊産婦へのソーシャルサポートの提供は通常のケアと比較したとき，早産（$RR=0.96$，95% CI 0.86〜1.07）あるいは低出生体重児（$RR=0.98$，95% CI 0.89〜1.08）に有意な効果を及ぼさなかった．ただ，帝王切開による出産を減少できたり（$RR=0.88$，95% CI 0.79〜0.99），満月まで妊娠を継続することができたり（$RR=2.96$，95% CI 1.42〜6.17），出産時の鎮痛薬の使用を減少できた（$RR=0.94$，95% CI 0.89〜1.00）．

低出生体重児の出産には直接的な効果がなかったが，ソーシャルサポートの提供は妊産婦の出産に対する不安や生まれてくる新生児に対する心配を少なくし，出産前のケアへの満足度を高める点では有効であるように思われる．ソーシャルサポートの不足などによって心理社会的ストレスが高まることは，理論的に早産や低出生体重児のリスクにつながることは明らかであろう．しかし，これまで試みられている介入では，その効果が立証されているとはいえない．その理由としては，ソーシャルサポートのプログラムが妊産婦にタイミングよく提供されなかった可能性やハイリスクのスクリーニングが適切でなく，ハイ

リスクでない妊産婦が含まれている研究が多いことなどが考察されている．

以上のことより，コクラン妊娠・出産共同グループは，低出生体重児や早産を生じるリスクがあると思われる妊産婦に対して，妊娠中にソーシャルサポートを特別に提供するプログラムが低出生体重児や早産を生じる妊娠を防いだり，母児の医学的な予後を改善したりするとは考えにくいことを妊産婦やケア提供者に知らせるべきであると結論づけている．

5. 周産期死亡後の母親・家族へのサポート

周産期に死産や乳幼児突然死症候群（SIDS）などでわが子を亡くした母親と家族の心理的衝撃は重大である．また人工中絶や妊娠中の流産も女性にとって，大きな喪失感を引き起こす（Chambers & Chan, 2005）．これらの悲嘆過程は一般の喪失と基本的に異ならないとされているが，その悲哀反応は一種の外傷後ストレス障害（PTSD）でもあることより，近年カウンセリングを含めた強力な心理学的治療が試みられているが，その介入の根拠はどの程度明確になっているのだろうか．

5.1 介入の背景

周産期死亡後のいろいろな心理社会的な支援，たとえば，電話や訪問によるカウンセリングなどが母親や家族に有効であるという証拠があるのかどうか検証することは，介入の実践に加えて，さらなる臨床試験を遂行するための理論的根拠を明示するためにも重要となる．

病的悲嘆として定義づけられるような，遷延された強い抑圧的な悲嘆反応は失ったわが子や胎児への思いに支配されて，医療スタッフや家族への歪んだ怒り，他の赤ん坊への否定的感情，死亡にいたった過度な原因探しを引き起こす．精神運動制止などの抑うつや強烈な不安感などの精神病理的症状も顕在化する．これらの症状は当然，家族内の力動や他の子への子育てにも影響を及ぼす（Forrest, 1989）．

しかしながら，これらの病的悲嘆を軽減したり，予測したり，予防したりするための心理社会的介入についての証拠はきわめて乏しく，事例的なナラティ

ブ報告にとどまっている（Murray et al., 2000）．これまでは，共感的にその心理的苦悩を受容し，母親や家族が周産期死亡という事実を受け止められるような支援が経験的かつ標準的に行われてきたに過ぎず，心理社会的介入の有用性について明らかにすることは重要と思われる．

5.2 介入研究の評価

ここでは，Chambers & Chan（2005）によって行われたシステマティック・レビューに従って，わが子の周産期死亡を経験した妊産婦と家族に対して，カウンセリングや心理療法を含めた専門の心理社会的支援の有効性について述べる．散見する先行研究では，介入の有効性は，最新の通常のケアと比較して，死別を容認することを促進したり，死別に対する持続した感情的反応，抑うつや不安などの精神症状，心身症状，社会的な適応障害，家族機能の障害を軽減したり，次回妊娠への影響を緩和できるかによって評価されている（Carrera et al., 1998）．

しかしながら，2人のエキスパートが独立して論文吟味を行った，Chambers & Chan（2005）のシステマティック・レビューでは，治療の有用性について結論を導き出すのに適した質を持つRCTはないという結果となった．すなわち，コクラン妊娠と出産グループの検索ストラテジーに従って，コクランライブラリーに登録されているRCT，医療系雑誌論文，著書のデータベースであるMEDLINE，主要学会の雑誌と大会抄録を検索したとき，メタ分析を行う基準を満たす介入研究を何も抽出できなかった．したがって，現時点では，周産期死亡後の妊産婦や家族への心理社会的支援として推奨すべきエビデンスはないこと，もっと言えば，科学的根拠のある証拠を吟味するための研究すら存在していないことになる．

RCTによる介入研究ではないが，死別を経験した妊産婦の中でも，ソーシャルサポートが不足している場合，カウンセリングを含む心理社会的支援が抑うつなどの精神症状の軽減に有効であった（Forrest, 1989）．これらの知見より，標準的な心理測定用具を用いて，妊産婦と配偶者などの家族を対象に，カウンセリングや心理療法を含めた心理社会的支援の有効性を評価するための質の高い介入研究が待たれている．

5.3 わが国における妊娠・出産と育児への心理社会的支援の現状

わが国における妊娠・出産と育児への心理社会的支援の研究と実践の報告は，妊娠・出産を契機に精神病理的な症状や育児不安による心身の不調，わが子を亡くした悲嘆を訴えるようになった母親と家族の症例報告（川島，2008；岩元ら，2010a），養育者から虐待された幼児・児童の心理的・行動的問題についての事例報告（永田，2010），育児支援の活動実践（穴井ら，2006）が多い．

5.4 妊娠・出産に関する調査研究

臨床的研究では，その一般性には自ずと限界がある．ライフイベントとしての妊娠・出産のストレッサーあるいは日常生活の苛立ち事としての育児ストレッサーに対する認知とコーピング，ならびにこれらの過程を規定もしくは修飾すると目される個人の特性と状況などの様々な生物心理社会学的要因との関連性，ひいては種々の心身の疾患に至る詳細なメカニズムについては何も教えてくれない．

しかしながら，最近，周産期におけるメンタルヘルスに関する調査や育児ストレスに関する調査研究が数多く行われるようになり，これら妊娠・出産と育児ストレスに関連したいろいろな作用メカニズムの解明と個人差の理解が進展してきている．このような知見の蓄積は，実証に基づいた妊娠・出産と育児への研究と実践を包括するケアに大いに寄与すると考える．個々の周産期や育児期におけるストレス関連性障害や問題に即して，症状，精神病理，心理生理，行動，社会適応といった多様な視点から，アセスメント技法と有効性が高く効果的な介入法が開発されることで理論的統合が可能になる．

たとえば，津田ら（2004）は妊娠後期妊婦の心理的健康感と出産後のマタニティブルーズとの関連性について調べるために，周産期における妊産婦を対象に調査研究を行い，心理的健康支援の方向性を示唆している．参加者はK大学病院産科外来受診者で，妊娠36週を経過した妊婦75名であった．手続きとして，妊娠後期と出産後1カ月目の心の健康感（主観的幸福感）（SUBIによって評価）（大野・吉村，2001）ならびに出産後5日目と1カ月目のマタニティブルーズ（Steinのマタニティブルーズ自己質問表によって評価）（岡野ら，

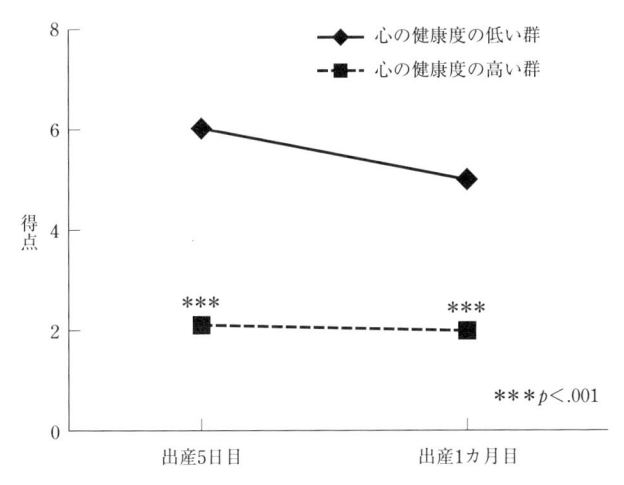

図2 出産前の心の健康感と出産後のマタニティブルーズとの関連性（津田ら，2004）

1991）を自記式により縦断的に調査した．

その結果，出産後5日目にマタニティブルーズの臨床的基準（8点以上）を満たした参加者は約18％であった．臨床的にマタニティブルーズを示した産褥婦のマタニティブルーズ平均得点はそうでない産褥婦よりも有意に高く，この差は出産後1カ月目も同様に維持された（図2）．出産前の心の健康感と出産後5日目及び1カ月目のマタニティブルーズ得点との間には有意な負の相関が認められ，主観的幸福感の自覚が乏しかった妊婦ほど，出産後においてマタニティブルーズの兆候が認められた．

この結果は，出産後の抑うつ傾向が妊産婦の悲観的なパーソナリティ特性（山下ら，2003）や望まない妊娠状況（岩元ら，2010b）からも追認されている．妊娠出産というライフイベントに対して満足感や至福感を味わうことのできる人は，マタニティブルーズやより重篤な産後うつ病にもなりにくいといえる．

産褥期のマタニティブルーズは一過性の正常な反応と一般に考えられているが，児への罪責感や乳児への情緒的応答性の拒絶などが遷延して，これがしばしば育児不安として見逃され，母子の関係性の形成の問題となる．この問題は，その後の子どもの発達に長期的な悪影響を及ぼすことが示唆されていることより（岩元ら，2010 a, b），縦断的なアプローチが必要となる所以でもある．

5.5 育児支援のアプローチ

　妊産婦は，妊娠・出産とともに，育児が開始されることにより，今までの役割変更を余儀なくされる．既存の役割と新しい役割との間に葛藤や過重な負担が生じる．子どもを産み育てるという生殖性は明るい側面とともに，自分の人生が足踏み状態で前に進んでいない停滞感という否定的な側面とのジレンマに陥ることが多い．家庭内においても，夫や子どもとの関係で妻役割や母役割を遂行するために，身体的な不健康感や疲労感から無理や心配を抱くことになり，周囲からの適切かつ十分なサポートが不可欠となる．

　吉田（2006）は，精神科外来において，A大学病院の周産母子センターと連携して，母子メンタルヘルスクリニックを開設し，妊娠中から出産後の育児期まで，妊産婦自身のメンタルヘルスから養育者としての育児機能の評価と育児支援まで包括ケアを展開している．この取り組みは，病院内に留まらず，出産後の母子訪問を行うなどコミュニティの保健所を巻き込んでチームとして行われている．

　図3に模式的に示すように，妊娠早期からの心理社会的支援の充実のために，母子精神保健の視点から，総合的な健診システムの構築を行っている．周産期におけるメンタルヘルスの維持，向上に向けて，産科医，精神科医，助産師，保健師のみならず心理師や児童福祉などの他職種の専門家と連携した活動を行いながら，育児支援を展開している．

　多領域の医療スタッフが連携して一人の妊産婦に対して周産期を通じて包括的かつ経時的に生物心理社会学的な評価を行うことで，当人はもとより家族や地域を対象としながら薬物療法や心理社会的支援を統合する内容になっている．周産期におけるメンタルヘルスや心理社会的問題に対して予防的段階から，科学的根拠に基づいた治療と支援を実践している．

　DSM-IV-TRに準じた半構造化面接をはじめに実施し，対人関係やサポートの問題や対処などについての心理社会的アセスメントを行い，妊産婦の対人関係の特徴を明らかにする．これらの評価項目は，臨床的な基礎知識とコクランライブラリーなどのレビューや先行研究などに基づいて設定されており，それらの面接の結果を踏まえて，ケース毎に個別最適化された介入が系統的に選

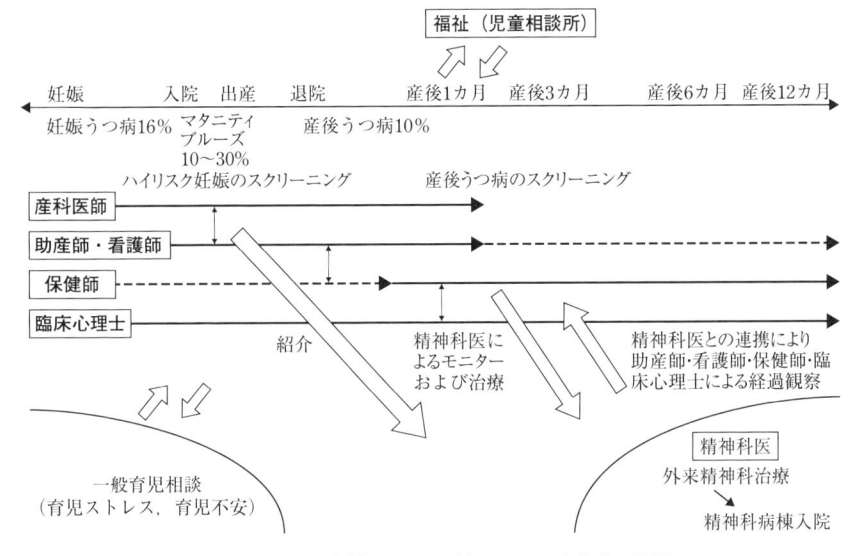

図3 妊産婦のメンタルヘルスへの支援システム（吉田，2006を参考に作図）

択されることになる．

6. まとめ

わが国においては，このような包括ケアのモデルがほとんど皆無の中で，吉田（2006）らの妊娠・出産と育児への心理社会的支援の取り組みは特筆に値する．今後，どのような特性を有する妊産婦がどのような症状や問題を呈するのか，そしてどのような支援を誰がどのような時期にどの程度行った場合，どのような結果になるのかなど，さまざまな症例を蓄積していくことが期待される．

このような実践を通じて，周産期のメンタルヘルスに対する心理社会的支援のマニュアルやガイドラインが作成されるだろう．そのような作業を通じて，標準化された心理社会的支援を確立するための効果研究を積み重ねるという次のステージに進むことが可能になる．効果研究には，質的記述を中心にした事例研究からRCTによる効果研究まであるが，現実世界に耐えられる有用な支援を明らかにすることが大事である（津田ら，2003）．

そして，効果研究によって得られた妊娠・出産と育児の心理社会的支援の結果をデータベース化することを目指す必要がある．コクラン共同計画のようにデータベース化が進めば，文献レビューも容易となり，メタ分析による効果量が個々の技法と個々の症状や問題毎に算出できる．

そのためにも，妊娠・出産と育児の心理社会的支援の実践に終わらず，自らの結果を積極的に論文として発表する科学者−実践家モデルが求められている（丹野，2001）．

穴井千鶴・園田直子・津田彰　2006　健康生成論とポジティブ心理学──育児支援によるコミュニティ介入．島井哲志（編）　ポジティブ心理学．ナカニシヤ出版，pp. 223-240．

Austin, M-P., Priest, S. R., & Sullivan E. A.　2008　Antenatal psychosocial assessment for reducing perinatal mental health morbidity. *Cochrane Database of Systematic Reviews*, issue 4, 1-24.

Ayers, S. & Ford, E.　2007　Childbirth and stress.　In G. Fink (ed.), *Encyclopedia of stress*, 2nd ed. Elsevier.（津田茂子（訳）　2010　ストレス百科事典翻訳刊行委員会（編）　ストレス百科事典．丸善．）

Barlow, J., Coren, E., & Stewart-Brown, S.　2009　Parent-training programmes for improving maternal psychosocial health. *Cochrane Database of Systematic Reviews*, issue 1, 1-97.

Brockington, I.　2004　Postpartum psychiatric disorders. *Lancet*, 363, 303-310.

Carrera, L., Diez-Domingo, J., Montanana, V., Monleon, S. J., Minguez, J., & Monleon, J.　1998　Depression in women suffering perinatal loss. *International Journal of Gynecological Obstetric*, 62, 149-153.

Chambers, H. M. & Chan, F. Y.　2005　Support for women/families after perinatal death. *Cochrane Database of Systematic Reviews*, issue 2, 1-36.

Chaudron, L. H., Szilagyi, P. G., Kitzman, H. J., Wadkins, H. I. M., & Conwell, Y.　2004　Detection of postpartum depressive symptoms by screening at well-child visits. *Pediatrics*, 113, 551-558.

Coates, A. O., Schaefer, C. A., & Alexander, J. L..　2004　Detection of postpartum depression and anxiety in a large health plan. *Journal of Behavioral Health Services & Research*, 31, 117-133.

Dennis, C.-L. & Creedy, D. 2008 Psychosocial and psychological interventions for preventing postpartum depression. *Cochrane Database of Systematic Reviews*, issue 4, 1–67.

Forrest, G. 1989 Care of the bereaved after perinatal death. In I. Chambers, Enkin, M. W., & Keirse, M. J. N. C. (eds.), *Effective care in pregnancy and childbirth*. Oxford University Press, pp. 1423–1430.

Henshaw, C., Foreman, D., & Cox, J. 2004 Postnatal blues: A risk factor for postnatal depression. *Journal of Psychosomatic Obstetric Gynaecology*, 25, 267–272.

Heron, J., O'Connor, T. G., Evans, J., Golding, J., & Glover, V. 2004 The course of anxiety and depression through pregnancy and the postpartum in a community sample. *Journal of Affective Disorders*, 80, 65–73.

肥田野直・福原真知子・岩脇良三・曽我祥子・Spielberger, C. D. 2000 新版STAI――状態-特性不安検査．実務教育出版．

Higgins, J. P. T. & Green, S. (eds.) 2009 Cochrane handbook for systematic reviews of interventions. Version 5.0.2 (http://www.cochrane.org/)

Hodnett, E. D. & Fredericks, S. 2005 Support during pregnancy for women at increased risk of low birthweight babies. *Cochrane Database of Systematic Reviews*, issue 4.

Honey, K. L., Bennett, P., & Morgan, M. 2003 Predicting postnatal depression. *Journal of Affective Disorders*, 76, 201–210.

岩元澄子・相川祐里・吉田敬子 2010a 出産直後から子どもへの情緒的な絆の障害がみられた母親．心理臨床学研究，28, 28–38.

岩元澄子・中村美希・山下洋・吉田敬子 2010b 妊産婦の妊娠状況と抑うつ状態との関連．保健医療科学，59, 51–59.

川島大輔 2008 意味再構成理論の現状と課題――死別による悲嘆における意味の探求．心理学評論，51, 485–499.

北村俊則・富田拓郎・岡野禎治・菊池安希子・高橋三郎 2003 精神科診断面接マニュアル SCID――使用の手引き・テスト用紙．日本評論社．

小嶋雅代・古川壽亮（訳著） 2003 日本語版BDI-II――ベック抑うつ質問票・手引き．日本文化科学社．

厚生労働省（監修） 2004 平成15年版厚生労働白書――活力ある高齢者像と世代間の新たな関係の構築．ぎょうせい．

Marmot, M. & Wilkinson, R. G. (eds.) 1999 *Social determinants of health*. Oxford University Press.（鏡森定信（監修） 2002 21 世紀の健康づくり 10 の提言．日本医療企画．）

Masten, A. S., Cuttuli, J. J., Herbers, J. E., & Reed, M.-G. J. 2009 Resilience in development. In S. J. Lopez & C. R. Snyder（eds.）, *Oxford of handbook of positive psychology*. Oxford University Press. pp. 117–130.

Matthey, S., Kavanagh, D. J., Howie, P., Barnett, B., & Charles, M. 2004 Prevention of postnatal distress or depression : An evaluation of an intervention at preparation for parenthood classes. *Journal of Affective Disorders*, 79, 113–126.

免田賢・伊藤啓介・大隈紘子・中野俊明・陣内咲子・温泉美雪・福田恭介・山上敏子 1995 精神遅滞児の親訓練プログラムとその効果に関する研究．行動療法研究，21, 25–38.

向笠章子・山上敏子 2006 超低出生体重児の発達的特徴．久留米大学心理学研究，5, 63–74.

Murray, J. A., Terry, D. J., Vance, J. C., Battistutta, D., & Connolly, Y. 2000 Effects of a program of intervention on parental distress following infant death. *Death Studies*, 24, 275–305.

無藤隆・安藤智子（編）2008 子育て支援の心理学．有斐閣．

名郷直樹 2002 続 EBM 実践ワークブック．南江堂．

永田悠芽 2010 ある被虐待児の心理療法で展開された「生きる意味への問い」．心理臨床学研究，28, 196–206.

大坪天平・宮岡等・上島国利 2003 M.I.N.I.——精神疾患簡易構造化面接法 改訂版．星和書店．

大竹恵子 2004 女性の健康心理学．ナカニシヤ出版．

岡野禎治・野村純一・越川法子 1991 Maternity blues と産後うつ病の比較文化的研究．精神医学，33, 1051–1058.

岡野禎治・村田真理子・増地聡子・玉木領司・野村純一・宮岡等・北村俊則 1996 日本版エジンバラ産後うつ病自己評価票（EPDS）の信頼性と妥当性．精神科診断学，7, 524–533.

大野裕・吉村公雄 2001 WHO SUBI 手引き．金子書房．

Priest, S. R., Henderson, J., Evans, S. F., & Hagan, R. 2003 Stress debriefing after childbirth : A randomized controlled trial. *Medical Journal of Australia*, 178, 542–545.

Pugh, G., De'Ath, E., & Smith, C. 1994 *Confident parents, confident children : Policy and practice in parent education and support*. National Children's Bureau.

Sechzer, J. A., Pfafflin, S. M., Denmark, F. L., Griffin, A., & Blumenthal, S. J. (eds.) 1996 *Women and mental health*. Annals of the New York Academy of Sciences, 789.

島悟・鹿野達男・北村俊則・浅井昌弘 1985 新しい抑うつ性自己評価尺度について．精神医学，27，717-723．

丹野義彦 2001 エビデンス臨床心理学．日本評論社．

津田茂子 2003 妊娠後期の心理的健康感——産科的要因との関連から．健康支援，5，137-144．

津田茂子・田中芳幸・岡村尚昌 2003 看護と行動科学——周産期女性の健康支援から．現代のエスプリ，431，57-67．

津田茂子・田中芳幸・津田彰 2004 妊娠後期における妊婦の心理的健康感と出産直後のマタニティブルーズとの関連性．行動医学研究，10，81-92．

津田茂子・津田彰 2008 子どもの発達理解——パーソナリティ形成の視点から．浅倉次男（監修）「こころ」「からだ」「行動」へのアプローチ——子どもを理解する．へるす出版，pp. 45-54．

Verkerk, G. J. M., Pop, V. J. M., Van Son, M. J. M., & Van Heck, G. L. 2003 Prediction of depression in the postpartum period : A longitudinal follow-up study in high-risk and low-risk women. *Journal of Affective Disorders*, 77, 159–166.

Wenzel, A., Haugen, E. N., Jackson, L. C., & Brendle, J. R. 2005 Anxiety symptoms and disorders at eight weeks postpartum. *Anxiety Disorders*, 19, 295-311.

山下潤子・岩元澄子・吉田敬子 2003 出産後の母親の抑うつ傾向とオプティミズム・ペシミズムとの関連性．児童青年精神医学とその近接領域，44，440-455．

横山和仁（編） 2005 新版 POMS 短縮版——事例と事例解説．金子書房．

吉田敬子 2000 母子と家族への援助．金剛出版．

吉田敬子 2006 育児支援のチームアプローチ．金剛出版．

吉田敬子・岩元澄子 2002 社会の変化と家族の変容．津田彰（編） 医療の行動科学Ⅱ．北大路書房，pp. 128-135．

第 5 章

学童・思春期における心理教育的支援

ジャニス・M・プロチャスカ，津田　彰，ケリー・E・エバース，
ジェームズ・O・プロチャスカ

　服部（2003）の生涯人間発達論に従えば，学童期は 6～12 歳，思春期は 12～18 歳にあたる．臨床ストレス心理学的にみて，学童期に，人格的活力となる有能感の代わりに劣等性が獲得されたり，思春期に，アイデンティティの拡散が起こり，忠誠心が育たなかったりすると，反社会的，非社会的行動をはじめさまざまな心身の問題を露呈しやすくなる（富永・山中，1999）．とくに昨今，日本では，いろいろな社会の歪みが子どもたちの健やかな成長，発達を脅かしている．マスコミを賑わす大きな事件を氷山の一角として，広く深く，子どもたちに潜在的問題が浸透していることが指摘され，心理教育的支援の必要性が叫ばれている（松木，2008；吉田・岩元，2002）．

　この背景には，現在の学校現場では，問題行動が発生した後の対応や治療的かかわりといった消極的な対処療法的指導に終始し，問題行動の増加とともに，現場の担当者の多忙感と疲労感が高じていることがある．そこで，より積極的な児童・生徒指導，すなわち問題行動の発生を未然に防ぐための予防，さらにはより望ましい状態へと導く開発的な指導が必要になってきた（Gilman et al., 2009；嶋田・鈴木，2004）．

　日本をはじめとして，欧米各国においては，学童・思春期のストレスと心理的な悩みの主要な原因の一つにいじめがある（Olweus, 1993）．どの学年においても，いじめは児童生徒に対して，身体的健康のみならず精神的健康，さらには幸福感（ウェルビーイング）を脅かすといわれている（Nansel et al., 2004）．また，喫煙や 10 代の望まない妊娠なども問題になっている．わが国特有の問題としては不登校があるが，いじめや喫煙，薬物乱用などの問題は米国ほどではないにしても，同様に深刻である（文部科学省，2009）．

そこで本章では最初に，これら教育臨床的な問題に対して，臨床ストレス心理学はどのように取り組んでいるのか，米国の最近の動向を中心に述べる．学童・思春期における種々のストレス軽減とその影響に対して，科学的根拠のある心理教育的支援としてどのようなプログラムがあるのか，米国保健省など連邦政府機関が科学的根拠のあるプログラムとして認定する介入法を概観する．次に，エビデンス・ベースト・プログラムに基づいた実践を行っていると承認されるための基準を紹介する．続いて，米国連邦政府青少年裁判局によって承認された Evers et al.（2007）のいじめ防止プログラムの理論と実際を紹介する．最後に，日本における学童・思春期における心理教育的支援について，筆者らの「社会性と情動」の学習（Social and Emotional Learning, SEL）の取り組み（日本SEL研究会，2005）についても言及し，心理教育的支援における今後の日本のあり方について考察する．

1. 科学的根拠のある心理教育的支援

米国では，エビデンス・ベースト・プログラムと実践の国内登録のシステムを保健省など連邦政府機関が管理している（National Registry of Evidence-based Programs and Practice, NREPP）．NREPP は，メンタルヘルスの予防，薬物乱用，治療的介入などに関する科学的根拠に基づく支援を行うための情報サービスを定期的に行っている．すなわち，プログラムの適用可能性や現実世界における予防と治療の実行可能性を厳しく吟味して，真に役立つプログラムとモデルを SAMHSA（Substance Abuse and Mental Health Services Administration）モデルプログラムとして，インターネットのウェブサイト上に公開している（http://nrepp.samhsa.gov/）．

SAMHSA モデルプログラムに登録されるためには，保健省の NREPP の専門家グループによって，健康を阻害するハイリスク行動の軽減と予防に科学的見地からみて有効であると評価され，承認を得る必要がある．すなわち，当該の介入法がエビデンス・ベースト・プログラムと実践の基準に照らして，米国の地域や学校，社会サービス機関や職場を対象とした場合，望ましい結果を一貫して挙げることができるという連邦政府の証明である．

SAMHSAモデルプログラムは，連邦政府が管理するメンタルヘルス領域における予防と治療に関する介入プログラムのエビデンスのレベルの内では，いちばんエビデンスのレベルが高い「効果的なプログラムと実践」のランクに入る（表1）．エビデンスのレベルは，表2に要約するように，介入プログラムと実践に関するいろいろな基準（例えば，結果指標，実行性，比較，参加者とデータ収集バイアス，デザインと分析，再現性など）によって評価される．SAMHSAモデルプログラムはこれらの基準得点が最も高いということで，エビデンス・ベースト・プログラムと実践に関して信頼性と一般性，実行可能性を備えている証になる．

この基準を満たしたエビデンス・ベースト・プログラムと実践は，2010年3月現在，11の検索カテゴリー別（年齢，領域，設定，目標，人種，地理的条件，性，研究デザイン，研究資金，実行性，登録年）に，種々の対象，領域にわたって，183のSAMHSAモデルプログラム（例えば，社会性と情動能力，心理的トラウマ，反社会的・攻撃行動など）が登録されており，連邦政府がプログラムの普及を支援している．

また，米国立薬物乱用研究所（National Institute of Drug Abuse），青少年裁判局（Office of Juvenile Justice），教育省（Department of Education），疾病対策と予防センター（Centers for Disease Control and Prevention）などがエビデンス・ベースト・プログラムの実践として指定した介入法もある．重点的な対応が迫られている社会問題化した課題については，関連する省庁とセンターが介入プログラムを評価し，承認することで，SAMHSAモデルプログラム同様にプログラムの幅広い普及を支援している．

次に紹介する，Evers et al.（2007）の多理論統合モデル（transtheoretical model, TTM）による学校でのいじめ対策プログラムは青少年裁判局からエビデンス・ベースト・プログラムの実践として承認を得た介入法である．

2. TTMのいじめ防止行動への適用

学校では，いじめの発生率を下げ，いじめによる被害を効果的に低減するために，科学的根拠のある実行可能なプログラムを求めている．Evers et al.

表1 メンタルヘルス領域における介入（予防と治療）プログラムのエビデンスのレベル
(National Registry of Evidence-based Programs and Practice, 2006)

レベル1：効果的なプログラムと実践
　　　　効果量（d）0.5-0.8，統計学的有意差のある質の高いエビデンス
　　　　第三者の研究者から，つねに追試されている
レベル2：条件付きで効果的なプログラムと実践
　　　　効果量（d）0.5-0.8，統計学的有意差のある質の高いエビデンス
　　　　第三者の研究者からの追試はない
レベル3：見込みのありそうなプログラムと実践
　　　　効果量は小さいが（d=0.2），統計学的有意差のある質の高いエビデンス；または，統計学的有意差はないが，効果量（d）が中程度以上ある（0.5-0.8）質の高いエビデンス
レベル4：関心がもたれているプログラムと実践
　　　　効果量（d）が中程度以上（0.5-0.8），統計学的有意差のある質の低いエビデンス；または，統計学的有意差はないが，効果量（d）が大きい，質の低いエビデンス
レベル5：現時点では効果性の低いプログラムと実践
　　　　効果量（d）0.2以下，統計学的有意差もない質の低いエビデンス

効果量とは，統制条件のプログラムと比較して，介入条件のプログラムの有効性を示す指標

表2 エビデンスに基づくプログラムと実践の質と効果に関する19の基準
(National Registry of Evidence-based Programs and Practice, 2006)

・結果指標の基準	α の膨張 研究前に結果の指標を明示する 信頼性 妥当性
・実行性の基準	介入の実行性 比較可能性
・比較の基準	比較条件の性質
・参加者とデータ収集バイアスの基準	参加者の保証 処置条件に対する参加者の気づき 標準的なデータ収集 測定バイアス
・デザインと分析の基準	選択バイアス 参加者の脱落 データの欠落 データの仮定に合致した分析 統計学的手法の事前の採択 理論と分析の一致 予想外の知見
・再現性の基準	再現性

第5章　学童・思春期における心理教育的支援

```
┌──────────┐    ┌──────────┐    ┌──────────┐
│変容のプロセス│ →  │意思決定のバランス│ ←  │ 自己効力感 │
└──────────┘    └──────────┘    └──────────┘
       ╲              ↓              ╱
              ╭──────────╮
              │ 変化のステージ │
              ╰──────────╯
```

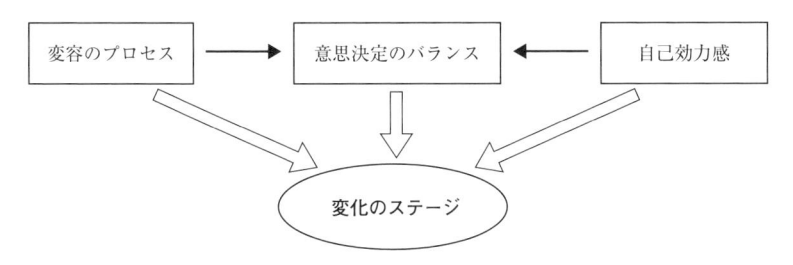

図1　TTM の概念図（津田・プロチャスカ，2006）

(2007) のいじめ行動を変容するプログラムは TTM を理論的枠組みとしている（Prochaska et al., 2001）.

2.1　TTM

　TTM に基づくいじめ行動変容プログラムは，中学生と高校生の集団に対して，いじめ加害者，いじめ被害者と傍観者にかかわる3つの役割の変容を生徒が各自，コンピュータとやりとりしながら実践するプログラムである．介入としては，教師と保護者にプログラムの手順と解説，期待される活動などのマニュアルを配布するとともに，1年間の学年暦の中で，30分のコンピュータセッションを3回，生徒たちに実施する．

　医療従事者やカウンセラー，教師などの専門家に代わって，これら簡便ないじめ防止プログラムはコンピュータのエキスパートシステムが担当する．これまでの数多くの個別最適化した介入研究に基づいて（Prochaska et al., 2004 ; 2005），今回のプログラムもまた比較的短期間の内に，生徒のいじめ行動（加害者，被害者，傍観者のいずれかの役割）を約30％減少できるだろうと予想できた．

　エキスパートシステムがうまく機能するためには，生徒の行動変容を測定できる信頼性と妥当性のある尺度が必要であり，この評価があって初めてエキスパートシステムは最適な行動変容を生徒たちに促すフィードバックを与えることが可能となる．TTM は，図1に示すように，次の4つの構成体――行動変容ステージ（stage of change），意思決定のバランス（decisional balance），自己効力感（self-efficacy），変容のプロセス（processes of change）――か

らなっており，それぞれ尺度が作成されている（Van Marter et al., 2003）．

生徒のいじめ行動の状況についてのデータベース化は，各自の行動がクラスや学校集団の中でどの位置にあるのか，行動変容を上手に行えた同級生と比較して，自分はどの程度劣っているのか，あるいは自分はどの程度うまく行えるようになったのか，自分の以前の成績と比較してどの程度変化できたのかなどの進歩を客観的に知る手立てとして重要である．

2.2 行動変容ステージ

行動変容ステージは，TTMの中核的構成体であり，変容のプロセスの時間的次元を示している．筆者らは，人が自ら，あるいは他者からの支援を受けて行動を変化させていく際，5つの段階を辿ることを見出した（Prochaska and DiClemente, 1983）．

a）前熟考期（precontemplation）では，問題となる行動を否定したり，行動変容に抵抗したりする．この段階にある生徒は，自分の行動がもたらす否定的な結果に気づいていないのかもしれないし，結果の重大性を低く見積もっているのかもしれない，あるいは規範意識がないため変容しようという考えに無関心なのかもしれない．前熟考期の生徒は次の6カ月の内に行動を変化させる意思がない．

b）熟考期（contemplation）にある生徒は，いじめ関連行動の変容の恩恵に気がつき始めている．しかし，その利得や恩恵以上に，行動変容による犠牲と負担を高く見積もっており，両価的感情を持っている．この意味で，彼らは行動をすぐに変化させる準備ができていないが，今から6カ月以内に行動変容する意図を持っている．

c）準備期（preparation）にある生徒は，今から30日以内にいじめに関連する役割行動を変容しようと決心している．目標に向かって，わずかに歩みをすでに始めている．

d）実行期（action）にある生徒は，問題行動を修正することを実際に行っており，規範的な行動の習得に取り組んでいる．ただし，それは6カ月までは経っていない．

e）維持期（maintenance）にある生徒は，いじめ問題の行動を変化させて

からすでに6カ月以上，その状態を維持しており，逆戻り行動が起こらないように積極的に取り組んでいる．

どの行動変容ステージに属しているかは，行動変容に関するアルゴリズムで評価する．これは，対象者が5つのステージカテゴリーの内のいずれに属するのか，対象となる行動に対する意思，過去の行動と現在の行動や将来の行動に対する回答から評価する．個人の行動の準備状態に応じて個別最適化されたプログラムは，行動変容ステージをあげていく過程で体験する抵抗を和らげ，行動変容のプロセスを積極的に促すことで，実際の行動変容を容易にすると考えられる．

2.3 意思決定のバランス

意思決定のバランス質問紙（Velicer et al., 1985）は，これら行動変容にかかわる主観的な恩恵と犠牲の見積もりを評価する2つの下位尺度から構成されている．前方向視的研究によれば，この尺度得点は将来の行動変容を予測するもっとも有効な指標となる．

前熟考期では，健康を増進する行動に向けての行動変容の負担（cons）が高く見積もられていること，準備期の中間的段階では，恩恵（pros）が犠牲を上回るようになること，実行期では，恩恵が負担以上に高く評価されるといった具合に，恩恵と負担のバランスの変化が行動変容ステージに沿って変化することが分かっている（Hall & Rossi, 2005）．そこで，TTMに基づく介入では，対象とする行動変容に向けての恩恵の気づきを増やし，意思決定のバランス（すなわち，行動変容の重大性の自覚）を恩恵の側に傾かせることが理論的に導かれる．

2.4 自己効力感

自己効力感は，行動を継続することを困難にさせるような場面でも，行動変容を行えると考える個人的見積もりであり，動機づけと行動の持続に影響力を持つ（Bandura, 1977）．自己効力感は，行動変容を起こし，その変化を維持することができるだろうという自信（confidence）と行動変容した行動が後戻りしてしまうことの誘惑（temptation）という2つの相互に関連する要素から

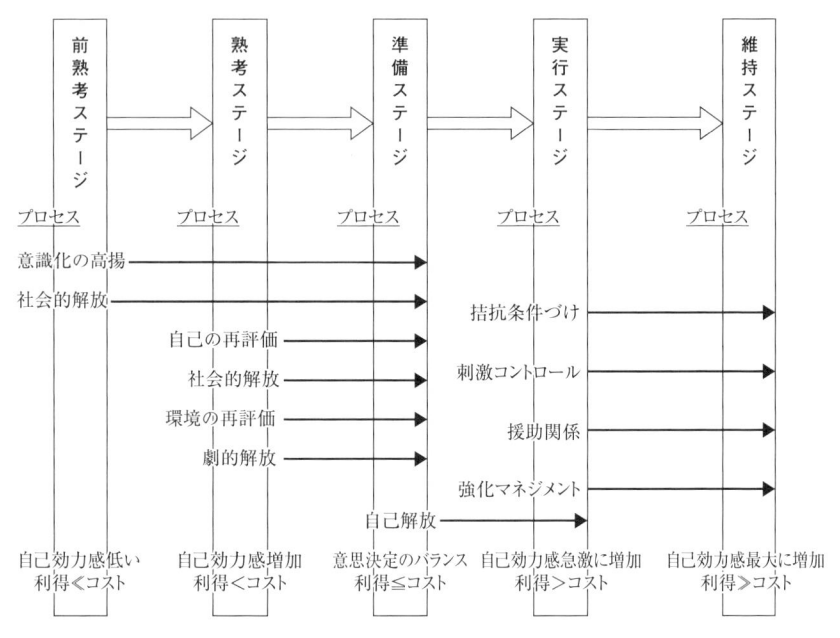

前熟考ステージ	熟考ステージ	準備ステージ	実行ステージ	維持ステージ
プロセス	プロセス	プロセス	プロセス	プロセス
意識化の高揚 →→→→→→→→→→→				
社会的解放 →→→→→→→→→→→→				
			拮抗条件づけ →→→→→→→	
	自己の再評価 →→→→→			
	社会的解放 →→→→→→		刺激コントロール →→→→→	
	環境の再評価 →→→→→		援助関係 →→→→→→→→	
	劇的解放 →→→→→→→→			
			強化マネジメント →→→→→	
		自己解放 →→→→		
自己効力感低い 利得<コスト	自己効力感増加 利得<コスト	意思決定のバランス 利得≦コスト	自己効力感急激に増加 利得>コスト	自己効力感最大に増加 利得≫コスト

図2 行動変容のプロセスと意思決定のバランス,自己効力感の変化との関連性（津田・プロチャスカ,2006）

なっている.

　意思決定のバランスと同様に,自己効力感のレベルもまた,行動変容ステージに沿って系統的に変化する.すなわち,行動変容ステージが上がるにつれて,対象者の自己効力感の確信は強くなり,逆に誘惑は弱くなる.これまでの研究から自己効力感は,行動変容ができるかどうかといった予想や,変化した行動を維持していくことが可能かどうかを予測する因子であることが分かっている(Plotnikoff et al., 2000).TTMに基づく介入は,個人が行動変容を起こす過程において,どの状況が一番難しそうかを明確にするとともに,これらの状況に上手に対処し,自己効力感を高めるためにどのような方法が有効であるのか,個人の行動変容ステージに合わせてその問題点と解決案を提供できる.

2.5　変容のプロセス

24の代表的な心理療法のシステムを比較分析した研究を通じて,Prochaska and Norcross (2006) は人が変化を遂げる際に，次の10の一連の基本的過程を辿ることを見出した（図2）．意識化の高揚（情報に気づくようになる），劇的解放（強い情動体験をする），環境の再評価（他者を考慮する），自己の再評価（新しい自己イメージを持つ），自己解放（周囲と新しい関わりを持つようにする），社会的解放（社会情勢が変わりつつあることに気づく），援助関係（ソーシャルサポートを模索する），刺激コントロール（自分の環境を調整する），拮抗条件づけ（建設的な行動に置き換える），強化マネジメント（自分自身に強化を与える）．

　これらの過程は，セラピストがクライエントの問題行動や感情，認知，対人関係に変化をもたらすために激励したり，援助したりする活動の基本的パターンを記述したものである．行動変容ステージが異なると，異なる行動変容のプロセスを利用することが分かっている（Prochaska and DiClemente, 1983）．行動変容ステージが初期にある人ほど，変容のプロセスに関して，認知的，感情的，評価的なものを利用する．行動変容ステージが上がるにつれて，ソーシャルサポートや自己解放，行動マネジメント技法などのプロセスを多用する．行動変容ステージの移行を促進するためには，どのような変容のプロセスを利用したらうまくいくのか，個人向けならびに集団向けに経験的に決められてきた．

3. いじめ防止プログラムの実行

　TTMを理論的枠組みとして，いじめ行動の変容を試みた「他者への尊重感情を高め，いじめを止めよう」（Build Respect, Stop Bullying）プログラムの実際とその有効性について述べる（Evers et al., 2007）．

3.1　参加者

　米国の各地域（農村部，工業地区，郊外，市街地，都市ブルーカラー地域，都市部）から，12の中学校と13の高校がこのプログラムに参加した．いじめ行動として定義した役割をまったくとっていない生徒はプログラムに参加しなかったが，そのような生徒は対象集団の内10%未満であった．前熟考期に属する生徒はそれぞれ，中学生で16%，高校生で26%であった．熟考期にある

生徒は，中学生で 27％，高校生で 26％ であった．準備期にある生徒は，中学生で 52％，高校生で 45％ であった．

3.2 エキスパートシステム

生徒は CD–ROM をコンピュータに挿入することで，ウェブサイト上のホームページにアクセスして，ユーザー名とパスワードを最初に登録する．生徒が研究参加への同意を示すと，プログラムが始まる．いじめ場面で自分が示す行動や果たす役割などについて，生徒が質問紙に回答すると，エキスパートシステムは彼らの得点を算出し，アルゴリズムのルールに従って，フィードバックを即座にスクリーンに表示する．

エキスパートシステムは生徒の反応を分析し，標準化されたデータに照らして，絶対的な分布点を決定する．そして，次の行動変容ステージに移行するためにはどのような変容のプロセスを用いたらよいのか，個人別に図と文章で要約したフィードバック報告をコンピュータの画面に表示する．このシステムのコンピュータ技術は心理統計学，マルチメディア，データベースソフトなどの統合を集積したものである．

3.3 介入のフィードバック報告

第 1 セッションの介入時では，生徒には全体データの中における当人の位置を明示するだけである．フィードバック報告として，個人が用いている変容のプロセスについて，全体データと比較した結果が戻されるとともに，いちばん望ましい行動変容ステージにあるクラスメートとの相対的差異もまた知らされる．第 2，3 セッションでは，第 1 セッションと同様に，TTM 構成体の全体データに位置する当人の分布点を知らせることに加えて，前回のセッションからどの程度進歩したのか，個人内での変動についての結果もフィードバックする．

フィードバックはまた，TTM の構成体それぞれの回答に関して，望ましい方向への得点変化を当人に知らせ，強化する．そして，次の行動変容ステージに移動するために有効な行動方略を強調する．セッションごと，プログラムは生徒一人ひとりのニーズに適うよう個別最適化介入をレポートする．

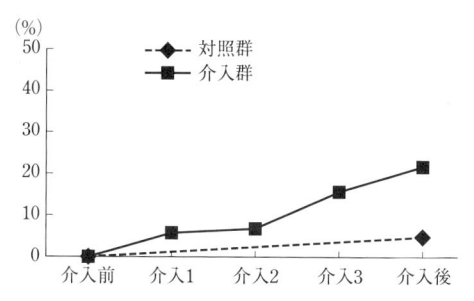

図3 いじめ関連行動に関して行動変容のステージが実行期と維持期に属した生徒の割合（中学校）
（Evers et al., 2007）

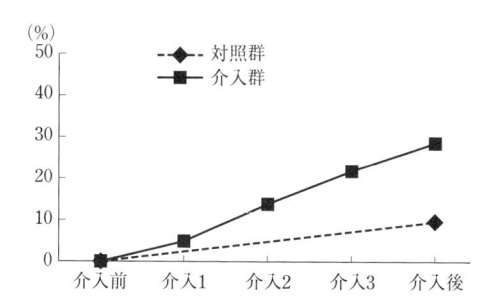

図4 いじめ関連行動に関して行動変容のステージが実行期と維持期に属した生徒の割合（高校）
（Evers et al., 2007）

3.4 結果

中学生では，1.5年後，介入群の22％が実行期と維持期に行動変容ステージを上げることができた．これに対して，対照群では5％しか移行しなかった．両群のオッズ比は4.38であり，これは対照群と比較して，介入群の生徒は約4.4倍，いじめ行動をしない実行期と維持期に行動変容ステージが移行したことを意味する（図3）．

高校生では，介入フォローアップ期の1.5年後，介入群の29％が実行期と維持期に行動変容ステージを上げることができたが，対照群では10％が移行した（Evers et al., 2007）．両群のオッズ比は3.89であり，これは対照群と比較すると，介入群の生徒は約4倍，いじめ行動をしない実行期と維持期に行動変容ステージが移行したことを意味した（図4）．

3.5 意義

介入の有効性が30分のセッションを3回実施するだけで得られたことは重要である．煩雑な介入を必要とするプログラムでは，学校現場の多忙さを考えると現実的ではない．いじめ防止に取り組もうと考えている学校にとっては，介入に必要な労力が増せば増すほど，そのようなプログラムを実施する上では障害となる．わずか3回のセッションであるが，各生徒のニーズに適した指導が行われるという点では，クラス全体に施行される一つのプログラムよりもきめ細かくなっている．

また，生徒一人ひとりに行われる指導はカウンセラーや先生の臨床的，教育的な判断に基づいていない．専門家のそのような判断は，非常にばらつきが大きいことも知られている．統計的データに基づいて下される，全体の集団と比較される個人間情報と，個人内で前回と比較される変化についてのフィードバックは，専門家の判断よりも精度が高いことが分かっている．

これらの介入研究では，学校間で，セッションの間隔がまちまちであった．これらの相違にもかかわらず，統計学的に有意差のある介入効果が得られたことは，今後プログラムの普及にとって意義がある．Glasgow et al. (2003) が強調するように，介入研究にとって重要なのは，条件が十分に統制できず，種々の要因が絡む現実世界においても，一般化して適用できる柔軟性のある実行可能性のある確実なプログラムである．

4. 日本における社会性と情動の学習

学童期と思春期は，小学校から中学校，高等学校の児童生徒の時期と重なる．日本では，学校が抱える教育問題については枚挙にいとまがない．年間30日以上欠席する不登校児童生徒の高い割合，いじめを苦にした自殺，授業が成立しない学級崩壊，さらには教室内で同級生を刃物で切りつけて死亡させるという前代未聞の事件まで発生している．この背景には，家庭や地域社会において，子どもたちの自尊心やストレス耐性の育成に向けたしつけと教育力の低下が関連していると指摘されている（小泉, 2005）．

4.1 「社会性と情動」の学習（SEL）

　児童生徒に頻発する諸問題に対する解決や予防，さらに将来のキャリア開発に向けて，文部科学省（2008）は子どもたちに「生きる力」を育むことの必要性を公示した．この考えが，SELを学校で導入，実践する必要性を唱える背景となっている．SELは，退学や落第がなく，安全で薬物のない健全な学校づくりの強化を迫られた米国で誕生した（Elias, 1997）．自己の理解と他者とのかかわり方を基礎とする対人関係に関するスキル，態度，価値観を身につける心理教育である（日本SEL研究会，2005）．その点で，文部科学省がめざす「生きる力」の育成を具体化，補完する学習プログラムともいえる（図5）．

　SELでは，ねらいとする育成能力を基礎的な社会的能力と応用的な社会的能力の2つに大きく分ける．前者は，自己への気づき，他者への気づき，自己のコントロール，対人関係，責任ある意思決定の5つの社会的能力を意味しており，それらに支えられる形で，後者の応用的な社会的能力として生活上の問題防止のスキル，人生の重要事態に対処する能力，積極的・貢献的な奉仕活動の3つの能力がある（田中ら，2012）．

4.2　SELプログラムの実践

　香川・小泉（2007）は，児童の学校適応を促進するために，SELプログラムを試行し，その効果検証を行った．公立小学校全学年児童（636名）に対して，年度当初の6カ月で6から9回の"いじめ防止"などのエクササイズを担任が実施したところ，そのようなエクササイズを施行しなかった対照校の児童と比較したとき，教師によって評価されたSELに関する社会的能力がほとんどすべての学年において有意もしくは有意傾向をもって増加した．とくに，「他者への気づき」と「生活上の問題防止スキル」については，介入校の児童は対照校の児童と比べて，SELに関する能力が高くなったと自己評価した．

　学校のカリキュラムに位置づけた6カ月間のSELプログラムの実施によって，児童の行動面において，SELの効果があったことが教師による評価で明らかになったことは意義がある．SELは対人関係能力を育成することをめざすものであり，他者評定でそれが確認されたと考える．しかしながら，別な見方をすれば，介入者と評定者が同一であり，実験者効果に由来する可能性も否

知識・知性と思いやりと責任感のある健康な市民
（長期的な目標）

進路指導

自己を生かし社会に貢献できるような
"生き方"の教育

教科指導

道徳,
人権教育

SEL
重要な社会的能力
・生活上の問題防止のスキル
・人生の重要事態に対処する能力
・積極的,貢献的な奉仕活動
基礎的な社会的能力
・自己への気付き
・他者への気付き
・自己のコントロール
・対人関係
・責任ある意思決定

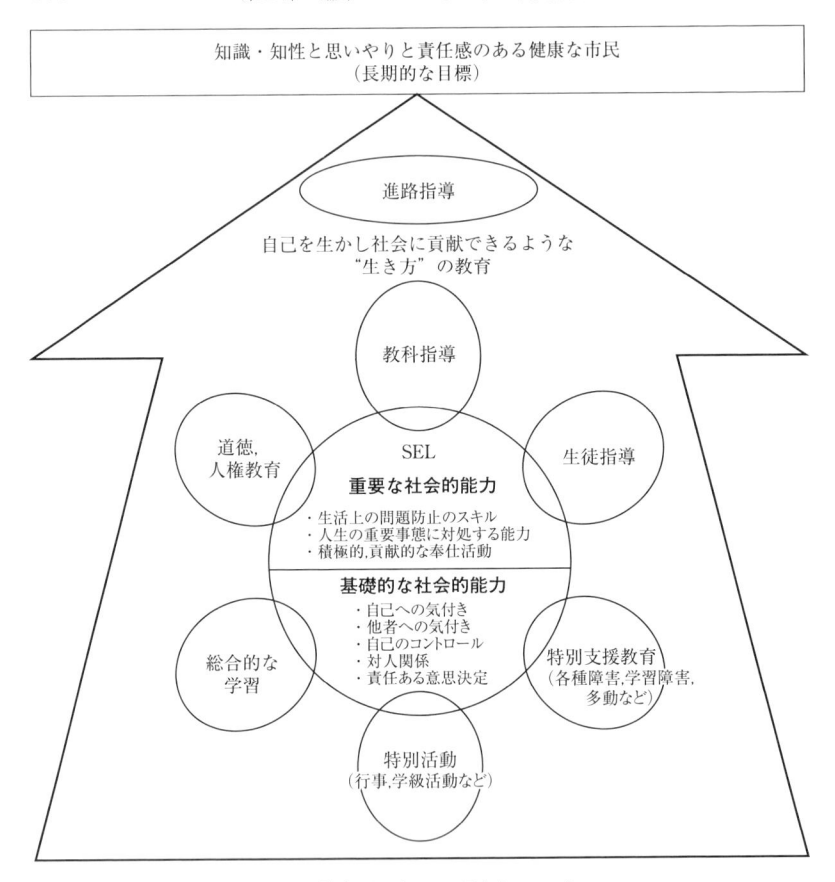

生徒指導

総合的な
学習

特別支援教育
(各種障害,学習障害,
多動など)

特別活動
(行事,学級活動など)

図5　SELでねらいとする8つの能力（日本SEL研究会, 2005）

定できない．たとえそうであっても，介入校の教師は対照校の教師と比較し，児童の社会的能力の向上を意識していると考えられる．

　SEL能力が育成される過程で，健全な自尊感情が培われ，学校生活への適応が進むと考えられている．この自尊感情は，生徒指導上の問題を予防して，現在の学校生活をよりよく送り，将来の生き方を選択し，決定していく進路学習の促進をもたらすことが期待できる．SELプログラムは思春期にあたる高校生にも適用が始まり，セルフヘルプ学習のためのメディア教材（インターネ

ットやDVDなど）や体験学習におけるロールプレイ，スキルを高めるゲームの開発が試みられている（小泉，2008）．

5. おわりに

　米国では現在，NREPPなどによって，学校現場において，メンタルヘルスの予防に有効な実証に基づく支援が組織的に行われており，その科学的根拠が厳しく吟味されている．本章で紹介したいじめプログラムもまた，行動科学的理論に基づいたデータ収集と実践を行うとともに，結果の評価を統計学的に行っている点ではその代表的なモデルである．米国の学校現場では，生徒と保護者を対象に効果的なストレスマネジメント行動の変容も始まっている．SAMHSAモデルプログラムとして，NREPPによって認定登録されているTTMに基づくストレスマネジメント行動変容プログラムについては，保護者用のデモ版をhttp://www.prochange.com/stressdemoで見ることができる（Evers et al., 2006）．

　残念ながら，日本では，科学的根拠のある心理教育的支援は端緒についたばかりである（堀内ら，2010；津田ら2010, 2011）．ましてや国が効果的介入プログラムとして承認をし，その普及をリードするシステムは皆無である．個々の研究者が試行錯誤で，科学的根拠のあるアプローチを実践している状況であり（中野，2005），クラスごとに教師やスクールカウンセラーらによって実施されている点でも，課題は残る（中村，2006）．もっと健康的かつ幸福な学校生活が送れように，いじめのようなストレスの原因を減らし，ストレスマネジメントを効果的に行える能力の向上を最終目的にした科学的根拠のあるストレスマネジメント教育の実践が望まれる．

　これらニーズに応えるために，筆者らは，大学生を対象にして，参加者の行動変容ステージに応じて個別最適化する処方箋フィードバックを米国の介入のように，インターネットを介して提供するエキスパートシステムによるストレスマネジメントプログラムを開発し，無作為割付対照試験（RCT）デザインによる介入の評価研究を始めている（津田ら，2010；2011）．このシステムを高校，中学校，小学校にも適用拡大し，その効果と有効性を今後検証していくこ

とが待たれる.

Bandura, A. 1977 Self-efficacy : Toward a unifying theory of behavior changes. *Psychological Review*, 84, 191-215.

Elias, M. J. (ed.) 1997 *Promoting social and emotional learning*. ASCD Information Service.(小泉令三（編） 1999 社会性と感情の教育 北大路書房.)

Evers, K. E., Prochaska, J. O., Mauriello, L. M., Padula, J. A., & Prochaska, J. M. 2006 A randomized clinical trial of a population and transtheoretical-based stress management intervention. *Health Psychology*, 25, 521-529.

Evers, K. E., Prochaska, J. O., Van Marter, D., Johnson, J. L., & Prochaska, J. M. 2007 Transtheoretical-based bullying prevention effectiveness trials in middle schools and high schools. *Educational Research*, 49, 397-414.

Gilman, R., Huebner, E. S., & Furlong, M. J. (eds.) 2009 *Handbook of positive psychology in schools*. Routledge.

Glasgow, R. E., Lichtenstein, E., & Marcus, A. C. 2003 Why don't we see more translation of health promotion research to practice? : Rethinking the efficacy-to-effectiveness transition. *American Journal of Public Health*, 93, 1261-1267.

Hall, K. L. & Rossi, J. S. 2005 A meta-analysis of the processes of change across 20 behaviors : Testing theory and informing interventions. *Annals of Behavioral Medicine*, 29, S162.

服部祥子 2003 生涯発達人間論. 医学書院.

堀内聡・津田彰・森田徹・田中芳幸・矢島潤平 2010 多理論統合モデルに基づくエキスパートシステムを利用したストレスマネジメント介入. 行動科学, 48, 151-157.

香川雅博・小泉令三 2007 小学生における社会性と情動の学習（SEL）プログラムの効果. 福岡教育大学紀要, 56, 63-71.

小泉令三 2005 社会性と情動の学習（SEL）の導入と展開に向けて. 福岡教育大学紀要, 54, 113-121.

小泉令三 2008 「社会性と情動の学習」にもとづく通信制課程高校生のための教育プログラム試案構成. キャリア教育研究, 27, 1-8.

松木繁（編） 2008 親子で楽しむストレスマネジメント――子育て支援の新しい工夫 あいり出版.

文部科学省 2008 新しい学習指導要領――学習指導要領改訂の基本的考え方.

文部科学省 2009 平成20年度文部科学白書.

中村道彦（編）　2006　怒りとうまくつき合うために．金芳堂．

中野敬子　2005　ストレスマネジメント入門．金剛出版．

National Registry of Evidence-based Programs and Practice（NREPP）　2006　http://www.nrepp.samhsa.gov

Nansel, T. R., Craig, W., Overpeck, M., Saluga, G., Ruan, W. J., & the Health Behabiour in school-aged children bullying analyses working group　2004　Cross-national consistency in the relationship between bullying behaviors and psychosocial adjustment. *Archives of Pediatrics & Adolescent Medicine*, 158, 730-736.

日本SEL研究会　2005　子どもの「心」にはたらきかける「社会性と情動」の教育プログラム．日本SEL研究会．

Olweus, D.　1993　*Bullying at school*. Blackwell.（松井賚夫・角山剛・都築幸恵　1995　いじめ――こうすれば防げる．川島書店．）

Plotnikoff, R. C., Brez, S., & Holtz, S. B.　2000　Exercise behaviors in a community sample with diabetes : Understanding the determinants of exercise behavioral change. *Diabetes Education*, 26, 450-459.

Prochaska, J. O. & DiClemente, C. C.　1983　Stages and processes of self-change of smoking : Toward an integrative model of change. *Journal of Consulting and Clinical psychology*, 51, 390-395.

Prochaska, J. O. & Norcross, J.　2006　*Systems of psychotherapy*. Thompson.（津田彰・山崎久美子（監訳）　2010　心理療法の諸システム．金子書房．）

Prochaska, J. O., Veliver, W. F., Fava, J. L., Rossi, J. S., & Tsoh, J. Y.　2001　Evaluating a population-based recruitment approach and a stage-based expert system intervention for smoking cessation. *Addictive Behaviors*, 26, 583-602.

Prochaska, J. O., Veliver, W. F., Redding, C. A., Rossi, J. S., Goldstein, M., DePue, J., Greene, G. W., Rossi, S. R., Sun, X., Fava, J. L., Laforge, R., Rakowski, W., & Plummer, B.　2005　Stage-based expert systems to guide a population of primary care patients to quit smoking, eat healthier, prevent skin cancer, and a regular mammograms. *Preventive Medicine*, 41, 406-416.

Prochaska, J. O., Veliver, W. F., Rossi, J. S., Redding, C. A., Greene, G. W., Rossi, S. R., Sun, X., Fava, J. L., Laforge, R., & Plummer, B.　2004　Impact of simultaneous stage-matched expert systems for multiple behaviors in a population of parent. *Health Psychology*, 23, 503-516.

嶋田洋徳・鈴木伸一（編）　2004　学校，職場，地域におけるストレスマネジメント実践マニュアル．北大路書房．

田中芳幸・真井晃子・津田彰　田中早　2012　小学生版「社会性と情動」（Social and Emotional Abilities Scale for Elementary Schoolchild：SES-C）の開発．子どもの健康科学，11, 17-30.

富永良喜・山中寛　1999　動作とイメージによるストレスマネジメント教育——展開編．北大路書房．

津田彰・堀内聡・金ウイ淵・鄧科・森田徹・岡村尚昌・矢島潤平・尾形尚子・河野愛生・田中芳幸・外川あゆみ・津田茂子　2010　多理論統合モデル（TTM）にもとづくストレスマネジメント行動変容ステージ別実践ガイド．久留米大学文学部心理学科・大学院心理学研究科紀要，9, 77-88.

津田彰・堀内聡・金ウイ淵・鄧科・外川あゆみ・江田照美・松田輝美　2011　多理論統合モデル（TTM）にもとづくストレスマネジメント行動変容ステージ別ワークブックβ版．久留米大学文学部心理学科・大学院心理学研究科紀要，10, 84-95.

津田彰・J. O. プロチャスカ（編）　2006　新しいストレスマネジメントの実際．現代のエスプリ，469.

U. S. Department of Health and Human Services　2011　http://nrepp.samhsa.gov/

Van Marter, D. F., Evers, K. E., Johnson, J. L., Eastwood, A. L., Prochaska, J. M., & Prochaska, J. O.　2003　*Measure development of transtheoretical model constructs for bullying prevention in middle schools.* Presented at the 24th Annual Scientific Sessions of the Society of Behavioral Medicine, Salt Lake City, Utah.

Velicer, W. F., Prochaska, J. O., DiClemente, C. C., & Brandenburg, N.　1985　Decisional balance measure for assessing and predicting smoking status. *Journal of Personality & Social Psychology*, 48, 1279-1289.

吉田敬子・岩元澄子　2002　社会の変化と家族の変容　津田彰（編）　医療の行動科学II　北大路書房，pp. 128-135.

トピックス1

応用行動分析を活用した問題行動の改善

小野　学

1. はじめに

　小学校における問題行動とは，暴行・暴言やいじめ非行にみられるような反社会的行動，登校しぶりや緘黙のような社会参加に支障をきたす非社会的行動，自傷など自己を傷つける行動のことである．

　このような問題行動が生じた場合，一般的には，わがままである，自制心が育っていない，あまえているなど，子どもの心の未発達や歪みが「原因」と考えられることが多い．

　さらに，子どもの心の問題が生じるのは，保護者の放任や過保護といった養育態度や破壊や暴力場面が多いTVゲームの氾濫，過激な場面がある映画の放映といった「社会的な背景」があるからだとされる．

　しかし，このような説明は，「暴力をふるう」ことを「自制心が育っていない」という別な表現で言い直したにすぎない，循環論になってしまう．循環論ほど臨床的に役に立たない説明はない．「いまここで」の解決に結びつかないのだ．

　問題行動の「いまここで」の解決をはかるためには，問題の原因を「心」に求めるだけではなく，問題行動が生じた際の「環境条件」に目を向け，問題行動を生じさせている要因を「環境側」に見いだし，問題の解決にあたっていこうとする応用行動分析の手法が有効なことが示唆されている．

　応用行動分析では，問題行動を起こすのは「適切な行動を学習していない結果」または「不適切な行動を学習した結果」生じているとされる．

　また，問題行動を分析する際は，問題行動が生じるきっかけとなる「直前の条件」(Antecedent)と「行動」(Behavior)，その直後に生じた「直後の結果」(Consequence)という三項で行動を分析する（ABC分析）．そして，問題行動を生じさせ，維持させている原因は行動の後にくる「結果」であると考える（図1）．

　さらに，問題行動をその反応型ではなく，他者の対応を含む環境にどのような影響を与えたかという観点でみると，問題行動は「注意獲得」「要求」等，何かしら

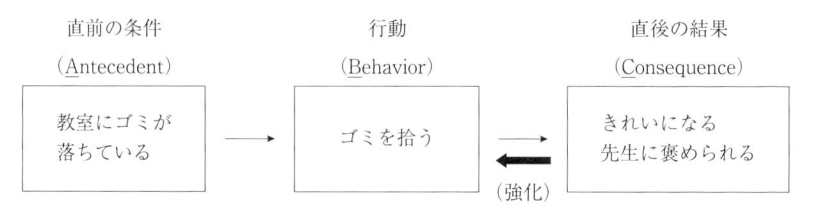

```
       直前の条件              行動              直後の結果
      (Antecedent)          (Behavior)         (Consequence)
      ┌──────────┐       ┌──────────┐       ┌──────────┐
      │ 教室にゴミが │  →   │ ゴミを拾う │  ⇔   │ きれいになる │
      │ 落ちている  │       │         │       │ 先生に褒められる│
      └──────────┘       └──────────┘       └──────────┘
                                      (強化)
```

図1 行動分析に基づく分析の枠組み 例）ゴミ拾い行動：きれいになり，先生に褒められたことで強化される

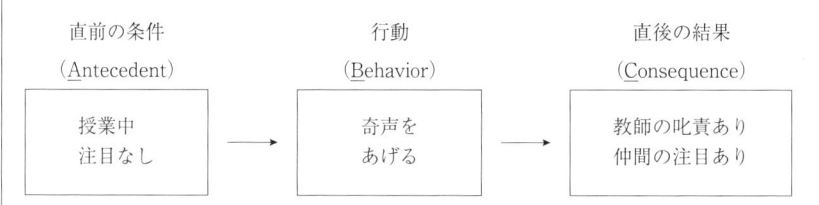

```
       直前の条件              行動              直後の結果
      (Antecedent)          (Behavior)         (Consequence)
      ┌──────────┐       ┌──────────┐       ┌──────────┐
      │ 授業中    │  →   │ 奇声を   │  →   │ 教師の叱責あり│
      │ 注目なし  │       │ あげる   │       │ 仲間の注目あり│
      └──────────┘       └──────────┘       └──────────┘
```

図2 問題行動が持つコミュニケーション機能 例）授業中に奇声をあげる1年生：教師や仲間の注目を集める機能を持つ ※奇声が注意獲得の機能を持つのであれば，社会的に容認される型で他者の注意を引く方法を教える（挙手をする，「先生！」と声をかける等）

のコミュニケーション手段として機能していることが分かる．そこで，問題行動の持つ機能と等価で社会的に容認される行動に置き換えるといった技法も開発されている（図2）．

このコラムでは，学校で他児の靴を隠したり，靴の中に汚物を入れたりする行動が継続し，2カ月間で6回の放火を行った高学年の児童に対して，特別支援教育コーディネーター（以下Coと略す）が応用行動分析の手法を用いて問題の改善にあたった経緯を報告する．

2. 方　法

2.1 対象児

11歳　男児（以下A児とする）　公立小学校通常の学級5年生に在籍する．
家族：父・母・兄・姉・A児の5人である．
WISC-Ⅲ　言語性IQ90　動作性IQ76　IQ82　生活年齢11歳0ヵ月（2005.5）
TK式学力検査　国語SS54　算数SS57　クラス順位10/33（2005.4）

　周産期異常なし．始語1歳2カ月．初歩1歳前後．1歳半健診や3歳児健診では異常は認められなかった．3歳で私立幼稚園に入園した．幼稚園では一人でいることを好み，また自転車の部品やねじ等を集めては，特定場所に隠す行動が継続していた．

5歳ごろから他児の玩具を勝手に使用し、家に持ち帰る行動が目立った。その際、父親から体罰を伴う強い叱責を受けても改善がみられなかった。また、自宅のある集合住宅で他家へ配達された牛乳を飲んでしまう行動が継続していた。

1年生時より、コンビニエンスストアーでの万引きが保護者より報告されていた。3年生時には、友人に誘われてテレビのキャラクターのカードを万引きし、その場で店員に捕まるが、数日後、自分から友人数人を誘って万引きをし、店員に捕まった。

2年生から3年生にかけて、教室や階段で放尿や排便しているところを数度、担任教師に発見され注意を受けている。3年生の時、他児の靴をトイレや校庭の側溝に隠し担任の注意を受ける。以後、A児のいるクラスではこれまで、靴隠しや靴汚しが継続している。

4年生時、他のクラスの児童宅に入り込み、財布や玩具を盗みだし、同家の自転車に乗って逃走しようとしたところを家人に捕まった。

授業中は始終身体を動かしており、担任の指示が通りにくい。学力検査での成績は中位に位置しているものの、国語では、聞き取りや読解力が弱いことが示された。書写や工作での不器用さが目立ち、筆で字を書いたり、観察して絵を描いたりすることができない。

2.2 現在の問題行動が起こっている状況

放課後、家庭から近所の塾へ一人で行く際に、通り道に面した家に干してある洗濯物やゴミ置き場、工務店の廃材などにライターやマッチで火をつけた。

6回目に放火した直後に放火した家人や近所の人に火事が起きていることを通報して、近所の人や警察官から賞賛を受けた。7回目の放火の際、放火しているところを近所の人に目撃され、警察に通報された。

靴隠しや靴への汚物入れは、担任からの報告では、2カ月間に21回生じていた。靴隠しが生じていたのは、「図工」「書写」「国語」の学習が次時に予定されている直前の休み時間であることがほとんどであり、「○○さんの靴がなかったよ（または靴の中に泥が入っていたよ）」とA児から担任への報告で発覚していた。

2.3 問題行動の分析

Coとの面接で、A児は、放火する直前に「ムシが出てくる」といった表現で、イライラした感じを表現した。放火を分析すると図3のようなダイヤグラムになる。

放火は、ムシが出てきて（イライラ感を持っていた）、塾での学習課題に取り組みたくなかったA児が洗濯物やゴミを見つけ火をつけ、美しい炎をみてスッキリした感じをえるために行ったと考えられる。さらに、放火を行えば塾も騒ぎになり、塾の授業は安全確認のために一時中断されたり、中止になったりしていた。

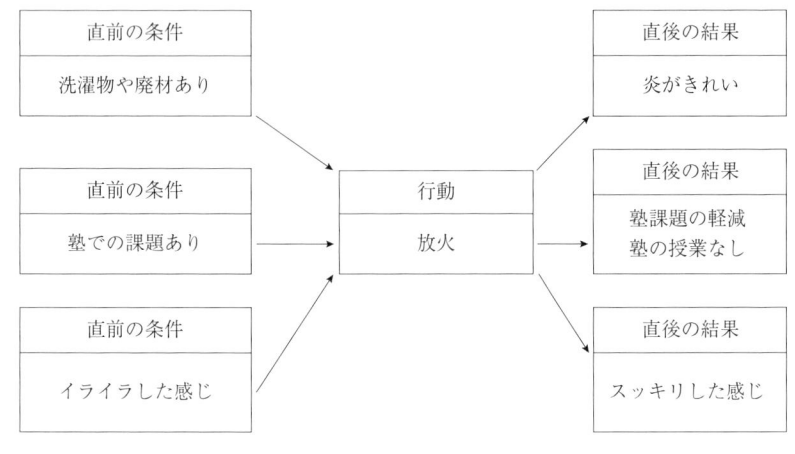

```
┌─────────────────┐
│  直前の条件      │                                    ┌─────────────────┐
│ 洗濯物や廃材あり │──┐                              ┌─│  直後の結果     │
└─────────────────┘  │                              │ │  炎がきれい     │
                     │                              │ └─────────────────┘
┌─────────────────┐  │   ┌──────────┐              │ ┌─────────────────┐
│  直前の条件      │  │   │  行動     │              │ │  直後の結果     │
│  塾での課題あり  │──┼──▶│  放火     │──────────────┼─│ 塾課題の軽減    │
└─────────────────┘  │   └──────────┘              │ │ 塾の授業なし    │
                     │                              │ └─────────────────┘
┌─────────────────┐  │                              │ ┌─────────────────┐
│  直前の条件      │  │                              └─│  直後の結果     │
│ イライラした感じ │──┘                                │ スッキリした感じ │
└─────────────────┘                                  └─────────────────┘
```

図3　A児の放火の分析

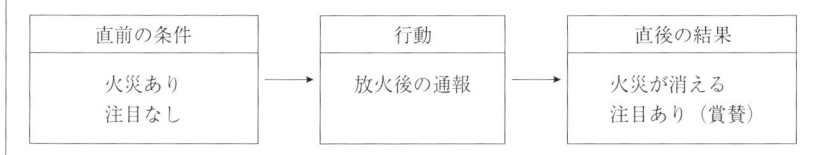

```
┌─────────────────┐    ┌──────────┐    ┌─────────────────┐
│  直前の条件      │    │  行動     │    │  直後の結果     │
│  火災あり       │───▶│ 放火後の通報│──▶│  火災が消える   │
│  注目なし       │    │           │    │ 注目あり（賞賛）│
└─────────────────┘    └──────────┘    └─────────────────┘
```

図4　放火後の分析

　このように分析すると，放火には「美しい炎を見られる」「塾課題を回避できる」「スッキリした感じを得られる」という強化の随伴性が存在していることが考えられる．

　さらに，放火後は「燃えているよ」と近所の人に火事を通報し，賞賛を得ており「他者からの賞賛」が放火と放火後の通報行為を強化していたと考えられる（図4）．

　また，靴を隠す，靴に汚物を入れる行動を分析すると図5のようなダイヤグラムになる．

　A児が靴を隠す際は，周囲の注目がなく，次時は，苦手とする科目の学習時間である．しかし靴隠しをすれば，叱責はされるものの，周囲の注目を浴びることができる．また，クラスでは靴探しや，汚れた靴洗いが始まり，正常な学習活動を行えない状況が生じ，学習時間が少なくなるため学習課題を減らさざるを得ない．

　つまりA児が靴を隠したり，靴に汚物を入れたりする行動を行うことによって担任に叱責され，周囲の注目を浴びることができ，さらに苦手な学習課題を回避できるという状況が生じている．このことから，靴を隠す行動は「注意獲得」や学習課題からの「回避」という機能が重複して，維持されてきたと考えられる．

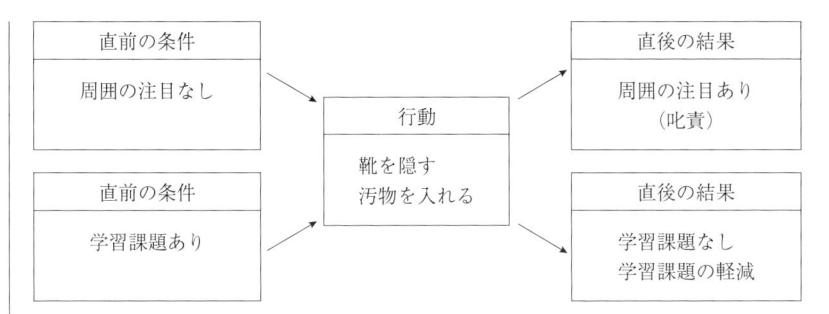

```
┌─────────────────┐         ┌─────────────────┐
│   直前の条件    │         │   直後の結果    │
│                 │         │                 │
│  周囲の注目なし │──┐   ┌─→│  周囲の注目あり │
│                 │  │   │  │    (叱責)       │
└─────────────────┘  │   │  └─────────────────┘
                     ↓   │
                  ┌─────────┐
                  │  行動   │
                  │ 靴を隠す│
                  │汚物を入れる│
                  └─────────┘
                     ↑   │
┌─────────────────┐  │   │  ┌─────────────────┐
│   直前の条件    │  │   │  │   直後の結果    │
│                 │──┘   └─→│                 │
│  学習課題あり   │         │  学習課題なし   │
│                 │         │ 学習課題の軽減  │
└─────────────────┘         └─────────────────┘
```

図5 靴を隠したり汚物を入れたりする行動の分析

2.4 改善のための介入手続き

問題行動の改善にあたっては，保護者，校長，担任，養護教諭，Co が参加して支援会議を開き，ニーズの明確化と共有化を行い，改善策を話し合った．

A 児の問題行動は，これまでの「叱責」や「罰による対応」でも維持されてきたことから，Co は「指示したら必ず賞賛する」「援助つきでも，できたことを賞賛すること」「失敗を叱責しないで正しい行動を説明する」などの対応の変更を担任教師や保護者に求めた．

「放火」に対する対応では，学区での放火が連続して7回行われたことから，「放火」を早急に中止させる必要があった．その際，精神的な負荷を一気に増強させることなく，さらに「放火」を二度と繰り返すまいという気持ちを持たせるために，放火した家屋周辺の掃除を担任やコーディネーター教員と30日間実施するという「過剰修正法」の適用が有効であると判断した．

「過剰修正法」の適用にあたっては，地域社会の理解を得る必要があったため，学校長は，保護者の了承を得た後，民生委員，PTA 役員，町内会の代表者，子供会の指導者からなる「学校協力者会議」を開催し「対象児の行動の説明」「地域での過剰修正法を用いた訓練の意義や効果の説明」「家族を保護するための風評被害の防止」などの十分な説明を行うなど，A 児とその家族の保護を目的とした配慮を依頼した．

さらに「燃える物を家の外に置かない等の防火キャンペーンの実施」や「子どもたちへの声かけ運動の実施」への協力を依頼して，住居周辺の環境整備をはかることが重要と考えた．

また，「放火」の注意獲得機能を，社会的に認められる行動に置き換える必要があると判断した．その際，A 児は鉄道に関して強い興味を示し多くの知識を持っていたため，この知識を生かし定期的に「鉄道新聞」を発行し，他者の注意と賞賛

表1 ソーシャルスキルトレーニングの課題

学校生活のルール	イライラした時の対応（ムシが出た時）
分からない時の援助要請スキル	火をつけてみたくなったらどうする
友人と遊ぶ時のスキル	物を盗みたくなったらどうする
友人とのトラブル解決スキル	友人に注意されたらどうする
友達の文具を借りるスキル	嫌な事を思い出したらどうする
相手の表情を読み取るスキル	バカにされたと思ったときはどうする

が得られる機会を設定することとした．

さらに，「靴隠しや靴汚し」行動は「苦手な図工の時間からの回避行動」や騒ぎを起こして「注意獲得」機能があると考えられる．

そこで，「形を捉えて描くこと」を目標とし，自信をつけさせることも大切と考え，パターン化された絵の描き方の学習を放課後に週2回実施することとした．

また，問題行動は，正しい行動を学習していないために生じたとも考えられるため，「学校生活のルール理解」「イライラ感が生じた際の対応」を課題としたソーシャルスキルトレーニングを週1回養護教諭が行うこととした．その際，誤答には教示をあたえ，正答を復唱させた後「よくできたね」と賞賛を与え本児の興味が強い電車シールを与えることとした．ソーシャルスキルトレーニングの課題を表1に示す．

また，行動の達成基準に関しては，放火は早急に中止させ，靴隠しや靴汚しの行為は，その頻度が高かったことから，指導開始1カ月間で2回以下の生起回数に抑さえ，2カ月間で消去することを目標とした．絵カードを用いたソーシャルスキルトレーニングは，全ての課題で正答が90％以上3回連続するまで継続することとした．

3. 結果と考察

放火は，介入直後より生起しなくなった．

「靴隠し・靴汚し」は介入後1カ月間で3回，2カ月後に1回，3カ月後に1回生起した．「靴隠し・靴汚し」の消去の過程を図6に示す．

A児は，放火した家周辺を担任やCoとともに30日間連続して清掃した．清掃中，付き添った教師は「きれいにはいたね」などと誉め，家庭では保護者も「よくやっているね」と賞賛を与えた．

また，鉄道新聞を週一回発行し，学校掲示板や保健室，障害児学級に掲示した．鉄道新聞の作成にあたっては作成過程に管理職が寄り添い「詳しく知っているね」「電車の絵（写真のトレース）が上手いね」と賞賛を与えるとともに，掲示板に掲

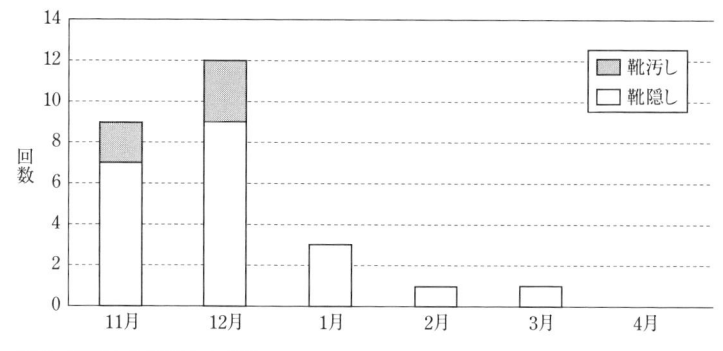

図6 靴隠しや靴汚しの推移

示した後は，職員が「すばらしい」「すごいね」などと賞賛を与えた．

絵を描く学習は「葉っぱ」「木」など，それぞれの題材を描く順序をパターン化し，植物は「生えていく順序で」そらは「上から下に」「横へ，横へ」などと紙に描く順番を書いてA児に提示した．A児は，教示を受けたとおり，題材を描けるようになり，友人や教員，保護者から賞賛を受けた．

ソーシャルスキルトレーニングは16セッション480回に及んだ．トレーニング開始時は「ふつう」「わからない」「べつに」という回答がほとんどであったが，正答率が上がるにつれ「こうすればいいんだ」という反応もみられるようになった

放火は介入直後に，靴隠し，靴汚しは4カ月間で消去され，その後，生起しておらず，応用行動分析を活用した問題行動の改善は有効であったといえる．その理由としては，「行動」の改善のみに焦点をあてた，応用行動分析の考え方が，保護者にとっては「子育ての失敗」といった自責の念を抱くことなく，受け入れやすかったためと思われる．また，支援にあたる教員や地域の人々にとっては，具体的な支援策に結びつくような，問題行動の分析が行われ，理解が深まったため，良い連携が可能になったと考えられる．

また，短期間で支援成果が得られたのは，支援にあたる周囲の人々に「支援の効果」が確認でき，行動改善に対する支援者のモチベーションが高まったためと推察される．

さらに，「放火」の持つ，注意獲得行動を置き換えるために始めた「電車新聞発行」や絵画スキルを獲得したことで保護者や仲間，教員の賞賛を受け，「できるところ」「支援つきでもできるところ」を拡大していった．このような問題行動に拮抗し，社会的に容認される行動を形成したことも，今回の問題行動の改善が円滑に

行われた大きな要因であると考えられる．

　学校では，道徳教育に代表されるような「心の教育」が強調されているが，「行動」そのものに目を向け改善を図っていく視点も重要であると考える．

【参考資料】

上里一郎（編）心身障害児の行動療育．　1988　同朋舎出版．

内山喜久雄・筒井末晴・上里一郎（監修）小林重雄（編著）　1989　子どものかかわり障害．同朋舎出版．

小林重雄（監修）山本淳一・加藤哲文（編著）　1997　障害児者のコミュニケーション行動の実現を目指す応用行動分析入門．学苑社．

杉山尚子・島宗理・佐藤方哉・マロット，R. W.・マロット，M. E.　1998　応用行動分析学入門．産業図書．

第 6 章

高齢者のストレスと適応

稲谷ふみ枝

　ストレスとは人間にとって避けられないものであり，人間としての成長や心身の健康に対して両価的な意味をもっている．我々は，人生のあらゆる時期において，大小のさまざまなストレスと向き合うが，そのなかでも病気の罹患や配偶者との死別，退職や引退など高齢者の経験するストレスは重大なものが多い（笠原ら，1994）．さらに高齢になると，介護を必要とし住み慣れた家から病院や施設への入所を余儀なくされることもあるように，加齢によって心身の変化の大きい時期に重大な生活への適応を迫られる状況が起こる（杉山，1994）．

　これらの現実にもかかわらず多くの高齢者はそれまで培った豊富な経験や知識を活かして対処し（Meltzer, 1981 ; Baltes, et al., 1992），危機を乗りこえ新しい生活へ適応していく（Kruse & Lehr, 1989）が，高齢者のライフイベントの適応プロセスはどのように起こり，またどのようなストレス対処方略を有しているのだろうか．その一方で，ときにはストレスによって心身のバランスを失い健康の低下をまねくこともあるように，ストレスに対する適応には個人差がみられ（田中，1994），高齢者の状況に応じた効果的なストレス支援やストレスマネジメントの検討が課題としてあげられる．

　この章では，まずライフサイクルにおける老年期ストレスの特徴をあげて，高齢者の直面するストレッサーとその背景となる要因について述べ，これからの老年臨床におけるストレス支援の理論的枠組みと有力なストレスへの 4 つのアプローチを示唆する．次に，高齢者のストレスを緩和する要因として認知的評価，コーピングやソーシャルサポートを取り上げ，どのようなソーシャルサポートや対処行動が，在宅高齢者や病院や施設における高齢者のウェルビーイングや精神的健康と関連するのか紹介する．さらに，国内外のエビデンスベーストによるストレスマネジメント研究から最近のストレス介入に関する知見を

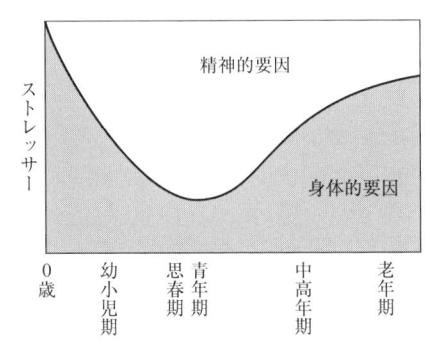

図1 ストレッサーの精神的要因と身体的要因の関与の年齢による変化（田中，1994）

概観し，今後の高齢者領域でのストレス支援を展望する．

1. 老年期のストレスの特徴とその背景

1.1 ストレッサーと加齢の影響

　老年期は生涯発達の最終ステージである．ここ半世紀で，家族形態は大きく変化し独居老人の増加や高齢者の社会的地位や家族内での役割も変化し，平均寿命は30年も延びている（東京都老人総合研究所，1998）．社会老年領域では，拡大した老年期が心理・社会的役割や身体的側面から前期（65〜74歳），後期（75〜84歳）超高齢期（85歳以上）に区分（Neugarten, 1970）されているが，老年期のストレスやコーピングを検討する際，これらのステージの特徴を考慮に入れる必要性が示唆されている（Folkman, et al., 1987）．

　一般に老年期における生理・身体的側面では，免疫力が低下し，加齢に伴い疾病を多く有するようになり，身体や心理機能の低下を認識（老いの認知）するに至る（内田・佐藤，1994）．心理・社会的側面では，配偶者や友人との死別を経験し，労働の価値や社会的役割などにまつわる多くの喪失を経験する（杉山，1994）．また，老年期は生理的・身体的機能や能力の個体差が大きい時期である（内田・佐藤，1994）といわれるが，ストレッサーに対して身体的要因の関与の割合は加齢によってどう変化するのだろうか．図1に示されるように，中高年からしだいにストレッサーへの身体的要因の関与が増加し，老年期にはさ

らに著しくなっている（田中，1994）．

　老年臨床では，老年後期以降に発症率の高くなる認知症などの精神障害において，もともとの性格を基盤にして起こる「抑制欠如」や攻撃性や意思疎通性の障害などの精神症状の表出とその適応性が異なることが明らかにされている（室伏，1984）．また器質的変化を伴う疾病や知的・認知能力が低下し，それによって自己の抑制力や判断力が低下し，それまで形成されたパーソナリティの先鋭化が起こると考えられている（竹中，1996）．

　近年の生涯発達における老年期の知的機能やパーソナリティ研究の縦断的研究の成果は，ネガティブな情動反応としての不安状態やパーソナリティ特性としての不安特性が加齢とともに低下を示すことや（中里・下仲，1989），パーソナリティの安定的側面としての自我機能や自尊感情が維持されることを見出している（下仲・中里，1999）．さらに，健康な高齢者の知的機能は老年前期までは比較的よく維持され，老年後期以降緩やかに低下する（Schaie & Hertzog 1983；大川，1989）ことや，経験や知識の豊かさと結びついた知能や熟達した専門的な知識体系である"知恵"の領域では若年・成人群と同等以上の能力が示唆されている（Baltes, et al., 1992；Labouvie-Vief, 1985）．

　このように，身体的機能や能力の低下という老化の影響が示される一方，精神機能は老年期になっても衰退の一途を辿るのではないことが明らかにされてきた．

1.2　老年期のライフイベントとストレス状況

　Holmes & Rahe（1967）は，社会的再適応評価尺度を作成しライフイベント（ストレスを伴う生活環境の変化）を調査し，疾病発症とライフイベントとの関連を明らかにする先駆的な研究を行った．角尾・草野（2000）は，Holmesらの社会的再適応評価尺度を用いて日米の比較を行った結果，日本の中高年では「がんの宣告」の自分の病気に関する項目，「子どもの死」などの家族との死別に関する項目，その次に不意の災難に関する項目が上位を占めた．また，8位に「同居家族の長期介護」や「舅・姑がぼける」などの介護に関する項目もあがっている．角尾らはこれらの結果から多くの生活上の変化に対応し適応を余儀なくされる高齢者は，まさにライフイベントの群発（clustering）に直

面し老年期がストレスによる発病の危険が高い時期であると示唆している．

　老年期に経験するライフイベントが，なぜストレス性疾患を起こすリスクを高めるのだろうか．理由のひとつは，ライフイベントの群発は個人の対処能力を超えてしまうということであろう．また，負のライフイベントの連続性が起こると考えられる．つまり，成人であれば，病気―入院―療養・リハビリ―復帰というプロセスが，老年では，心疾患―入院―療養―身体的機能低下―他の疾患の併発―入院―要介護―施設（転居）というように，ライフイベントが次のライフイベントを引き起こしていくのである．その過程で，病気の慢性化，回復の遅延，社会・家庭内役割の喪失を同時に経験し，心理的には，死への不安，孤独感，喪失感からくる焦りや悲嘆，葛藤におちいり，これらの出来事を契機に心身症や老年期うつ病を発症する（笠原ら，1991）．

　さらに，配偶者や近親者の死や施設入所などでは，ストレス状態に対処するうえで重要な資源（サポート）自体を失うことになることも，老年期においてストレス耐性が低まる要因のひとつであると考えられる．配偶者の死や子どもの死という大きく健康を悪化させる重大なライフイベントのほかに，"daily hassles"といえる毎日の人間関係（家庭・友人とのトラブル）や生活・経済的変化も精神的健康度を悪化させることが示されている．この日常におこる出来事は高齢者の認知するサポートや抑うつ症状のレベルと関連することが報告されている（Russell & Cutrona, 1991）．表1は以上の要点をふまえて高齢者をとりまくストレス状況要因の特徴をまとめたものである．

1.3　老年期のストレス対処と適応における理論的枠組み

　生涯発達的アプローチ：ライフサイクルを通した人間の発達において，適応行動，コーピング行動の目的とは，ホメオスタシスの回復と維持のみでなく個体の発達と成長を促進させるような行動として理解されている（Newman & Newman, 1980）．心理臨床の場において，高齢者のクライエントが示す一時的な感情や認知の逸脱をネガティブなストレス反応とみなし対処を促すだけではなく，人間の心理的発達と成長を通じて必要な負荷やプロセスであると捉えて治療計画を図ることが重要となってくる．コーピング行動の有効性についても，発達と文脈から解釈することの重要性が示唆されている（Folkman, et al., 1987）

第6章 高齢者のストレスと適応

表1 高齢者のストレス状況要因

1. 長寿化による老年期の拡大
2. 身体的機能の低下・老化の影響
3. 精神機能や自我機能の個体差
4. 心理社会的役割や地位の変化
5. 慢性病や生活習慣病等への罹患
6. ライフイベントの群発・連続性

表2 老年期のストレス対処と適応への4つのアプローチ

	概念	老年臨床における応用例
生涯発達的アプローチ	個体の発達と成長を促進させる対処行動 コーピング行動の有効性を文脈から解釈	配偶者の喪失や障害受容カウンセリング 負のライフイベントを契機とする老年期うつ病など
サクセスフルエイジング	社会的離脱や喪失の時期から、社会的価値・存在価値を有する存在としての転換	退職への再適応教育、障害高齢者の社会参加支援 レジャー・余暇活動、再雇用への動機づけ
生物・心理・社会・霊性援助モデル	疾患を治療する視点から、全人的なケアと援助を生物・心理・社会・霊性の4つの次元から提供する	アルツハイマー病などの認知症ケア がん患者へのターミナルケア 難病患者への心理支援
ストレスの精神薬理学的アプローチ(トランスアクショナルモデル)	ストレス対処過程を神経化学的変化から理解する統合的なアプローチ	認知行動療法、アセスメントへの応用 器質性・慢性疾患のストレスマネジメント 外傷性ストレスやうつ病への治療・評価

(表2).

サクセスフル・エイジングからのアプローチ：1980年以降，それまでの喪失や社会的離脱というネガティブな側面に注目した研究から，高齢者のもつ可能性に目を向けたポジティブな側面を重視した方向，いわゆる"productivity aging"への転換が提起され，心理学領域のポジティブ心理学と同じ潮流にある．サクセスフル・エイジングとは，もともとアメリカのJ. ロウとR. カーン (Rowe & Kahn, 1987) が，新たな老年学の方向づけの概念として提唱したが，「高齢になっても，健康で自立し，生産的に社会に貢献するという考え方」は，欧米やわが国で受け入れられ，高齢者政策や医療福祉サービスのなかで取り入れられてきた．

その一方で，80歳以上の老年後期高齢者の増加にともない，疾病を有し介護を受ける高齢者が増加しているなかで，サクセスフル・エイジングの概念は

再評価され,「自立とは身体的な自立を意味するだけではなく,個人の目標や生きる志向性を活かしていく精神的な自立を含めるもの」になった．"生産性"とは,社会のなかで収入を伴う経済活動だけを意味するのでなく,ボランティア活動や家事,地域活動など非経済的活動も,社会への貢献であり生産活動ととらえられる．

生物・心理・社会・霊的援助モデルからのアプローチ：WHO（世界保健機関）は,生物・心理・社会という3次元的な健康の概念に加えて,霊的（spiritual）な次元を加えることを提起した．心理臨床領域において,これまで癌のターミナルケアの臨床や70年代からホスピスなどで,死を前提とする専門的なケアが構築され,患者の苦痛を全人的に受け止め援助しようとする医療におけるQOLのパラダイムの転換から緩和ケアが導入された（石崎,2004）．がんや難病患者へのこうした取り組み以外にも認知症高齢者（石崎ら,2004）や老年期うつ症状（稲谷・津田,2005）に対する包括的心理的援助として応用されている．

ストレスの精神薬理学的アプローチ（トランスアクショナル・モデル）：ストレス対処過程における行動と神経化学的変化との関連性を分析するための方法論である精神薬理学的アプローチでは,ストレスに対する個体差を説明する有力な理論のひとつとしてトランスアクショナル・モデル（図2）がある．つまり,ストレス反応を起こす条件は必ずしも絶対的なものではなく,ストレッサーとしての心理社会的要請と個体の対処資源との間の相互作用から生じるが,人生の出来事を経験する個人の受け止め方（ストレッサーの認知や心理社会的資源の評価）や対処の仕方に差があり,そこに加齢や遺伝などの生物学的脆弱性が加わることにより,ストレス反応の現れ方に差が出てくる．

このストレス過程のストレス反応に影響を及ぼす要因としてパーソナル・コントロールが強調されている．とりわけ加齢の影響が強くなる老年期のストレス過程を把握するうえで有用であると考えられる．心身医学領域において,石津ら（2004）が世界的にも長寿県とされる沖縄の高齢者の健康状態の調査に指標として唾液中免疫関連物質の分析からこのアプローチを適用し,高齢者のウェルビーイングとライフスタイルとの関連を明らかにしている．

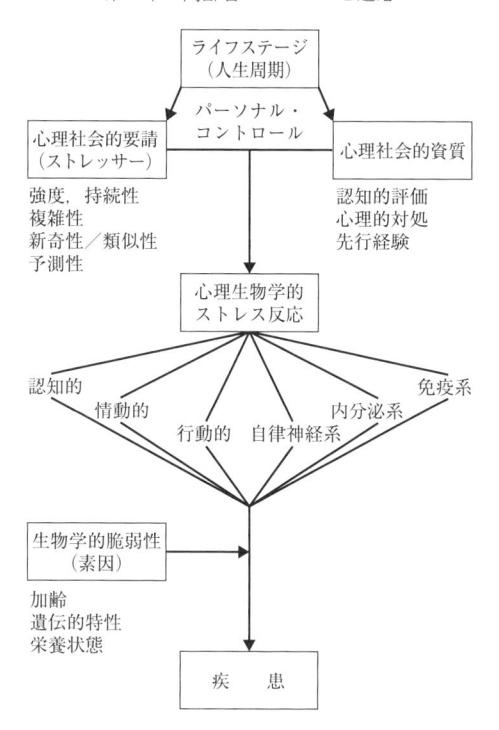

図2 ストレスのトランスアクショナル・モデル (津田ら, 1994)

2. 高齢者の適応とストレス対処方略

　先に老年期に遭遇する重要なライフイベントをあげたが，これまでの先行研究においてはこのようなライフイベントの経験によって不適応を起こし再適応に至るプロセスのなかで，個人のパーソナリティ特性や対処行動，個人の有する社会的資源の心理社会的要因が適応状態（身体的・精神的健康）にどのように影響するかという検討がなされてきた（Aldwin, et al., 1989；下仲, 2000）．

　ここでは，①高齢者のストレス対処について若年者や中年者との比較を横断的に検討した研究，②地域や在宅で暮す高齢者のストレス対処に関する縦断的研究，③施設や病院の高齢利用者や入院患者を対象としたストレス対処について国内外の知見を概観する．

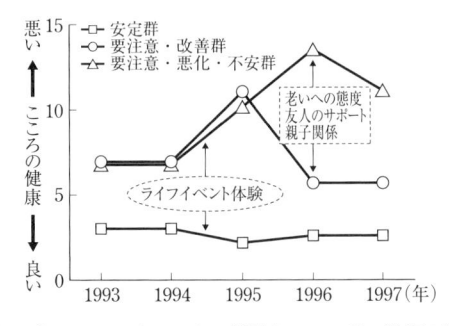

図3 負のライフイベントの経験と，こころの健康の変化

高齢者は若年者や成人と異なるストレス対処方略を用いているのだろうか．
ライフイベントやストレス外傷後のコーピング方略に年代差はないとする研究（Foster, 1997；Mc Crae, 1982, 1989；Hamarat, et al., 2002；Whitty, 2003；Chung, et al., 2004）と高齢者は回避的コーピングを多く用いているとする研究（Feifel & Strack 1989）や，慢性疾患を有する成人は認知行動的な方略を用いる方がモラールは高くなるが，慢性疾患のある高齢者では一次的評価である"integrative meaning"がモラールの高さと関係していた（Scioli, et al., 2000）など，対処方略に違いを見出している．また対処方略の年代差をストレッサーの質の変化（episodicからchronicへ）に伴う評価やコーピングへの影響の違いがあげられている（Aldwin, et al., 1996）．

2.1 地域・在宅高齢者を対象としたストレス対処方略と身体的・精神的健康度の関連研究

老年期の負のイベントからの回復を促進する要因：下仲ら（1995, 2000）は，50〜74歳の地域住民4440名を対象に，東京都老人総合研究所が行った中高年期に体験しやすいライフイベントとGHQ28による精神的健康度の実態調査を行い，精神的健康を悪化させる負のイベントからの回復過程（縦断研究）を報告した（図3）．

その結果，回復過程を促進する要因としては，「肯定的な老いへの態度」や「友人からの情緒的サポート」さらに「良好な親子関係」が見出された．これまで適応を促進する要因として，肯定的な老いの評価や自覚（水上, 2005）の他に，自己統制感（Wallhagen, 1992-93）や自我機能（下仲・中里, 1999），自尊

感情（桂ら，1998），不安特性（中里・下仲，1989）心理的依存性（中里ら，1996）などのパーソナリティ特性との関連が明らかにされている．

　また，精神的健康や適応と関連する個人要因としてスピリチュアル（霊的）な要因の検討も行われている．地域の高齢者1840名を対象に6年間追ったオランダの縦断研究では，教会に定期的に行っている高齢者の抑うつ度が低いこと（Braam, et al., 2004）や沖縄の伝統的な祭祀行事がメンタルヘルスと関連すること（石津ら，2004）が示唆されている．

　老年期に遭遇する重大な負のライフイベントとして，「配偶者の喪失」と「職業からの引退」があげられているが，それらの出来事と心理的適応を検討した研究では，配偶者の喪失が抑うつや悲嘆の感情を引き起こし精神的健康を損なうのに対して（Reich, et al., 1989；Norris & Murrell, 1990；田口，2002；坂口，2003），職業からの引退は抑うつ症状との有意な関連は見出されておらず（杉澤ら，1997），老年期での完全引退は精神的健康に影響力をもたないことが示されている（中里ら，2000）．配偶者の喪失後の精神的健康は寡婦より寡夫の方が低く（Fry, 2001，中里ら，1996），配偶者の喪失というライフイベントが高齢男性にとっては心理的適応のみならず身体的健康も損なう適応困難なものであることが示されている（河合・佐々木，2004）．また，配偶者との死別におけるソーシャルサポートを中高年262人（平均年齢63.9歳）を対象とした調査では，情緒的サポートや手段的サポートが有益であるという評価がなされていた一方で，「慰めや励まし」「気遣い」「心配」はサポートの受領率が高いのにそれほど有益だと評価されていなかった（河合ら，2005）．これらの横断的研究による成果は，配偶者と死別した人へのサポートのあり方を遺された側のニードに沿って支援することの必要性を再考させるものであるが，臨床的サポート支援においては，Folkman, et al.（1987）が指摘するように個人の布置する文脈やいつどのタイミングで行うかも重要となる．

　ところで，ソーシャルサポートの緩衝効果については，家族からのサポートの直接効果（柳澤ら，2002）や，サポートの形態では情緒的サポートの有効性（Krause, 2004；増地・岸，2001）や手段的サポートを多く受領していると抑うつが高い（増地・岸，2001）とするもの，逆に手段的支援が多い方が独居老人の孤独感を低める（桂ら，1998）という報告がなされている．また，興味ある知見

としては，高齢者がサポートを受けるだけより，むしろ提供することが主観的幸福感を高めることが明らかにされており（柳澤ら，2002），ソーシャルサポートの形態だけでなく，サポート授受のバランスの重要性が示唆されている（金ら，2000）．田原ら（2000）は在宅高齢者（65～84歳）2110名を対象に高齢者のストレス対処行動（問題解決的，回避的，感情調節的）モデルの適合度と抑うつとの検討を行った結果，回避的なストレス対処行動をとる者ほど抑うつ症状を呈しやすい傾向を示唆している．国内では，積極的・効果的対処行動をとる高齢者の割合については44.0%（畠山，2002）が報告されているが，これらの対処行動選択の違いはストレッサーの種類や横断的・縦断的にコホートの比較を含めて検討される余地があると思われる．

欧米では前述したように高齢者が回避的コーピングを多く用いている（Feifel & Strack 1989）との報告もあるが，そのほかの研究では中年・壮年者と変わらない効果的な対処方略を用いているとの報告もあり必ずしも一致した見解には至っていない．もし，老年期の対処方略が回避・情動中心型が多くなるとすれば，いかなる理由が考えられるであろうか．Lazarus & Folkman（1984）の認知的評価の過程によれば，問題中心型とは脅威となっている状況を自分の力で変えることができると評価されたときに用いられ，一方情動中心型とは自分の力で変えることができないと評価されたときに用いられるとされている．老年期では加齢による諸要因（例えば疾患や障害を有する）によって脅威となっている状況を変えることが以前より困難であると評価される事態が増加するかもしれない．さらに，成人期の頃よりネットワークの縮小（畠山，2002）やソーシャルサポート資源を負のライフイベント（例えば配偶者，友人の死，転居や入所など）によって失うことによって，それまでとは同様の社会的支援の要請が期待できなくなり，それらの一次，二次評価が情動的な苦痛を低減させる対処方略を選択しやすいことに結びつくのかもしれない．他方，死を前にして生きる意欲を低下させることを最小限に留めるために，また自尊感情を維持するための防衛としてのあり方とも考えられる（Whitty, 2003）．

そこで，次に施設への入所や病院への入院を余儀なくされた高齢者がどのようなストレス対処を行っているのか，みることにする．

2.2 施設や病院にいる高齢者を対象としたストレス対処

宮下・濱畑（2004）が消化器系癌の高齢患者（平均年齢72.6歳，90名）を対象として手術後の心理的適応とソーシャルサポートを検討した結果，不安に対して術後の体調や自己効力感との直接的な関連を見出しているが，受領サポートの不安に対する緩衝効果は見出されず，逆に提供サポートの自己効力感を介した間接効果を見出している．さらに，再発群と非再発群で受領サポートの評価が違っており，同じがん患者といっても病状や病気の進行レベルによってサポートの効果が異なることが示唆されている．

Dakof & Taylor（1990）は，がん患者を対象としたソーシャルサポート研究において，情緒的サポートとして「愛情や共感，関心を示す」が家族や友人，知人から得られている場合は，それを有益なものと認知しやすく，情報的・道具的サポートについては，医師からの専門職としての態度，他のがん患者からは肯定的な役割モデルや理解が得られる場合それを有益であると評価していた．

また，老人保健施設に入所している利用者では（林ら，1996等），高齢利用者のサポート源（相談相手）として最も選ばれていたのは娘，その次に配偶者や息子であり心身の不調や経済的問題について相談し，一方，友人には家族の問題や人間関係の問題を相談する傾向にあった．それまでの住み慣れた家から施設に入居するという大きなストレス（危機）を経験し，施設での適応が求められる利用者では，サポート源の多さやサポートの量よりも，その質が重要であり，信頼できる相手との情緒的サポート関係の構築とそこに結ばれる相互のサポート関係への満足度が適応に結びつくと考えられる．

施設入所者や入院患者として長期に闘病生活を続けている高齢者にとっては，ライフイベントへの対処を検討するという観点ではなく，むしろ個人におこる日々の出来事"daily hassles"からおこるストレス過程が重要であることが示唆されている（Lazarus & Folkman, 1984）．それらの示唆をうけて，菅沼（1997）が養護・軽費老人ホームの高齢者（平均年齢78.4歳，62名）の日常ストレス場面と対処方略について調査し，情動中心型（回避）の対処が方略数，回答数とも最も多いことを報告している．興味ある点として，比較的に元気な高齢者の多い老人ホームにおいて，日常場面のストレスフルな事象を予防するための方略「適度な距離を置いた態度」「公平な態度」「親和的，柔軟的，受動

的な態度」などが数多く報告されていたことである．これらの結果は，高齢者のサポート形態が問題解決的でなく回避型の対処が多いとしても，施設という「限られたスペースと限定された人間関係やすでに人格の形成された人間同士のなか」では必然性に基づく対処方略といえるのかもしれない．しかし，そのなかでも高齢者は予防するための方略としてのストレス対処行動を多く有しているなど，施設適応に必要なコンピテンスを発揮しているということがうかがえる．

　杉山（1994）は，特別養護老人ホームに入所している高齢者にとっての日常的なストレスとして，他の入所者や施設職員との間の対人関係や孤独をあげている．これらのストレスに対しての対処行動を14種類抽出しそれを適応的な対処行動と不適応的な対処行動に分類した．さらにストレス対処行動様式から，健康群，老人性疾患群，ストレス関連疾患の3群に分け，ストレス関連疾患群の特徴として「活動的エネルギーの積極的表出」「他者との情緒的交流が弱い反面，楽天的，我慢・忍耐力が強い」をあげている．これらに対して，健康群とは，「悩みやストレスに対しての対処行動をゆるやかに行う」ことが示されている点が興味深い．健康群では自分の置かれた状況のなかでパーソナル・コントロールが機能し，その結果として適応的な対処行動が選択されているのだろうか．

　このように，施設や病院という居住状況そのものがストレスであるという指摘（城ら，1999）もあり，自宅療養や入院などによって高齢者のソーシャルネットワークは縮小し，これらの状況に置かれている高齢者のストレス支援は非常に重要である．さらに特別養護老人ホームの入所者は，痴呆症状を有するなど心身に障害があり対人問題に対する対処行動の選択も容易でない，利用者の対処行動の特徴を把握し，個々の利用者が期待する情緒的・道具的サポートが提供されサポートが継続できるようなシステムが必要であろう．これまで認知症や重い慢性疾患を有する高齢者を対象としたストレス研究は国内外を通してそれほど多く報告されていない．その理由として，質問紙による一斉調査が困難であり個人観察や面接法を用いることや，その採取された情報の妥当性や信頼性の確認の困難さが背景にあると考えられる．次に，これらの問題をクリアした国内外のストレスマネジメント介入研究を紹介し今後の展望につなげるこ

ととする．

3. 高齢者へのストレスマネジメントとその効果

　老年前期のいわゆる若い高齢者の多くは健康を維持するために，ストレス予防や健康促進プログラムといったストレスマネジメントの取り組みが多く，一方，老化による影響下で機能低下のすすむ老年後期では，疾患や障害のある高齢者のストレスマネジメントへの取り組みが報告されている（百々・山田，2003）．福永（2000）は高齢者におけるストレスマネジメントの代表的なものとして，リラクセーションでは①漸進的筋弛緩法，②バイオフィードバック，③自律訓練法を，また精神療法では①認知行動療法，②交流分析，③サイコドラマ，④論理療法，⑤アサーション訓練，⑥回想法などをあげている．

　これまで，成人（中年から高齢者）を対象としたストレスマネジメントに関する研究（無作為割付対照試験：RCT）において，急性心筋梗塞や冠状動脈バイパス手術後の心臓疾患患者に対するリラクセーション（Trzcieniecka-Green & Steptoe, 1996）や運動・ストレスマネジメント効果（Blumenthal, et al., 2005）や，前立腺癌患者（Green, et al., 2004 ; Penedo, et al., 2004）や乾癬患者（Fortune, et al., 2002）と虚血性心臓病患者（Claesson, et al., 2005）に対する認知行動療法，さらに高血圧患者への個別的ストレスマネジメント（怒りのコントロール・コーピングスタイル）による血圧レベルの改善，筋ジストロフィー患者への早期ストレスマネジメントの効果（Geertzen, et al., 1994），悪性黒色素細胞腫患者への心理教育的介入（Boesen, et al., 2005）による患者の QOL を高める結果が見出されている．

　高齢者のみを対象にした研究では，Clark & Dodge（1999）が，570 名の心臓疾患患者を対象として，疾病管理行動として①薬物使用，②適した運動，③ストレスマネジメント，④コントロールされたダイエットを 4 カ月および 12 カ月試行した結果，疾病管理行動の予測因子として自己効力感を見出している．この自己効力感の重要性は，Brody, et al.（2005）の加齢と関係する黄斑変性（眼科領域）疾患患者へのセルフストレスマネジメント介入研究においても示唆されており，3 群の介入モデルにより 6 カ月間にわたる健康教育と問題解決

[デイケア]
デイケア参加　デイケア不参加

[グループ]
回想法非介入　回想法介入　非介入

アルツハイマー痴呆　脳血管性痴呆

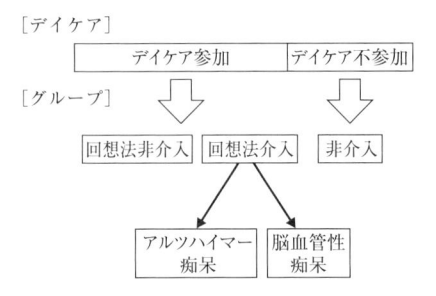

図4　アルツハイマー痴呆と脳血管性痴呆の高齢者へのグループ回想法（野村，2004を改変）

[サンプリング]
無作為抽出・ペアリング

[グループ]
回想法非介入　回想法介入

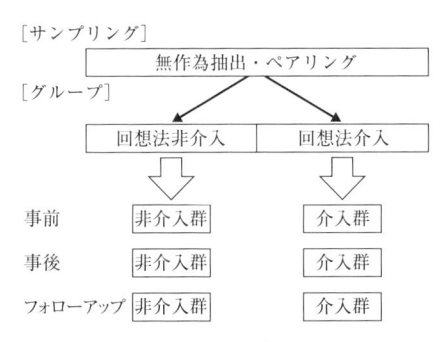

事前　　　　　　非介入群　　介入群
事後　　　　　　非介入群　　介入群
フォローアップ　非介入群　　介入群

図5　老人保健施設におけるグループ回想法（野村，2004を改変）

スキル向上のプログラムを受けた214名（平均年齢80.8歳）の自己効力感が向上し抑うつ症状が改善されたことが報告されている．国内においても難病患者に対する3カ月のストレスマネジメント教育プログラム（山田・百々，2003）や認知症高齢者を対象とした回想法の効果（野村，2004；黒川ら，1995）が検討されているが，継続効果や臨床評価が課題としてあげられている（図4，図5）．

野村（2004）はエビデンスに基づいたグループ回想法の臨床実践における2つの研究デザインを示した．図4はアルツハイマー痴呆と脳血管性痴呆のデイケア参加者に対する介入研究デザインであり，図5は老人保健施設における統制群を設定した認知症高齢者を対象としたものである．両者とも①無作為に参加者を抽出，②臨床家と評価者が設定され評価者のバイアスをさけることが考慮されている．表3は，代表的な認知症の高齢者を対象とした回想法と他のセラピーとの比較研究，また回想法のみの効果を検討した研究における手続きお

表3 痴呆老人を対象とした回想法研究 (黒川ら, 1995)

報告者（報告年）	対象	方法	尺度	結果
Baines, S., Saxby, P., Elhert, K. (1987)	イギリスの老人ホーム在住痴呆老人25人	RO法（リアリティーオリエンテーション）後に回想法を施行する群（グループA）、回想法施行後にRO法を施行する群（グループB）、対照群（グループC）を設け、その効果を比較した	Cognitive Assessment Scale of CAPE (Pattie & Gilleard, 1979). Life Satisfaction Indices (Gilleard, 1981), CAPE Behavioural Rating Scale (Pattie & Gilleard, 1979), Problem Behaviour Rating Scale (Jeffery, 1981), Holden 5 point Communication Scale (Holden & Woods, 1982)	RO施行に回想法を施行した群で痴呆老人の行動に改善を認めた。1月後のフォローアップ時に、コントロール群では、行動的側面、コミュニケーションを測定する尺度の得点が低下したが、RO後に回想法を施行した群では得点が維持された．
Goldwasser, A. N., Auerbach, S. M., Harkins, S. W. (1987)	痴呆老人27人、言語的コミュニケーションが可能な者で、極度に破壊的行動がなくグループに参加できる者	回想法群、支持的精神療法群、対照群を設け、比較した．	Mini=Mental State Examination, Beck Depression Inventory (1951), Katz Index of Activities of Daily Living (1968)	認知的側面、行動的側面に有意差を認めなかった．回想法群では、情動的側面に著しい改善を認めた．しかし、フォローアップ時には効果が消失した．痴呆老人に対する回想法は、継続的に施行される必要があることが示唆された．
Orten, J. D., Allen, M., Cook, J. (1989)	介護老人ホーム入所痴呆老人56人、平均年齢82.6歳	実験群（3グループ）、対照群（3グループ）に分けて比較した．実験群には16セッション（毎週1回）の回想法グループを実施した．	Multidimentional Functional Asessment (機能評価スケール), Social Behavior Scale (10項目の観察評価スケール)	3つのグループのうち2つのグループで、実験群と対照群のSocial Behavior Scaleに有意差を認めた．リーダーの力量によって、同じ枠組みのグループでも質がかわるので、リーダーが重要な要因であることが指摘された．
Head, D. M., Portony, S., Woods, R. (1990)	地域のデイセンター、老人病院のデイケアに参加している痴呆老人10人	地域のデイセンターと、老人病院のデイケアという2つの異なったセッティングにおける回想法グループを比較する．また、それぞれの場における他のアクティビティーグループと比較する．	使用せず	地域のデイケアに比し、老人病院のデイケアにおいて、回想法の効果が大きかった．しかし、2つのグループではリーダーが異なっていた．リーダーの力量の違いが、効果的に影響を与えた可能性が指摘された．
黒川由紀子 (1994)	老人病院入院中の痴呆老人8人	痴呆性疾患を有する入院患者8人に回想法グループを施行し、グループ前後の変化をはかる．	Multidimentional Observation Scale for Elderly Subjects (MOSES), 長谷川式簡易知能評価スケール、セッション中の参加者の観察評価スケール	セッション中の参加者の観察評価スケールの結果は、回を追うにしたがって上昇し、回想法グループが痴呆老人のQOLの向上にとって意味のある方法であることが示唆された．スケールの変化の質や量は、参加者によって個人差が大きく個別的な事例検討の重要性が指摘された．

よび尺度をまとめたものである．

　このような方法と手続きの明確化が必要であるが，さらに実践に活かすには回想法の臨床方法やスキルの共有化や標準化，そしてそれらの効果評価が課題とされている．

　ところで，ストレスマネジメント介入支援の個別化（オーダーメイド化）の重要性が示されるなか，足立・山津（2005）は高血圧患者127名（平均年齢62.4歳）や肥満患者を対象として，コンピュータを用いた健康行動変容プログラム等を施行し，降圧効果や減量の効果を報告している（図7参照）．以上のように，老年期の特性や疾患を標的として高度に個別化され，必要なときに的確な支援が得られるように，これらのストレスマネジメントプログラムを提供することが求められている．

　今後の課題としては，国外ですでに治療効果が高いとされるストレスマネジメント技法について，統制条件をできる限り整備し効果の検討を加えることが必要であり，標準化された評価をクリアし，より簡便で明確な手続きを臨床現場に提供することが望まれている．

　また，個別性の高い老年期における臨床介入では，なにをもってその指標とするのかが重要であろう．その際専門家としてどのような人間観や介入モデルを旨とするのか重要となってくる．いずれにしても，わが国では高齢者の適応やウェルビーイングの向上に寄与するために，介入効果の高いストレスマネジメント実践研究を増やし，それら技法とプログラムの構築が今後に託されている．

足達淑子・山津幸司　2004　肥満に対するコンピュータを用いた健康行動変容プログラム──9ヶ月後の減量と生活習慣の変化．肥満研究，10，31–36．
足達淑子・山津幸司　2005　行動変容に対する個別助言をコンピュータ化した高血圧予防プログラム（第1報）──プログラム終了者の10ヶ月後の追跡調査．行動医学研究，11(1)，14–22．
Aldwin, C. M., Levemson, M. R., Spiro, A. 3rd, & Bosse R.　1989　Does emotionality predict stress? Findings from the normative study. *Journal of Personality of Social Psychology*, 56(4), 618–624.

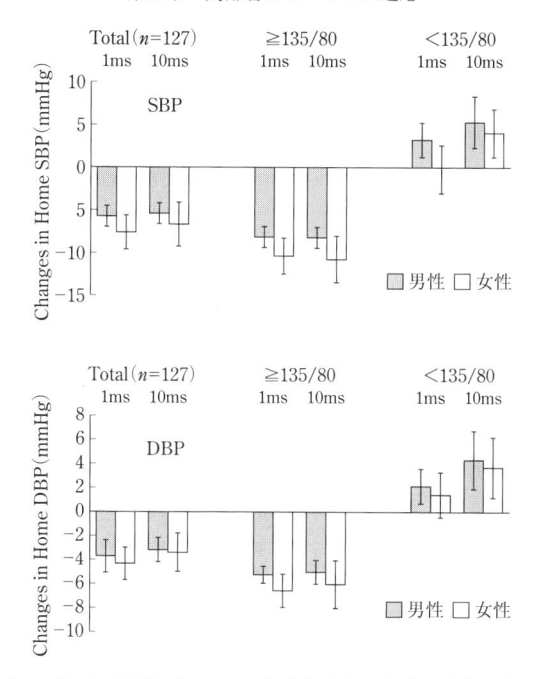

図7 血圧ベースラインが 135/80mmHg かそれ以上の高血圧患者の血圧が顕著に降下している．（足立・山津（2005）を改変）

Aldwin, C. M., Sutton, K. J., Chiara, G., & Spiro, A. 3rd. 1996 Age differences in stress coping, and appraisal : Findings from the Normative Aging Study, *Journal of Gerontology Series B, Psychology Sciences and Social Sciences*, 51(4), 179–188.

Baltes, P. B., Reese, H. W. & Lipsitt, L. P. 1980 Life-span developmental psychology. *Annual Review of Psychology*, 31, 65–110.

Baltes, P. B., Smith, J., Staudinger, U. M., & Sowarka, D. 1992 Wisdom one face of successful aging? In M. Perlmutter (ed.), *Late-life potential.* Gerontological Society of America.

Blumenthal, J. A., Sherwood, A., Babyak, M. A., Watkins, L. L., Waught, R., Georgiades, A., Bacon, S. L., Hayano, J., Coleman, R. E., & Hinderliter, A. 2005 Effects of exercise and stress management training on markers of cardiovascular risk in patients with ischemic heart disease : A randomized controlled trail. *The*

Journal of American Medical Association, 293(13), 1626–1634.

Boesen, E. H., Ross, L., Frederiksen, K., Thomsen, B. L., Dahlstrom, K., Schmidt, G., Naested, J., Krag, C., & Johansen, C. 2005 Psycho-educational intervention for patients with cutaneous malignant melanoma, *Journal of Clinical Oncology*, 23(6), 1270–1277.

Braam, A. W. Hein, E., Deeg, D. J., Twisk, J. W., Beekman, A. T., & Van Tilburg, W. 2004 Religious involvement and 6-year course of depressive symptoms in older Dutch citizens : Results from the Longitudinal Aging Study Amsterdam. *Journal of Aging and Health*, 16(4), 467–489.

Brody, B. L., Roch-Levecq, A. C., Thomas, R. G., Kaplan, R. M., & Brown, S. I., 2005 Self-management of age-related macular degeneration at the 6-month follow up : A randomized controlled trial, *Archives of Ophthalmology*, 123(1), 46–53.

Chung, M. V., Werret, J., Easthope, Y., & Farmer, S. 2004 Coping with post-traumatic stress : Young middle-aged and elderly comparisons. *International Journal of Geriatric Psychiatry* 19(4), 333–43.h

Claesson, M., Birgander, L. S., Lindahl, B., Nasic, S., Astrom, M., Asplund, K., & Burell, G. 2005 Women's hearts-stress management for women with ischemic heart disease: Explanatory analyses of a randomized controlled trial. *Journal of Cardiopulmonary Rehabilitation*, 25(2), 93–102.

Clark, N. M. & Dodge, J. A. 1999 Exploring self-efficacy as a predictor of disease management. *Health Education & Behavior*, 26(1), 72–89.

Dakof, G. A. & Taylor, S. E. 1990 Victims' perception of social support : What is helpful form who? *Journal of Personality and Social Psychology*, 58(1), 80–90.

百々尚美・山田冨美雄 2003 痴呆性高齢者へのリラクセーション指導とその評価 学術振興科学研究費基盤研究（A）「完治困難な高齢患者のQOL向上を目指したストレスマネジメント教育技法の開発」. pp. 233–238.

Feifel, H. & Strack, S. 1989 Coping with conflict situations : Middle-aged and elderly men. *Psychology and Aging*, 4(1), 26–33.

Folkman, S., Lazarus, R. S., Pimley S., & Novacek, J. 1987 Age differences in stress and coping process. *Psychology and Aging*, 2(2), 171–184.

Fortune, D. G., Richards, H. L., Kirby, B., Bowcock, S., Main, C. J., & Griffiths, C. E., 2002 A cognitive-behavioural symptom management programmed as an adjunct in psoriasis therapy. *British Journal of Dermatology*, 146(3), 458–465.

Foster, J. R. 1997, Successful coping, adaptation and resilience in the elderly : An interpretation of epidemiologic data. *Psychiatric Quarterly*, 68(3), 189-219.

Fry, P. S. 2001 The unique contribution of key existential factors to the prediction of Psychological well-being of older adults following spousal loss. *The Gerontologist*, 41(1), 69-81.

福永知子 2000 高齢者のストレスマネジメント．老年精神医学雑誌，11(12), 1347-1352.

Geertzen, J. H., de Bruijn, H., de Bruijn-Kofman, A. T., & Arendzen, J. H. 1994 Reflex sympathetic dystrophy : Early treatment and psychological aspects, *Archives of Physical Medicine & Rehabilitation*, 75(4), 442-446.

Green, H. J., Pakenham, K. I., Headley, B. C., Yaxley, J., Nicol, D. L., Mactaggart, P. N., Swanson C. E., Watson, R. B., Gardiner, R. A. 2004, Quality of life compared during pharmacological treatments and clinical monitoring for non-localized prostate cancer : A randomized controlled trial. *BJU International*, 94(7), 1146.

Hamarat, E., Thompson, D., Aysan, F., Steele, D., Matheny, K., & Simons, C. 2002 Age differences in coping resources and satisfaction with life among middle-aged, young-old, and oldest-old adults. *Journal of Genetic Psychology*, 164(2), 252.

畠山義子 2002 ストレス対処行動の要因に関する検討——福祉施設に通う高齢者の調査から．看護総合科学研究会誌，5(1), 3-10.

林智一・上野徳美・山本義史 1996 老人保健施設におけるソーシャル・サポートに関する研究（1）——入所者と在宅高齢者のサポート・ネットワーク量・満足度，生きがい，生活満足度，幸福感，孤独感について．日本健康心理学第9回大会発表論文集，142-143.

Holmes, T. H. & Rahe, R. H. 1967 The social readjustment rating scale. *Journal of Psychosomatic Medicine*, 11, 213-215.

稲谷ふみ枝・津田彰 2005 高齢者デイケアにおける包括的心理的援助．久留米大学心理学研究，5, 81-90.

石崎淳一 2004 痴呆性高齢者に対する包括的心理的援助——「生物—心理—社会—霊性」援助モデルの可能性．心理臨床学研究，22(5), 465-475.

石津宏・豊里竹彦・太田光紀・森山浩司・大城和久・與古田孝夫・津田彰・矢島潤平・兪峰・吉田延 2004 沖縄県久高島の高齢者の健康状態と関連要因に関する心身医学的研究——神事（"祭り"）と唾液中免疫関連物質等の変化を指標として．心身医学，

44(9), 671-680.

城佳子・児玉桂子・児玉昌久 1999 高齢者の居住状況とストレス. 老年社会科学, 21(1), 39-47.

笠原洋勇・篠崎徹・高梨葉子 1994 老人とストレス——精神医学的観点から. 老年精神医学, 5(11), 1333-1340.

笠原洋勇・小林充・井上栄吉・藤本英生・須江洋成・野中和俊 1991 老年期神経症の疫学と発症要因. 老年精神医学, 2(2), 153-157.

桂敏樹・星野明子・渡部由美 1998 独居老人の孤独感を軽減する要因. 日本農村医学会雑誌, 47(1), 11-15.

河合千恵子 1997 配偶者と死別した中高年者の悲嘆緩和のためのミーティングの実施とその効果の検討. 老年社会科学, 19(1), 48-57.

河合千恵子・佐々木正宏 2004 配偶者の死への適応とサクセスフルエイジング：16年にわたる縦断研究からの検討. 心理学研究, 75(1), 49-58.

河合千恵子・佐々木正宏・本間昭 2005 死別におけるサポートの受領とその有益性の検討. 老年社会科学, 26(4), 412-423.

金恵京・甲斐一郎・久田満・李誠國 2000 農村在宅高齢者におけるソーシャルサポート授受と主観的幸福感. 老年社会科学, 22(3), 395-403.

Krause, N. 2004 Stressors arising in highly valuated roles, meaning in life, and the physical health status of older adults. *Journals of Gerontology Series B, Psychological Sciences and Social Sciences*, 59(5), S287-297.

Kruse A. & Lehr U. 1989, Longitudinal analysis of the developmental process in chronically ill and healthy persons : Empirical findings from the Bonn Longitudinal Study of Aging. *International Psychogeriatry*, 1(1), 73-85.

黒川由紀子・斉藤正彦・松田修 1995 老年期における精神療法の効果評価——回想法をめぐって. 老年精神医学雑誌, 6(3), 315-329.

Labouvie-Vief, G. 1985 Intelligence and cognition. In J. E. Birren & K. W. Schaie (eds.), *Handbook of the psychology of aging. 2nd ed*. Van Nostrand Reinhold. pp. 500-530.

Lazarus R. S. & Folkman S. 1984 *Stress, appraisal, and coping*. (R. S. ラザルス・S. フォルクマン, 本明寛・春木豊・織田正美（監訳） 1991 ストレスの心理学——認知的評価と対処の研究. 実務教育出版.）

増地あゆみ・岸玲子 2001 高齢者の抑うつとその関連要因についての文献的考察——ソーシャルサポート・ネットワークとの関連を中心に. 日本公衆衛生雑誌, 48(6), 435-448.

Mc Crae, R. R. 1982 Age differences in the use of coping mechanisms, *Journal of Gerontology*, 37(4), 454-460.

Mc Crae, R. R. 1989 Age differences and changes in the use of coping mechanism, *Journal of Gerontology*, 44(6), 161-169.

Meltzer, M. N. 1981, The reduction of occupational stress among elderly lawyers : The creation of a functional niche. *International Journal of Human Development*, 13(3), 209-219.

宮下美香・濱畑章子 2004 消化器系癌の術後高齢者における心理的適応の規定因子．老年社会科学．26(1)，47-57.

水上喜美子 2005 高齢者の主観的健康感と老いの自覚との関連性に関する検討．老年社会科学．27(1)，5-16.

室伏君士 1984 老人期の精神科臨床．金剛出版．

中里克治・下仲順子 1989 成人前期から老年期にいたる不安の年齢変化．教育心理学研究．37(2)，172-178.

中里克治・下仲順子・河合千恵子・佐藤眞一 1996 老年期の心理的依存性が適応に及ぼす影響．老年社会科学．17(2)，148-157.

中里克治・下仲順子・河合千恵子・石原治・権藤恭之・稲垣宏樹 2000 中高年期における職業生活からの完全な引退と失業への心理的適応プロセス．老年社会科学．22(1)，37-45.

Neugarten B. L. 1970 Dynamics of transition of middle age to old age. *Journal of Geriatric Psychiatry*, 4, 71-87.

Newman, B. M. & Newman, P. R. 1980 *Development through life : A psychosocial approach*, 3rd ed. Dorsey.（福富護訳 1988 新版生涯発達心理学——エリクソンによる人間の一生とその可能性．川島書店．）

野村豊子 2004 回想法の実践と臨床評価の課題．老年社会科学，26(1)，24-31.

Norris, F. H. & Murrell, S. A. 1990, Social support, life events, and stress as modifiers of adjustments to bereavement by older adults. *Psychology and Aging*, 5(3), 429-36.

大川一郎 1989 高齢者の知的能力と非標準的な生活経験との関係について．教育心理学研究．37，100-106.

Penedo, F. J., Dahn, J. R. Molton, I., Gonzales, J. S., Kinsinger, D., Roos, B. A., Carver, C. S., Schneiderman, N., & Antoni, M. H., 2004 Cognitive-behavioral stress-management improves stress-management skills and quality of life in men recovering from treatment of prostate carcinoma. *Cancer*, 100(1), 192-200.

Reich, J. W., Zautra, A. J., & Guarnaccia, C. A. 1989 Effects of disability and bereavement on the mental health and recovery of older adults. *Psychology and Aging*, 4(1), 57-65.

Rowe, J. W. & Kahn, R. L. 1987 Human aging : Usual and successful. *Science*, 237, 143-149.

Russel D. W. & Cutrona C. E. 1991 Social support, stress, and depressive symptoms among the elderly : Test of a process model. *Psychology and Aging*, 6(2), 190-201.

坂口幸弘 2003 配偶者喪失後の精神的健康に及ぼす家族関係の影響過程――媒介要因としての情緒的孤独感に関する検討. 家族心理学研究, 17(1), 1-12.

Schaie, K. W. & Hertzog, C. 1983 Fourteen-year cohort-sequential analyses of adult intellectual development. *Developmental Psychology*, 19, 531-543.

Scioli, A., Mc Clelland, D. C., Weaver, S. L., & Madden, E. M. 2000 Coping strategies and integrative meaning as moderators of chronic illness. *International Journal of Aging & Human Development*, 51(2), 115-36.

下仲順子 2000 高齢期における心理・社会的ストレス. 老年精神医学雑誌, 11(12), 1339-1346.

下仲順子ほか 1995 中高年期におけるライフイベントとその影響に関する心理学的研究. 老年社会科学, 17, 40-56.

下仲順子・中里克治 1999 老年期における人格の縦断研究――人格の安定性と変化及び生存との関係について. 教育心理学研究, 47(3), 293-304.

菅沼真樹 1997 施設老人の日常ストレス場面とその対処方略. 東京大学大学院教育学研究科紀要, 37, 195-205.

杉澤あつ子・杉澤秀博・中谷陽明・柴田博 1997 老年期における職業からの引退が精神的健康と社会的健康におよぼす影響. 日本公衆衛生誌, 44(2), 123-130.

杉山善朗 1994 老年期のストレスの心理. 老年精神医学, 5(11), 1325-1332.

田口香代子 2002 高齢女性における配偶者喪失後の心理過程――死別前の夫婦関係が心理過程に及ぼす影響. 家族心理学研究, 16(1), 29-43.

竹中星郎 1996 鏡の中の老人――痴呆の世界を生きる. ワールドプランニング.

田中正敏 1994 老年期のストレスの特徴. 老年精神医学, 5(11), 1293-1300.

東京都老人総合研究所編 1998 サクセスフル・エイジング――老化を理解するために. ワールドプランニング.

田原康玄・畦地利枝・中嶋和夫 2000 高齢者のストレス対処行動と精神的健康度との関連. 聖カタリナ女子大学研究紀要, 12, 81-88.

Trzcieniecka-Green, A. & Steptoe, A. 1996 The effects of stress management on the quality of life of patients following acute myocardial infarction or coronary bypass surgery. *European Heart Journal*, 17(11), 1663-1670.

津田彰・磯博行・G. Fieldman 1994 ストレスの精神薬理――パーソナル・コントロールの生物学的基礎．老年精神医学，5(11), 1311-1318.

角尾美果・草野篤子 2000 高齢者をめぐるストレスと世代間交流のすすめ．老年精神医学雑誌，11(12), 1372-1379.

内田さえ・佐藤昭夫 1994 老年期におけるストレスの生理．老年精神医学．5(11), 1301-1310.

山田冨美雄・百々尚美 2003 難病高齢患者へのストレスマネジメント教育プログラム(2) 難病患者対象SME教室 (5回，3ヶ月コース) 学術振興科学研究費基盤研究(A)「完治困難な高齢患者のQOL向上を目指したストレスマネジメント教育技法の開発」，pp. 223-231.

柳澤理子・馬場雄司・伊藤千代子・小林文子・草川好子・河合富美子・山幡信子・大平光子 2002 家族および家族外からのソーシャル・サポートと高齢者の心理的QOLとの関連．日本公衆衛生誌．49(8), 766-773.

Wallhagen, M. I. 1992-93 Perceived control and adaptation in elder caregivers : Development of an explanatory model. *International Journal of Aging & Human Development*, 36(3), 219-237.

Whitty, M. T. 2003 Coping and defending : Age differences in maturity of defense mechanism and coping strategies. *Aging & Mental Health*, 7(2), 123-32.

第7章

生活習慣病への臨床心理学的支援
——習慣改善のための行動療法

足達淑子

1. はじめに

　ライフスタイルが高血圧や糖尿病などの予防や治療に大きく影響することは周知の事実となり，生活習慣に対する具体的で効果的なアプローチ法が求められている．根拠に基づく医療（Evidence Based Medicine）を志向する世界的潮流を受けて，日本でも各専門医学会が次々と治療ガイドライン（日本動脈硬化学会，2002；日本高血圧学会，2004；日本糖尿病学会，2004）を発表しているが，そこでも版が新しくなるほど生活習慣改善が重要視されている．またメタボリックシンドロームの診断基準策定（メタボリックシンドローム診断基準検討委員会，2005）により，習慣改善が必要とされる母集団は一層拡大した．一方，地域や職域での多くの努力やあふれる健康情報にもかかわらず，健康日本21（健康日本21企画検討会，2000）で掲げた2010年までの目標値の多くが一向に改善をみないし，糖尿病の増加など問題はますます深刻化している．これらは，食べる，動くなどの日常の生活習慣への介入がいかに困難であるかを示すものである．例えば喫煙などにしても，直前の喫煙欲求は強く，喫煙直後には快を感じこそすれ健康への悪影響は自覚しにくい．そのため，苦痛や不都合を感じる他の疾病に対するほどの治療意欲は生じにくい．このように，習慣は学習によって獲得されたその人特有の生活様式であって，それを強化維持している要因が同じである限り容易に変わるものではない．

　行動療法は，このような習慣行動を対象にした心理療法であり，その改善に必要な「意欲」と「知識」と「技術」のいずれにも具体的で効果的な接近法を

有している．これが生活習慣病で行動療法が注目され，期待されている理由である．なお，本章では行動療法を認知行動療法と同意に用いる．筆者は精神医学の中で行動療法に出会い，公衆衛生活動，例えば受療行動，肥満や糖尿病の教育，養育行動研究などでその効用を強く実感した．しかし，その実践を広げ，深めるにはスタッフ訓練や時間の制約などの障壁が多かったことから，結果的に自己学習マニュアルや通信指導など比較的簡便に実行できる習慣改善法を模索することとなった．この数年は，コンピュータを活用した習慣改善支援プログラムの開発とその効果の検証を主な研究課題としている．

　行動療法には，このように自己マニュアル化や電子化が可能という特徴がある．これは行動療法がもつ治療構造の堅固さからもたらされる帰結であり，この特徴を今日の情報技術の進歩と共に活用することは，前述の公衆衛生的課題に対する解決法の一提案になると考える．

　そこで，本章では，生活習慣改善のための行動療法を概観し，上記のコンピュータプログラムについて，その構造と実際の成績を紹介する．

2. 生活習慣改善のための行動療法

2.1 行動療法の目的と治療の枠組み

　行動療法の主眼は，「望ましい行動が起きやすいように，環境を整え，自己コントロール技術を獲得させる」ことである．その際の「行動」には，目に見える行為だけではなく，習慣を変えようという「意欲や感情」，また何をどう行うかという行動変容に必要な「知識」も含まれる．そして行動を変えるために，行動療法は以下のような手続きをとる．それは，①問題行動を具体的な記述によって特定し，②その行動を維持・促進している刺激条件を仮定した後に（行動分析・評価），③患者がとるべき実際の行動を教示し（技法の適用），④結果を評価して仮説を検証しながら，⑤得られた効果が持続する働きかけを行う，というものである（Adachi, 2005）．このように行動療法の基本枠組みは，観察から仮説を立て，それを検証するという実証的な作業である．これは，通常の一般医学臨床での診断・治療・評価のプロセスと共通であり，食事や運動，休養など日常の生活習慣改善においても変わらない．しかし生活習慣は，前述

したように不健康な行動から生じる不都合を自覚しにくい．また2〜3日減食してもすぐにやせはしない，というように，習慣改善が即座に結果に反映されるわけでもない．したがって，そのような特質をふまえながら，治療意欲を喚起し，本人が実行すべき行動を具体的に明確にしていく努力が欠かせない．

2.2 生活習慣改善支援の実際

実際の治療では，病歴や医学データも含めて食事や運動習慣をライフスタイルとして把握し，さらに習慣改善に対する社会心理的要因も考慮する．これが系統的な患者の理解であり，そこから改善すべき目標行動を具体化する（足達, 2003）．したがって治療（指導）者は，対象となる生活習慣病の医学知識とそれに必要なセルフケアのスキルについて習熟しておかねばならないし，対象者が臨床患者であれば主治医の治療方針のもとで支援を行うことになる．

目標には，本人が努力すれば実行でき，それで効果が期待できる行動を，可能な限り個別具体的に表現しておく．この目標行動設定は，理想的には面接で時間をかけて行いたいが，それが難しければ提示した複数の具体例から選択させる方法もある．また，食事制限には苦痛が，運動には疲労やけがが付随するというように，従来の習慣を変えることは一種のストレスであり，心理的，身体的な負の副反応を伴う場合もある．それらを配慮し，多くの場合変化は段階的に進めることが習慣の逆戻りを防ぐことになる．さらに目標行動を確実に実行させるためには，セルフモニタリング（自己監視）が有効である．行動の実践は○×やシールで，体重や血圧値，血糖値などは数値でなど，様式は柔軟でよいが，ルールを明確にして本人に毎日の記録を続けさせる．筆者は，この目標設定とセルフモニタリングを習慣改善のミニマムと考えている．この他，多くの生活習慣改善に用いられる共通する行動技法としては以下のようなものがあげられる．刺激統制法は行動を惹起するきっかけや環境刺激を操作して望ましい行動を生じやすくする方法で，具体的には肥満では「一定の場所で決まった時刻に食べる」「食べる量だけ盛りきる」「食事に専念しながら食いを止める」などに，運動促進では「スニーカーを玄関に」「ラジオの時間に合わせて体操をする」「決まった時間に犬の散歩をする」などに，睡眠では「寝室で食事や仕事をしない」「眠くなってから寝床に入る」などにアレンジされる．反

応妨害法（習慣拮抗法）は衝動的欲求に対応させる方法で，減食，禁煙，節酒など応用されている．社会技術訓練では不適応的習慣の誘因となりうるストレスの低減や，飲酒や食事の勧めを上手に断らせることを目的に，自己主張などコミュニケーションスキル獲得のための練習を行わせる．認知再構成法は，禁煙では「1本くらいならよいだろう」との考えが浮かんだら「これは単なるいいわけ，ニコチン依存の証拠」と思い直させるなどのように，習慣改善やその維持の障壁となる不適応的認知に，よりふさわしい認知を対抗させて置き換えるための方法である．ストレス対処法や社会的サポートなども一般的な方法として用いられる．しかし，習慣改善支援の過程全体を通じて特に重要なのは，行動の結果（随伴性）の管理，すなわちオペラント強化である．これは「望ましい結果で行動が生じやすくなる」という単純な原理の応用だが，治療者―クライアント関係を刺激―反応関係とみなし，治療者の言動が正の社会的強化子となることを常に意識し，望ましい行動を強化し続けることが肝要である．そのためには，クライアントの努力や改善点を実生活や行動の中から見つけだしそれに注目する．不本意な検査結果が出ても，「やる気がない」「努力が足りない」と決めつけず，「どこができないか」「どうしたらできるようになるか」に焦点を合わせながら目標を微調整していく．言い換えると治療者の役割は，望ましい行動が実行しやすくなるよう工夫し，その行動の実行を励ますことである．これはどんな治療にも必要な常識であろう．しかしこの常識を実際の治療でていねいに行うのは容易ではなく，技量も問われるし時間も要する．この困難さが行動療法において理論が先行し実践が追いつかない理由のひとつである．それらの事情は，行動療法の先進国である英米にも共通で，行動療法を普及するために専門家の治療を標準化して非専門家や患者自身に効率よく提供する試みがなされるようになった．例えば食行動異常に対しても，自己学習教材による自己治療（Fairburn, 1995）から，自己学習教材を治療者と患者の共通の治療指針として用いる方法（Treasure, et al, 1996）まで種々の試みがなされている．生活習慣変容においてもその挑戦は例外ではなかった．そこで，次にコンピュータを活用した生活習慣改善法を概観し，筆者らが開発したプログラムとその効果検証を紹介する．

3. コンピュータを活用した生活習慣改善

 習慣改善のコンピュータ化研究は，1980年代後半より禁煙指導や運動促進，食事改善，体重コントロールで積極的になされるようになり，1990年代には具体的な成績が報告されてきた．しかしその多くの治療構造は，Prochaska (1983) のステージ理論で知られる習慣変容への準備性に基づく比較的単純 (Shiffman et al., 2000) なものであった．また，実用化以前の研究段階のプログラムは介入期間も長く，対面指導が加わったものが多い．日本でも情報技術の進歩と健康意識の高揚を背景に，1990年後半には複数の企業が健康関連のコンピュータプログラムの商品開発を手がけ，2004年3月現在で15種以上のサービスが市場に出回っているが，その効果を検証した研究は少ない（足達ら，2001；山津ら，2003；足達ら，2004a）．

 筆者は，オムロンヘルスケア（株）（当時：現ヘルスケア・フロンティア・ジャパン（株）に再編成）の要請により，1999年にコンピュータによる生活習慣改善支援プログラム（健康達人）の開発に着手した．以後情報技術者たちと共に「減量編」「糖尿病予防編」「高脂血症予防編」「高血圧予防編」「健康チェック編」「禁煙編」の6種を2002年までの3年間で作成した．以降順次プログラムの利用者や介入研究によってその効果の検証を行ってきている．そこで，以下に，そのプログラムのしくみと結果を紹介する．

3.1 健康達人生活習慣改善プログラムの概要

 本プログラムは紙媒体を用いた通信指導で，1月間に2回，質問票への回答を入力すると自動出力される個別助言が提供される．利用者は，小冊子で必要な知識を自己学習した後に，質問票上で習慣を自己評価しながら，改善する食事や運動などの具体的目標行動を自己設定し，助言を参考に目標行動を1カ月間セルフモニタリング（以下SMと略）する．個別助言は，コンピュータに質問票の回答を入力すると，個々の習慣改善の必要性や目標行動の妥当性についての助言が自動出力され対象者に提供される．したがって多数に均一の介入を比較的低コストで迅速に行うことが可能になっている．本プログラムにおけ

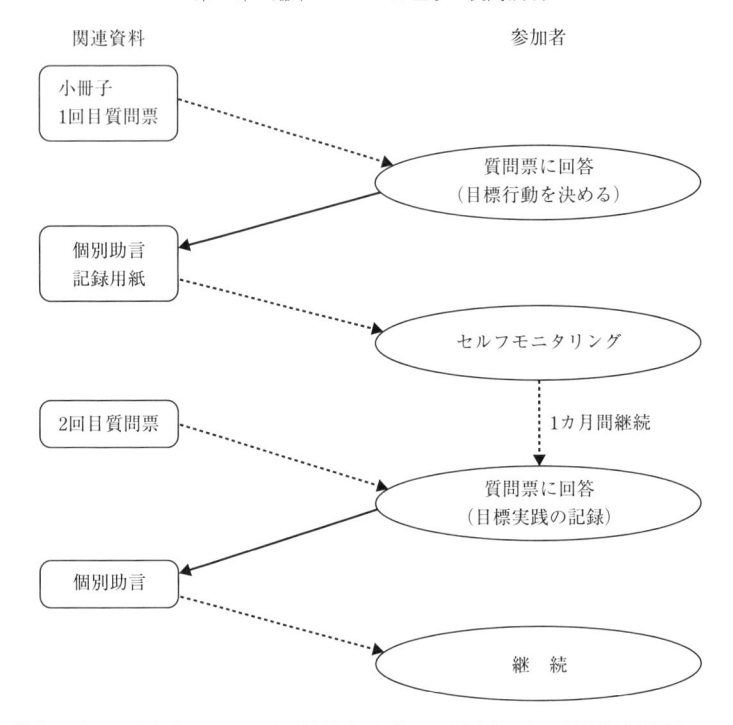

```
関連資料                          参加者

┌─────────┐
│ 小冊子   │·······┐
│ 1回目質問票│       ↓
└─────────┘    ╭──────────────╮
               │ 質問票に回答     │
               │（目標行動を決める）│
               ╰──────────────╯
┌─────────┐        ↓
│ 個別助言 │←──────┤
│ 記録用紙 │·······┐
└─────────┘        ↓
               ╭──────────────╮
               │ セルフモニタリング │
               ╰──────────────╯
                      ↓ 1カ月間継続
┌─────────┐        ↓
│ 2回目質問票 │·······┐
└─────────┘        ↓
               ╭──────────────╮
               │ 質問票に回答     │
               │（目標実践の記録）│
               ╰──────────────╯
┌─────────┐        ↓
│ 個別助言 │←──────┤
└─────────┘·······┐
                   ↓
               ╭──────────────╮
               │    継 続      │
               ╰──────────────╯
```

図1 情報の流れ 参加者が冊子を読み質問票に回答して郵送すると，個別助言が届く．それを参考に体重と目標のセルフモニタリングを1カ月間続ける．1カ月後に同様の応答が繰り返され，2度目の助言が届けられる（足達ら，2005）．

る情報の流れを，減量編を例にとり図1に示した．利用者は送られた小冊子を読み，質問に回答し，数種類の目標行動をきめて返送する．次に回答から自動出力された個別助言が届くので，それを参考に目標行動の達成の有無と体重の記録を毎日実行する．1カ月後に次の質問票が届き，それに回答して返送すると2度目の助言が届く．これは，筆者の対面での生活習慣改善の教育体験を，不特定多数対象の情報システムに再構築したものであった．つまり，必要不可欠の知識は小冊子に集約し，質問票の回答から対象者の系統的な把握を行い，目標行動の設定は多数の改善行動の具体例から自己選択させ，それらを体重とともにセルフモニタリングさせるという全過程を，非対面の文字情報のみで実行させるという挑戦的な試みであった．

3.2 効果検証の現状

本プログラムは,前後2回の質問票への回答から評価が可能になるよう作成し,減量編,高血圧予防編,高脂血症予防編の3種について,以下の段階を踏みながら順次効果の検証を行ってきた.それは,①最初に利用者における1カ月後の短期効果が確認できたら,②追跡調査により長期効果を検討し,③長期効果が確認できたら無作為割付対照試験(RCT)に進む,という3段階である.RCTは多大な労力と費用を要するのでその介入でほぼ確実な効果が期待できてから行うべきであると考えた.現在,減量編と高血圧予防編の2プログラムは他に先行して③まで終了した.高脂血症は①まで行い,それぞれ学会や論文で発表した.本章では公表済みの主な成績(表1)について概要を述べる.

① 利用者における成績

減量編では,利用者1530名において,1カ月後に体重で-1.22 ± 1.48 kg,BMIで-0.47 ± 0.57の減量($p<.001$)が得られ,食事と運動の改善者が80%に達し,目標行動実践者は85.8%と高率で,その減量は非実践者の3倍であった(足達ら,2005).これらより,本プログラムが習慣変容の実践を喚起し減量効果を生む可能性が示唆された.しかし減量では維持が最も困難な課題で治療期間は半年程度が標準とされるため,その維持が疑問であった.そこで新たに利用者848名を対象に追跡調査(回収率72.2%)によって,9カ月後に556名で1カ月後の減量(体重-1.01 ± 1.64 kg,BMIが-0.39 ± 0.62)の促進(-1.41 ± 2.79 kg,-0.55 ± 1.09;$p<.001$)と生活習慣の改善(穀類の減少,野菜と魚の増加,飲酒量の減少,歩行時間・20分以上の運動時間の増加,睡眠の満足感の増大;$p<.005$)を確認した(足達・山津,2004b).

高血圧編でも,同様に224名で1カ月後に平均で$-6.7/4.0$ mmHg($p<.0001$),130/85 mmHg以上の血圧高値群117名では,$-9.0/5.2$ mmHg($p<.0001$)降圧し,その10カ月後の追跡調査(回収率87.9%)における長期維持も良好であった(足達・山津,2005).また,初回助言のみの介入でも追跡調査で上記よりはやや劣るが,ほぼ同等の降圧と習慣改善が認められた(山津ら,2006).

表1 健康達人生活習慣改善プログラムの成績

プログラム	対象	短期効果 (1ヵ月後)	長期効果 (9~10ヵ月後)	生活習慣	出典
利用者における成績					
減量編	全体 (1530名)	体重 −1.22 kg BMI −0.47 kg/m²	—	食事と運動が改善したと評価 75% 少なくとも1つ以上目標を五割以上達成した者 84%	足達・山津・足達他 (2005)
減量編	BMI25以上の肥満者 (215名)	体重 −1.45 kg BMI −0.55 kg/m²	(9ヵ月後) 体重 −1.85 kg BMI −0.71 kg/m²	食事や運動など8つの行動が全て改善	足達・山津 (2004)
高血圧予防編	全体 (127名) ≧135/80の血圧高値者 (100名)	(全体) −6.4/−3.9 mmHg (高値) −8.7/−5.5 mmHg	(10ヵ月後) (全体) −5.8/−3.2 mmHg (高値) −8.8/−5.3 mmHg	終了時には15項目中9項目が改善し、内9項目が維持	足達・山津 (2005)
高血圧予防編	全体 (236名) ≧130/85の血圧高値者 (217名)	—	(10ヵ月後) (全体)終了群*¹ −8.8/−6.5 mmHg 1回群*³ −5.5/−4.2 mmHg (高値)終了群 −10.1/−7.0 mmHg 1回群 −6.9/−4.9 mmHg	10ヵ月後には全体で3項目の習慣が改善し、終了群の習慣改善数が1回群より多かった	山津・足達他 (2006)
RCT					
減量編	BMI23以上の肥満女性 (205名)	体重:KM群*¹ −1.1 kg K群*¹ −0.9 kg BM群*¹ −0.5 kg B群*¹ −0.3 kg BMI:KM群 −0.5 kg/m² K群 −0.4 kg/m² BM群 −0.2 kg/m² B群 −0.1 kg/m²	(7ヵ月後) 体重 KM群 −2.9 kg K群 −2.2 kg BM群 −1.6 kg B群 −1.4 kg BMI KM群 −1.2 kg/m² K群 −0.9 kg/m² BM群 −0.7 kg/m² B群 −0.6 kg/m²	KM群の歩数の増加幅は、3ヵ月後 K、BM、およびB群より、7ヵ月後はB群より大きかった	Adachi, Sato, et al. (2007)
減量編	BMI23以上の肥満男性 (52名)	体重 行動群*² −1.1 kg 読書群*² −0.3 kg BMI 行動群 −0.4 kg/m² 読書群 −0.1 kg/m²	(3ヵ月後) 体重 行動群 −2.2 kg 読書群 −1.3 kg BMI 行動群 −0.8 kg/m² 読書群 −0.5 kg/m²	行動群の歩数の増加幅が読書群より約2~3倍大きかった	山津、足達 (2005)

*¹ KM群:KTP＋自己監視6ヵ月、K群:KTP を実施した群、BM群:KTP＋自己監視6ヵ月、B群:読書療法のみ
*² 行動群:KTP＋健康達人の個別助言を2回、1回群は1回だけ受ける、読書群:読書療法群である
*³ 終了群は健康達人の個別助言を2回、1回群は1回だけ受け終了時の質問表には回答しなかった者

表 2 各群の形態指標の変化

	月	KM 群 (n=36) Mean (SD)		K 群 (n=44) Mean (SD)		BM 群 (n=53) Mean (SD)	B 群 (n=50) Mean (SD)	F
体重（kg）	1M	−1.1 (1.2)		−0.9 (1.1)	b,c	−0.5 (0.8)	−0.3 (0.9)	6.13**
	3M	−2.3 (2.0)	b,c	−1.7 (1.9)		−1.3 (1.5)	−1.1 (1.5)	3.94**
	7M	−2.9 (2.7)	b,c	−2.2 (3.0)	d	−1.6 (2.1)	−1.4 (2.4)	2.90*
BMI（kg/m²）	1M	−0.47 (0.49)	b,c	−0.38 (0.42)	b,c	−0.20 (0.34)	−0.14 (0.38)	6.27**
	3M	−0.93 (0.85)	b,c	−0.69 (0.73)		−0.53 (0.64)	−0.44 (0.60)	3.96**
	7M	−1.22 (1.16)	b,c	−0.86 (1.15)	d	−0.68 (0.88)	−0.57 (0.93)	3.13*
体重減少率（%）	1M	−1.8 (1.9)	b,c	−1.5 (1.6)	b,c	−0.8 (1.3)	−0.5 (1.4)	6.24**
	3M	−3.6 (3.3)	b,c	−2.6 (2.8)		−2.0 (2.5)	−1.6 (2.3)	4.15**
	7M	−4.7 (4.5)	b,c	−3.3 (4.3)	d	−2.6 (3.4)	−2.2 (3.5)	3.19*
減少率#（%）	1M	−13.0 (15.2)	b,c	−10.8 (12.9)	b,c	−5.7 (9.8)	−4.1 (10.7)	5.34**
	3M	−26.6 (25.6)	a,b,c	−18.7 (23.6)		−14.4 (18.4)	−11.5 (15.0)	4.19**
	7M	−35.0 (35.7)	a,b,c	−23.1 (32.7)	d	−18.3 (25.1)	−15.8 (25.3)	3.38*
		% (n)		% (n)		% (n)	% (n)	Chi-square
5%以上体重減少（%）	3M	30.6 (11)		20.5 (9)		17.0 (9)	10.0 (5)	6.04
	7M	38.9 (14)		31.8 (14)		24.5 (13)	20.0 (10)	4.35
7%以上体重減少（%）	3M	16.7 (6)		4.5 (2)		3.8 (2)	4.0 (2)	7.50†
	7M	19.4 (7)		15.9 (7)		7.5 (4)	10.0 (5)	3.51

† p＜.10, * p＜.05, ** p＜.01
a vs K 群 p＜.1　b vs BM 群 p＜.05　c vs B 群 p＜0.05　d vs B 群 p＜.1
減少率とは、過剰体重に占める減少体重の比率のことである．

② 健康達人減量編を用いた無作為割付対照試験

健康達人減量編（以下 KTP と略）における利用者の成績は，参加者の30〜40%に相当する2回の質問票に回答した終了者の自己報告であることから，選択バイアスと数値の信頼性についての課題が残った．そこで，上記の成績の科学的根拠を得ることを主目的に本格的な無作為割付対照試験（Adachi et al., 2007）を行った．具体的な研究課題は，① KTP の1カ月後の短期効果が6カ月後まで維持されるか，② KTP のセルフモニタリング（SM）を継続すると効果が促進されるか，③体重と歩数の SM の特異的な減量効果はあるか，④ KTP の小冊子の読書療法だけでどの程度減量するか，の4点であった．

対象者の募集は，2002年1月新聞広告により行い，応募者997名から女性205名（平均年齢：46.2±9.5歳，BMI：26.1±1.5）を選出した．条件は年齢が20〜65歳で，BMI≧24 または BMI≧23 で健康上減量が望ましい者とし，BMI≧30，重篤な医学的・精神的問題，運動不能な整形外科的問題を有する者，妊娠予定者を除外した．この205名を無作為に，① KM 群46名：KTP＋6カ月間の体重，行動，歩数の SM，② K 群47名：KTP のみ，③ BM 群58名：読書療法＋7カ月間の体重，歩数の SM，④ B 群54名：読書療法のみ，の4群に分け，7カ月後に全測定値が得られた183名（KM 群36名，K 群44名，BM 群53名，B 群50名）の減量と習慣改善を検討した（図2）．その結果，1カ月後の BMI と体重の変化は KM 群，K 群，BM 群，B 群の順に大きく（KM 群 $-0.43\,\mathrm{kg/m^2}$，$-1.07\,\mathrm{kg}$，K 群 $-0.38\,\mathrm{kg/m^2}$，$-0.95\,\mathrm{kg}$，BM 群 $-0.21\,\mathrm{kg/m^2}$，$-0.51\,\mathrm{kg}$，B 群 $-0.13\,\mathrm{kg/m^2}$，$-0.32\,\mathrm{kg}$），7カ月後には4群ともその2〜3倍程度減少した．群間の比較では，1カ月後は KM 群，K 群が BM 群と B 群よりも，3カ月後，7カ月後は KM 群が BM 群，B 群よりも有意に大きかった（図3）．体重減少率（減少体重/初期体重%），減少率（減少体重/過剰体重%），5%以上減少者および7%以上減少者の比率は表2のとおりで，KM 群，K 群が他の2群よりも優っていた．食習慣では9項目中7項目，身体活動性では5項目中4項目に改善が認められ，身体的自覚症状や気分なども改善した．KM 群の歩数の増加が他の3群より大きかった他は，群間の差は認められなかった．以上より，KTP の利用者での前述の成績を裏付けることができ，KTP に SM を継続させると効果を改善できること，また小

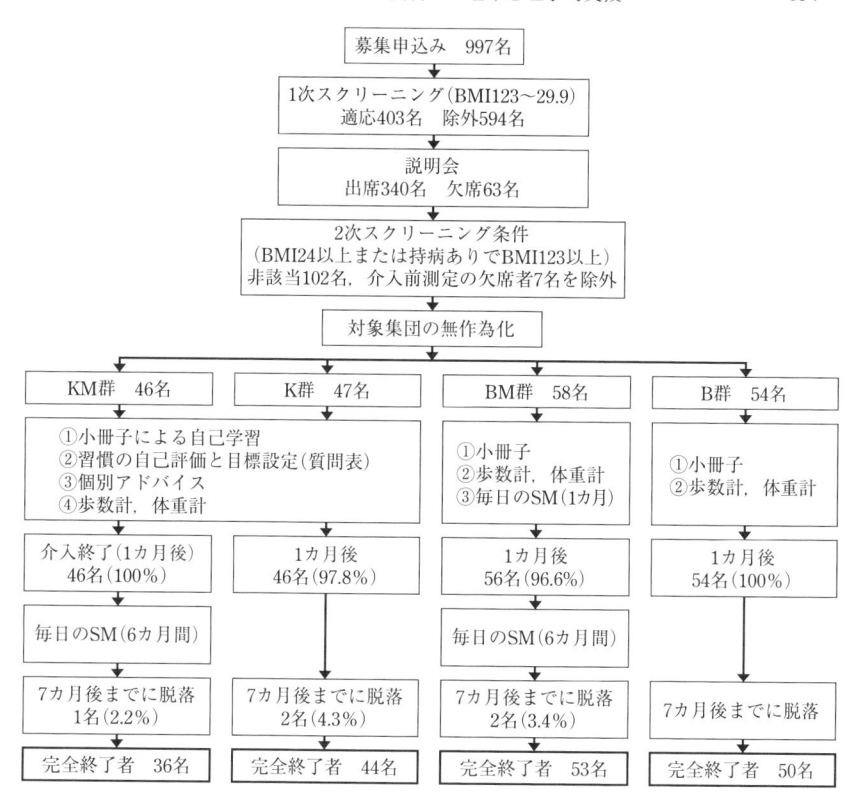

第7章　生活習慣病への臨床心理学的支援　　157

```
                    募集申込み　997名
                           ↓
              1次スクリーニング(BMI123～29.9)
                適応403名　除外594名
                           ↓
                        説明会
                  出席340名　欠席63名
                           ↓
                  2次スクリーニング条件
            (BMI24以上または持病ありでBMI123以上)
            非該当102名，介入前測定の欠席者7名を除外
                           ↓
                   対象集団の無作為化
    ┌──────────┬──────────┼──────────┬──────────┐
    ↓          ↓          ↓          ↓
 KM群 46名    K群 47名    BM群 58名   B群 54名
 ①小冊子による自己学習  ①小冊子    ①小冊子
 ②習慣の自己評価と    ②歩数計，体重計  ②歩数計，体重計
   目標設定(質問表)   ③毎日のSM(1カ月)
 ③個別アドバイス
 ④歩数計，体重計
    ↓          ↓          ↓          ↓
 介入終了(1カ月後)  1カ月後     1カ月後     1カ月後
 46名(100%)    46名(97.8%)  56名(96.6%)  54名(100%)
    ↓                     ↓          ↓
 毎日のSM(6カ月間)           毎日のSM(6カ月間)
    ↓          ↓          ↓          ↓
 7カ月後までに脱落 7カ月後までに脱落 7カ月後までに脱落 7カ月後までに脱落
 1名(2.2%)     2名(4.3%)    2名(3.4%)
    ↓          ↓          ↓          ↓
 完全終了者 36名  完全終了者 44名  完全終了者 53名  完全終了者 50名
```

図2　介入研究の流れ　Adachi, et al.（2007）より改変

```
 (kg)   介入前    1カ月後    3カ月後    7カ月後
  0.0 ●─────●─────────●───────────●
          ＼＼ ＼●────────●───────────●
           ＼ ＼＼ ▲
 -0.5       ＼ ＼ ＼▲────────▲───────────▲
             ＼ ＼  ＼
 -1.0         ＼ □   ●
                ＼    ＼
                 ＼    ＼□
 -1.5             ＼     ＼────────□
                   ◇     ＼
                    ＼     ＼
 -2.0                ＼     □
                      ＼
                       ＼
 -2.5                   ◇
                          ＼
                           ＼
 -3.0                       ◇
 -3.5
   -◇- KM群 (36名)
   -□- K群  (44名)
   -▲- BM群 (53名)
   -●- B群  (50名)
```
体重変化

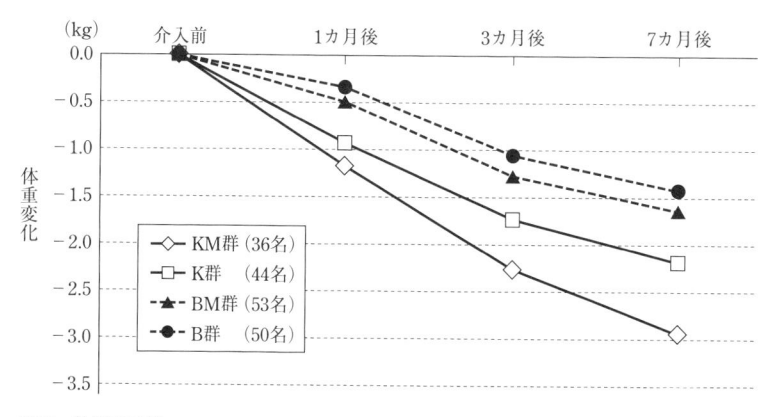

図3　体重の変化

冊子による読書療法のみでも観察を継続すればわずかだが減量できること，体重と歩数のSMの特異的な効果は認められないことが明らかとなった．本プログラムの減量効果は臨床上意味があるほど大きくはないが，葛谷（2000）の糖尿病大規模介入研究の強力介入群での1年後 −1.7 kg に匹敵する成績であり，公衆衛生的な意義は高いと考えた．

4. システム設計と効果検証からの考察

本プログラムは，筆者と情報技術者らの共同作業により作成された．試行なしのぶっつけ本番で不特定多数対象にプログラムを実用化することは一種の冒険であり，教育コンテンツと情報技術の他に倫理上，情報セキュリティ上，経済上の多くの解決すべき課題があった．しかし，逆に商品化が目的であったからこそ膨大な開発費用とエネルギーの投入が可能であったともいえる．減量へのコンピュータ利用研究は足達（2005）によると，1980年代に携帯COMを用いたAgrasとTaylorらが先駆け（Agras, et al., 1990 ; Taylor, et al., 1991），1990年代に入りHarvey-Berino（1998）の双方向性のテレビ治療，Wylie-Rosett（2001）らのタッチパネル上で行う完全非対面プログラム，Tateらのウェブサイト上の情報とE-mail相談による介入（Tate, et al., 2001 ; 2003）やHarvey-Berinoら（2004）の維持へのWEB介入などに発展したが，その多くがBMI>30の肥満者を対象にしており，Wylie-Rosettら（2001）以外は，全てITを治療の一部として用いている．情報技術の進歩はめざましくその活用による公衆衛生的意義が主張されるものの，IT研究の多くは実験段階であって本格的な実用化には至っていないのが実情といえる．KTPも商業サービスとして普及させるためには，それを欲する消費者に届ける手段，保健指導現場の実情に適合させた使用法の検討等，多くの課題がある．しかしKTPの成績は現段階では期待以上であり，筆者にとっては行動療法の思考過程を意識化できた貴重な体験であった．本プログラムのシステム化にあたり，見えない対象者の関心や意欲を喚起し，実行を文字情報のみで促すための留意点は以下のとおりであった．つまり，①利用者の感情や思考の反応の最大公約数を予想し，②相手に理解させたいこと，実行させたい行動を明確に具体化し，③それらを刺

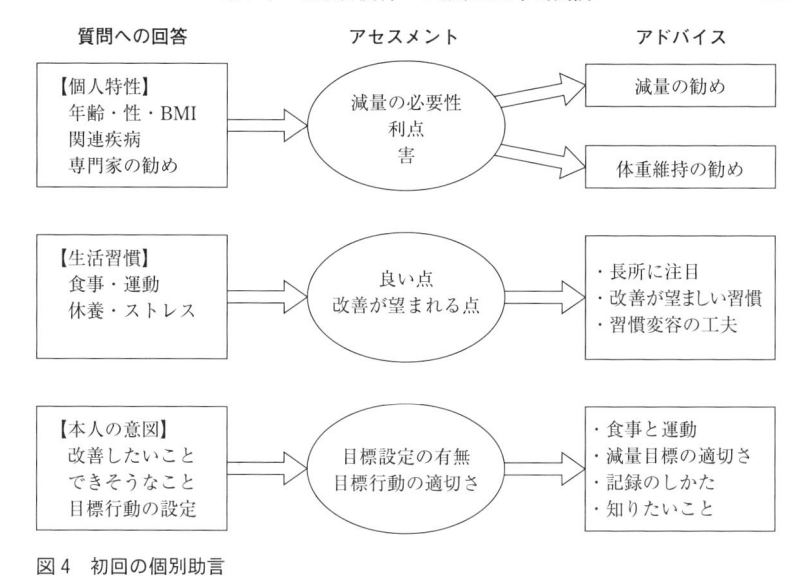

第7章　生活習慣病への臨床心理学的支援

質問への回答	アセスメント	アドバイス
【個人特性】 年齢・性・BMI 関連疾病 専門家の勧め	減量の必要性 利点 害	減量の勧め 体重維持の勧め
【生活習慣】 食事・運動 休養・ストレス	良い点 改善が望まれる点	・長所に注目 ・改善が望ましい習慣 ・習慣変容の工夫
【本人の意図】 改善したいこと できそうなこと 目標行動の設定	目標設定の有無 目標行動の適切さ	・食事と運動 ・減量目標の適切さ ・記録のしかた ・知りたいこと

図4　初回の個別助言

激と反応の関数の細かな行動連鎖とみなして，④望ましい反応が起きやすいように言語メッセージを送ることであった．例えば，小冊子は対象者に「開かせ，見させ，最後まで読ませ，理解させる」ためには，質問票は「質問を即座にわからせ，最後まで記入させるには」どうすべきかという問題解決の視点から，文章だけでなく，色彩やデザインも検討を重ねた．また調査研究に際しても，被調査者の心理行動を細かく予測して，まず封筒を開封させることからはじめその表記法から封緘までを工夫した．その結果，いずれも回収率は70〜80％と予想以上であった．このように細かな目標を明確にし，望ましい行動を生じやすくすることが，教育介入にも研究にも必要とされる行動的視点であるように思う．これらの経験から，図4に示したような情報コンテンツの作成は治療技術の意識化であり，治療者の行動の確認と自覚であるという発見があった．臨床における治療も，患者との意思疎通によって得られた情報から評価・診断という仮説を立て，それを治療結果で検証する作業であり，治療技術の向上にはこの仮説―検証の繰り返しが欠かせない．

5. 結語に代えて

健康と疾病コントロールで患者自身の「行動」が鍵を握り，情報技術やメディアが発達した現状での保健指導者の役割は，専門情報の保有から，個々人に適切な情報を選択，有効活用させ，望ましい行動を喚起，強化することにシフトしてきた．そこでは，その人の「生活」や生き方が問題となるため，病原への対応といった医学的接近だけではなく多方面からのチームワークによる心理教育的接近が必要になってくる．その際，行動療法は治療の標準化あるいは共通の治療指針作成に有用であるし，専門治療の情報技術化は従来それを入手しにくかった患者や家族や保健医療関係者に届けることを可能にする．理論的にはウェブプログラムでさらに対面治療に近づくことができるし，標準プログラムを治療手段とすることで，治療効果の促進だけでなく保健指導者の行動療法学習も図れる．さらにその結果の蓄積は，治療法を発展させる可能性もある．

［2006年］

足達淑子・山津幸司・大河内満ら　2001　高血圧者に対するコンピュータを用いた生活習慣改善．健康支援，3，1-10．
足達淑子（編）　2003　ライフスタイル療法　第2版．医歯薬出版．pp. 2-16．
足達淑子・田中雅人・山津幸司ら　2004a　高血圧者に対するコンピュータを用いた生活習慣改善（第三報）．健康支援，6，117-122．
足達淑子・山津幸司　2004b　肥満に対するコンピュータを用いた健康行動変容プログラム．肥満研究，10，31-36．
足達淑子・山津幸司・足達教ら　2005　減量希望者の心理行動特性と習慣変容．日本病態栄養学雑誌，8，39-48．
足達淑子・山津幸司　2005　行動変容に対する個別助言をコンピュータ化した高血圧予防プログラム（第1報）．行動医学研究，11，14-22．
足達淑子　2005　コンピュータを用いた非対面減量研究．肥満研究，11，326-327．
Adachi, Y.　2005　Behavior therapy for obesity. *Japan Medical Association Journal*, 48, 539-544.

Adachi, Y., Sato, C., Yamatsu, K., et al. 2007 A randomized controlled trial on the long-term effects of a one-month behavioral weight control program assisted by computer tailored advice. *Behaviour Research and Therapy*, 45, 459–470.

Agras, W. S., Taylor, C. B., Feldman, D. E., et al. 1990 Developing computer-assisted therapy for the treatment of obesity. *Behav Ther*, 21, 99–109.

Fairburn, C. G. 1995 *Overcoming binge eating*. The Guilford Press.

Harvey-Berino, J. 1998 Changing health behavior via telecommunications technology. *Behav Ther*, 29, 505–519.

Harvey-Berino, J., Pintauro, S., Buzzell, P., & Gold, E. C. 2004 Effect of internet support on the long-term maintenance of weight loss. *Obesity Research*, 12, 321–329.

健康日本 21 企画検討会，健康日本 21 計画策定検討会 2000 21 世紀における国民健康づくり運動（健康日本 21）について報告書．

葛谷英嗣 2000 ハイリスク者を対象とした生活習慣介入によるインスリン非依存型糖尿病の予防に関する研究．厚生科学研究費補助金健康科学総合研究事業平成 12 年度総括・分担研究報告書．pp. 1–13.

メタボリックシンドローム診断基準検討委員会 2005 メタボリックシンドロームの定義と診断基準．日本内科学雑誌，94，794–809.

日本動脈硬化学会（編） 2002 動脈硬化性疾患診療ガイドライン 2002 年版．日本動脈硬化学会，1–55.

日本高血圧学会高血圧治療ガイドライン作成委員会（編） 2004 高血圧治療ガイドライン 2004．日本高血圧学会．

日本糖尿病学会（編） 2004 科学的根拠に基づく糖尿病診療ガイドライン．南江堂．

Prochaska, J. O. 1983 Stages and processes of self-change of smoking : Toward an integrative model of change. *Journal of Consulting and Clinnical Psychology*, 51, 390–395.

Shiffman, S., Paty, J. A., Jeffery, M. R., Michael, E. D. M., & Gitchell, J. 2000 The efficacy of computer-tailored smoking cessation material as a supplement to nicotine Polacrilex Gum Therapy. *Archives of Internal Medicine*, 160, 1675–1681.

Tate, D. F., Wing, R. R., & Winett, R. A. 2001 Using internet technology to deliver a behavioral weight loss program. *Journal of American Medical Association*, 285, 1172–1177.

Tate, D. F., Jackvony, E. H., & Wing, R. R. 2003 Effects of internet behavioral counseling on weight loss in adults at risk for type 2 diabetes. *Journal of American Medical Association*, 289, 1833-1836.

Taylor, C. B., Agras, W. S., Losch, M., et al. 1991 Improving the effectiveness of computer-assisted weight loss. *Behav Ther*, 22, 229-236.

Treasure, J., Schmidt, U., Troop, N., et al. 1996 Sequential treatment for bulimia nervosa incorporating a self-care manual. *British Journal of Psychiatry*, 168, 94-98.

山津幸司・足達淑子・大河内満ら 2003 高血圧者に対するコンピュータを用いた生活習慣改善（第二報）．健康支援，5，130-136．

Wylie-Rosett, J., Swencionis, C., Ginsberg, M., et al. 2001 Computerized weight loss intervention optimizes staff time. *Journal of American Dietetic Association*, 101, 1155-1162.

山津幸司・足達淑子 2005 男性に対する非対面の行動的減量プログラムを用いた無作為介入試験．肥満研究，11，71-76．

山津幸司・足達淑子・羽山順子ら 2006 行動変容に対する個別助言をコンピュータ化した高血圧予防プログラム（第二報）．行動医学研究，12，15-24．

トピックス 2

不眠症の認知行動療法

大矢幸弘

1. 文明化と不眠症

文明国の人々はかつて人類が経験したこともないほどの人工的な環境のなかで暮らすようになり，主たる病気の種類が大きく変化した．どの国も文明化に伴い，生活習慣病が蔓延し，アレルギー疾患が急増した．これらの疾患に勝るとも劣らぬほど多くの文明人を苦しめているのが不眠症である．その数は米国では6000万人とも7000万人ともいわれる．本来は快適な環境と生活を提供するはずの文明が多くの人々に不眠症をもたらしている．自動車，高速鉄道，飛行機など文明の利器によってわれわれの生活はずいぶん便利になった．しかし，こうしたスピード化はより大量の情報暴露や競争そして急激な変化によるストレスを生み出す．そして，一瞬の不注意が大惨事につながる．不眠症の人が運転する車は交通事故に遭う確率が高く，公共の輸送機関の運転に携わる人々の不眠症は本人だけの問題ではない．また，文明社会のインフラ部分でもコンピューター制御が至るところで人々の生活を支えており，不眠症の患者の一瞬の誤操作によって都市機能の麻痺や大事故がもたらされる危険性がある．マスコミの誌面を賑わす大事故が連日のように地球のどこかで起こっているが，不眠症という問題が背後に潜んでいる可能性は低くない．

不眠は非常に多くの人が経験する病気（症状）ではあるが，わが国では不眠のみを主訴として医療機関を受診する人の割合は高くないようである．ただし，別の病気で受診したついでに，睡眠薬を処方してもらう人は多い．その他の人々も，病院を受診しないまでも，薬屋で睡眠薬を買ったりアルコールの力を借りようとしたりする程度の不眠症ならよく経験する．ただ，長期に続く場合は本人や家族の生活の質（QOL）に影響し深刻な問題となる．先進国での睡眠薬の販売量は膨大であるが，長期の連用は嗜癖性をもたらす懸念がある．不眠症は現代文明がもたらした生活習慣やストレスによるところが大であるならば，薬物療法よりも，もっと根本的な解決方法があるのではないのだろうか．特に行動変容やストレスマネジメントが必要な疾患の治療に効果を輩出している認知行動療法こそ不眠症の治療の王道と言

えるのではないか．このコラムでは，この問題に長年真正面から取り組んできたハーバード大学の心理学者であるJacobs博士の仕事を紹介し，現代医療の抱える問題点とその対策への取り組みに行動科学的なアプローチがいかに重要であるかを明らかにしたい．

2. ハーバードの心理療法家

1994年の春，訪問したハーバード大学Mind/Body Medical InstituteでJacobsは不眠症のプログラムを担当していた．Mind/Body Medical Instituteはリラクセーション反応を発見したBenson博士が創設した行動医学の治療・研究機関で，当時はNew England Deaconness HospitalのDepartment of Behavioral Medicineにあった．この施設では，不眠症のほかにもBensonの専門である循環器疾患（冠動脈疾患）患者へのリハビリテーションプログラムやがん・疼痛への緩和プログラム，不妊症や総合ストレス対策プログラムなど数多くの行動医学的介入プログラムが行われていた．数十名のスタッフのなかで常勤の医師は所長のBensonだけで，臨床部門を担っていたのはJacobsのような心理士か看護師をはじめとするコメディカルであった．そして，研究部門の中核を担っていたのはニューヨーク州立大学教授のFriedman（故人）やJabobsを中心とする心理学者であった．

リラクセーション反応はBensonがTranscendental Meditaion（TM：超越瞑想）のグループから依頼を受けて研究を行い発見した経緯がある．その後，ダライラマとの瞑想の共同研究や中国の気功調査の初の公式訪問を行うなど，代替医療（オルタナティブ医療）との接点があり，スタッフの多くはヨガや瞑想そして代替医療に興味を持っていた．しかし，Mind/Body Medical Instituteは代替医療を行う施設ではなく，あくまで行動医学の施設であるという姿勢を貫いており，出来る限りアカデミックであることをBensonは望んでいた．瞑想や代替療法が流行るのは日本だけでなく，欧米先進国にはある程度共通した現象と思われるが，医療において行動医学と民間療法を区別する基準はEBM（Evicence Based Medicine）であろう．精度の高い介入研究に裏打ちされた医療を行っているかどうかが，その分かれ道にある．ボストンの滞在中に開催された米国行動医学会に参加したときに得た印象は，とても強烈なものであった．民間療法のようなことを行っていながら，厳密な比較研究によってその有効性を実証していく姿勢は当時まだ日本の学会ではあまり感じられないものであった．動物実験や細胞実験などのベンチワークが研究であり科学であると考えていた筆者に，本当の科学的な臨床研究のありかたを教えてくれたのである．その後数年してEBMブームが起き，日本の臨床研究にも大きな転機が訪れることになった．

1990年代の米国では，心理士が医療現場に積極的に進出し，次々に（認知）行動療法の有効性を高いエビデンスで実証し，医療現場で働く心理士の数はうなぎのぼりのカーブを描いていた．そして，彼らと話して最も驚いたことは，まともに話が通じることであった．決して英語が堪能ではない筆者が米国の心理士とまともに心理療法の話なんかできるかという不安を抱えていたのだが，全くの杞憂であった．米国の医療現場で働く心理士は論理的な会話をするので日本よりも遥かに話がよく通ずる．なにしろ，言葉でごまかすだけで患者の症状が改善しないような心理士や医師には保険会社は治療費を払ってくれないのである．当時すでに精神分析医の大半は仕事を失い，代わって行動科学を専門とする心理士が医療現場を席巻し始めていた．かつて一世を風靡した精神分析は自費で一部の金持ちだけが受けることのできる趣味となり，ストレスマネジメントの世界は行動医学，代替療法，宗教の三つ巴の時代に突入していた．

3. 行動医学による不眠症の治療プログラム

では，Jacobsが行っている不眠治療のためのプログラムとはどのようなものであろうか．

不眠症プログラム（Insominia Program）の参加者は約2カ月に及ぶ週1回2〜3時間のグループ治療と個別のカウンセリングを受けていた．筆者が見学したときの参加者は10名前後だったように記憶している．ほとんどの患者が睡眠薬を常用していた．初回のオリエンテーションでは，参加者の自己紹介が行われ，治療期間中毎日記録する睡眠日誌が渡される．これがベースライン調査およびアウトカム評価の資料となる．項目は，毎日の就寝時刻，眠りに落ちるまでに要した時間（分），夜間に睡眠が中断した回数とその時間（分），全睡眠時間（分），朝目覚めた時刻とベッドから起き上がった時刻，さらに，睡眠困難感，睡眠の質，就寝時の体の緊張や心の活性度，などであった．これに加えて，服用している睡眠薬の量や種類も記録する．不眠症にも種類があり，床についてから寝入るまでに30分以上を要するSleep onset Insominia，夜中に30分以上覚醒してしまうSleep-maintenance insominia，そして睡眠によって疲れがとれないPoor quality of sleepである．これらは睡眠日誌をつけることで判別することができる．

参加者に最初に与えられる情報は，睡眠衛生（Sleep hygiene）と呼ばれる睡眠の生理学的知識である．睡眠に関する情報には，思い込みや誤解が多いので科学的な情報を提供することが欠かせない．これがなくては認知行動療法における認知の修正は不可能である．

3.1 Sleep Hygiene education, Sleep restriction, Stimulus control

また，睡眠には4段階あり，浅い2段階の睡眠と深い2段階の睡眠がある．第一段階の浅い睡眠はいわゆるうたたねに入ったばかりのところで，軽い刺激によって容易に目覚めるので，眠っていたと認識していないことが多いが，これも睡眠である．そして第2段階の睡眠に入り30〜40分すると，深い睡眠段階に入る．この段階の特徴は脳波にデルタ波と呼ばれる除波が出現し，心拍数や呼吸数の減少，体温の低下など身体活動が最も低下した状態になる．この段階からは容易に覚醒することはできない．この段階で子どもを無理やり起こすと寝ぼけてわけがわからない行動をすることがある．この深い睡眠が45分ほど続いた後，脳波上は第2ステージに近いレム睡眠と呼ばれる第4ステージに入る．眼球運動が盛んになり，この段階で起こすと夢を見ている場合が多い．

加齢に伴って深い睡眠ステージの時間が減少し浅い睡眠のステージが増える．浅い睡眠のステージでは刺激で覚醒しやすく，しっかり寝た感じが得られないことがあるため，老人は不眠の訴えが多い．しかしほとんどの人は自分が認識しているよりも多く眠っているのである．

体温の日周リズムと睡眠には関係があり，体温の日内変動が少ないと深い睡眠が得られにくい．人間の体温は1日に1度から1度半の変動があり，午後最も高くなる．運動をしていない人は筋肉からの発熱が少ないため日内変動が少なく不眠になりやすい．また，最高体温に達する時間が早すぎたり遅すぎたりする人も不眠になりやすい．時差ぼけで不眠になるのはこのためである．運動を不眠の克服に利用する場合には床に着く3時間から6時間前に行うのがよい．あまりに直前の運動はかえって刺激となるからである．また，運動と同じく体温のコントロールによる不眠の克服に利用できるのが入浴である．これは床に就く2時間前がよい，入浴後には体温が低下し始めやがて眠気をさそうことになる．

生理学的観点から不眠を克服するのには次のことを心がける．毎日朝は決まった時間に起きて太陽の光を浴びる．週末だけ遅く起きると体温リズムがおくれて日曜日の夜は不眠症になりやすい．それから寝床で過ごす時間を減らし就寝前の覚醒時間を増やしておく．起床の時刻から逆算し就寝する時間を決めておき，それまではなるべく起きているようにする．ただし，5時間半より短い睡眠時間は設定しないほうがよい．このことで睡眠効率を上げることができる．睡眠不足の翌日は眠気に襲われることが多いが，少し昼寝をするとすっきりする．この場合，45分以上してはいけない．また午後4時以降は避けるべきである．10分か15分程度の短い睡眠は，疲労をとりそのあとの活動性を高めるが夜の睡眠を妨げることはない．また，寝室は眠るために使用しテレビを見たり仕事をしたりしないほうがよい．睡眠を妨

げる刺激を寝室に持ち込まないほうがよいのである．

カフェインには覚醒作用があるため，寝る前には飲まないほうがよいことを知っている人が多いが，アイスクリーム，ヨーグルト，ココア，チョコレート，などの食べ物にも含まれているので注意したほうがよい．また，偏頭痛の薬や鎮痛剤にも含まれている．ニコチンにもカフェインと同じような作用があり不眠をもたらしやすい．喫煙者は禁煙支援を受けるのがよいであろう．また，アルコールを睡眠薬の代わりにしている人がいるが，これは間違いである．アルコールは眠りを誘うが，睡眠は浅くなり睡眠の後半には覚醒しやすくなる．深い睡眠を妨げるので不眠症の治療にとっては好ましくない．

3.2 睡眠薬

かつては，気軽に睡眠薬が処方された時代もあったが，短期間しか有効ではないことや副作用の懸念が広がり，米国での医師の処方は大幅に減少した．しかし1990年代に入り，メラトニンに代表される新しい睡眠薬が医師の処方なしで気軽に購入することが可能となり売り上げを伸ばしている．睡眠薬は認知や行動などの内因的な不眠症の原因を取り除くものではなく，あくまでも対症療法に過ぎない．将来どんなに理想的な薬が開発されようとも，その本質は変わらない．

睡眠薬は大まかに次の3種類に分類される．ベンゾジアゼピン系抗不安薬，抗うつ薬，市販品（抗ヒスタミン薬や合成メラトニンなど）である．ベンゾジアゼピン系の薬の多くは抗不安薬として発売されている．しかし，医師からはしばしば睡眠薬として処方される．この系統の薬は脳の活動を低下させ脳波もよりゆっくりとしたパターンになりステージ2の睡眠を増やす．したがって，使いはじめには睡眠の導入にある程度の効き目があるが，1カ月以上効き目が持続するというエビデンスはなく，むしろ慣れが生じて効かなくなる．

しかし，脳波上は睡眠薬を飲む前とおなじような不眠に戻っていても，薬の副作用で意識水準が下がり，記銘力が低下しているため，そのことを覚えておらず薬に効果があると思い込んでいることが多い．また，半減期の長い薬は翌日まで効果が残ることから，薬をやめると禁断症状がでるため薬物依存症になりやすい．半年も睡眠薬を毎日飲んでいる人がいるが，とっくに睡眠薬としての効果は消失し依存や脳活動の低下などの副作用だけが残っているのだが，本人はこれがないと眠れないと思い込んでいることが多い．

抗うつ薬は，脳の活動を低下させ，睡眠時間を長くする作用がある．また，ベンゾジアゼピン系のように深い睡眠の障害や身体的な依存や不眠へのリバウンドなどの副作用がない点では優れている．したがって，最近ではベンゾジアゼピン系のかわりに睡眠薬として処方されることが多くなっている．しかし，日中でも脳の覚醒

レベルを下げ，心理的な依存をきたし，一部の人には耐性が生じて効かなくなる．

市販品の睡眠薬では，抗ヒスタミン薬と合成メラトニンがよく売れている．前者は，鼻水止めやかゆみ止めの作用があり本来は風邪薬や抗アレルギー薬としても開発されたものである．抗ヒスタミン薬には眠気を誘う副作用があり，それで睡眠薬として売られているのである．しかし，砂糖水のようなプラセボ（効果のない偽薬）に比べて不眠症の治療に有効であるというエビデンスはなく，日中の眠気や心理的依存，そしてレム睡眠の障害などの副作用がある．メラトニンは人間の体に存在する自然のホルモンで夜暗くなると分泌が増えて眠気をさそう．また抗がん作用があるとの説もあり健康サプリメントとしても売られている．しかし，市販されている合成メラトニンは米国厚生省の法的規制外にあり純度は不明である．普通のひとの時差ぼけ解消に有効であるとの研究はあるが，不眠症の治療に有効であるとのエビデンスはなく，長期間使用時の副作用も不明である．オランダでは避妊の治療薬として試験が行われ，むしろ妊娠中に服用することで胎児への催奇形性が指摘されており，他の薬剤同様，妊婦には使用すべきではない．

以上のように，薬物療法の効果は短期間であり，連用による副作用を充分に認識すべきである．時差ぼけや突然の訃報などによるショックを和らげるために一時的に使用するに止め，薬物依存が生じないよう，不眠症の根本的な原因である認知や行動を変える努力をすべきである．

3.3　8時間睡眠神話

睡眠時間は8時間必要であるという思い込みにとらわれている人は多い．8時間寝なくては睡眠不足になるという思い込みがあると，8時間眠ることができなかった場合には睡眠不足や体調の悪さを感じることが多い．しかし，8時間睡眠が必要であるという科学的な根拠は全くない．米国の研修医は重労働で知られているが，週に90時間100時間働くのは当たり前で，8時間睡眠をとることは不可能である（現在は，このような状況は改善され週80時間の労働時間規制ができている）．また米国人の20％は6時間未満の睡眠しかとっておらず，3時間の睡眠でも大丈夫という人も存在する．現在のところ，さまざまな研究の結果からは，5時間半の睡眠時間で充分だという．これがコア睡眠である．

3.4　ネガティブストレス思考（NST）をポジティブストレス思考（PST）に変える

朝起きたときに，昨晩，寝床で眠れない間に浮かんできた考えや，日中不眠について浮かんだ考えを書き出す．まったく，困った，どうしようもない，などの言葉が並んでいないであろうか．それらの多くはネガティブストレス思考（Negative Stress Thought：NST）である．NSTは正確で合理的な考えであろうか．それらはポジティブストレス思考（Positive Stress Thought：PST）で置き換えること

ができる．例えば，NSTだと「とても眠りにつける気がしない」「睡眠薬がないと眠れない」「このままではまた眠れない夜になりそうだ」「自分の不眠症はだんだんひどくなる」「自分にはもっと睡眠が必要だ」「ああ，まだ起きているんだ」などとなるが，それに対してPSTでは，「自分はいつも早かれ遅かれ眠りについている」「自分が思っているより必要な睡眠時間は短い」「自分の睡眠は少しずつ改善されつつある」「これらのテクニックを学んだら，睡眠は改善されていくだろう」「わずかな時間眠っただけでも日中の活動は大丈夫だ」などと考える．NSTは非合理的な自動思考から生まれてくる．それらを意識的にPSTに置き換えることでNSTの影響を克服していく．

3.5 リラクセーション反応（RR）

リラクセーションは行動療法の領域では基本的な手技として確立しており，漸進的筋弛緩リラクセーションが主として用いられてきた．一方医学領域では自律訓練法の歴史が古く，自己催眠法を用いて誘導する．ベンソンが発見したRRはこれら以前からあるリラクセーションと同じく，TM（超越瞑想）の形式だけを採用した簡単な方法で誘導できるものである．すべての宗教の修行法の中にはRRを誘導するテクニックがあり，特に何とか法とかにこだわらず自分が好きな方法でやればよい．筆者が見学したセッションでは，Jacobsは患者にテープを渡してそれを聞きながらRRが誘導されるように指導していた．内容はボディサーチを行いながら短時間で全身がリラックスできるよう導くマインドフルネス瞑想のテクニックとTMから派生したベンソン法を融合させたような簡単なものである．数回聞けば覚えてしまうような簡単な内容なので，不眠症のクラスでは実演は行っていなかったが，ほとんどの患者が速やかに習得できていた．

3.6 認知再構成法（Congnitive Restruacturelíng）

これは認知行動療法の核となるもので，不眠症の治療に特異的なものではないが，必要なものである．不眠症を悪化させる原因のひとつはNSTである．NSTが生まれてくる背景にはネガティブな自動思考（NAT）があり，これを克服することが必要である．方法としては，3つのコラムからなる日誌を使って，1つ目のコラムに1つか2つその日に経験したいやな出来事を書き出す．次に2つ目のコラムに，それについてどのような考えが浮かんだかを記入する．これがNATであることが多い．最後に3つ目のコラムに，その出来事に対して客観的な視点から合理的な考えを書いてみる．これがReframed thoughtと呼ばれるものであるが，NATにとらわれている人には簡単ではない．そこで，次のようなヒントを参考にするとよい．

1. この考え（2つ目のコラムのNAT）は本当に真実なのか．
2. 自分はこの状況の否定的な側面を強調しすぎていないだろうか．

3. 起こりうる最悪のこととはなんだろうか.
4. この状況に関して何か肯定的な側面はないだろうか.
5. 自分はパニックになって否定的な結論を短絡的に導いていないだろうか
6. この状況がこうなるということを自分はどうやって知るのだろうか.
7. この状況を別の視点でみることはできないだろうか.
8. これが,来週や来月あるいは来年だったら,どんな違いが生じるだろうか.
9. 自分があと1カ月しか生きられないとしたら,これはどれほど重要なことだろうか.
10. この状況を説明するのに,自分は「決して」「いつも」「最悪」「ひどい」「どうしようもない」といった言葉を使っていないだろうか.

このヒントを使うと自分のNATの不正確さや歪みを認識できるようになる.もうひとつのテクニックは「ダブルスタンダード」と呼ばれるものである.同じ状況が友人に生じたときには,我々は通常NATとは違う考えを述べることが多い.しかし,自分の状況の場合にはNATになる.これを自分の状況に対しても,友人の視点から考えたらどうなるかをやってみるとよい.よりポジティブな考えがうかぶであろう.

3.7 ストップフレーム変換技法,認知再構成とリラクセーション反応の組み合わせ

最後の段階ではこのテクニックを用いる.

ストレスフルな状況に直面し,NATが起こりそうになったら,まず「ストップ」をかける.次にリラクセーションを行い腹式呼吸に注意を合わせる.これがMINI (Relaxation Response) である.これを数分行い落ち着いたところで,考えのリフレーミングを行う.

さらに,夜,日中のストレスフルなできごとで眠れないときには,リラクセーションを行い,浮かんだNATに対してリフレーミングによる認知再構成を行う.これらを続けていると数週間後には不眠症を克服することが可能となる.それでも,眠れない場合は,寝室の環境,日中の生活や食べ物そして運動など睡眠に影響するできごとをもう一度見直してみるとよいであろう.

うつ病をはじめとする精神疾患や重症のアレルギー疾患にも不眠症状が伴うが,不眠の原因となる基礎疾患の治療を優先して行うことが必要であることは言うまでもない.基礎疾患の治療を行った上で解消しない不眠にはこのコラムで紹介したような治療が役立つであろう.

3.8 薬物療法と認知行動療法のRCT

Jacobsは,慢性の不眠症患者63名を対象に,認知行動療法,薬物療法,プラ

セボの薬物療法そして認知行動療法と薬物療法の組み合わせの4群からなる無作為割付対照試験（RCT）を行った（Jacobs, et al., 2004）．治療期間は8週間で，最初の6週間に30分間の個人セッションを4回と15分の電話セッションを1回行っている．認知行動療法は上述した内容の睡眠生理に基づく教育と認知の再構成によるストレスマネジメントで行動と認知の変容を図り不眠対策を行うものである．結果は，認知行動療法の圧勝であった．薬物療法は2週間後の時点では多少の効果を認めたが，治療終了時にはプラセボよりも睡眠効率が低下しており，耐性が生じて効き目がなくなることが示された．薬物療法と認知行動療法の組み合わせは認知行動療法の効果を凌駕することはなかった．このRCTが明らかにしたエビデンスは，不眠症の治療には薬物療法ではなく，認知行動療法が必要であり有効であるということである．

4．この研究が意味するもの

睡眠薬よりも，非薬物療法である認知行動療法のほうが効果的であり，かつ副作用もない，というエビデンスは米国の人々に大きなインパクトを与えた．不眠症に悩む患者にとっては朗報であるが，製薬メーカーにとっては巨大なマーケットが心理療法士によって奪われてしまうかもしれないのである．睡眠薬を処方してくれる医師を取り込む動きが活発化することであろう．

メディアが大きく取り上げ有名になったJacobsはある航空会社の新ビジネスクラスシート導入のキャンペーン（フラットシートでよく眠れるという宣伝）に担ぎ出された．日本の新聞はこの広告を紙面いっぱいに載せたが，彼の認知行動療法の業績については報告しなかった．したがって，日本の一般の人々にはこの事実はあまり知られていないが，いずれEBMの流れは真実を広く知らしめることになるであろう．

効き目がなくなった睡眠薬を何年も漫然と処方されている患者のなんと多いことか．このようにして医原性の不眠症患者や薬物依存が作られていくことに警鐘を鳴らさなくて良いのか．しかし，治療の受け皿がなくては患者を混乱と医療不信に陥れるだけである．このような理不尽な現象は何も不眠症の領域に限ったことではない．日本の行動科学の発展が遅れていることが日本の医療の質的発展を阻害しているのである．

Jacobsは研究主体の心理士ではなく基本的には臨床家である．医師と同じようにハーバードの教育病院の中にオフィス（診療所）を構え，医療保険会社から患者の治療の支払いを受けている．米国では実力のある心理療法士は，このように医師と同等に診療を行っている．一方患者を治せない精神科医は医療保険会社から支払

いを受けることができないため，精神分析療法は廃れてしまった．治す実力のない臨床家には医療費を支払わない，このような当たり前のことがなぜ日本では実現しないのか，医療費抑制政策の方向を修整すべきである．

Jacobs, G. D, Pace-Scott, E. F, Stickgold, R., et al. 2004 Cognitive behavior therapy and pharmacotherapy for insomnia : A randomized controlled trial and direct comparison. *Arch Intern Med*. 164, 1888–1896.

Jacobs, G. D. 1998 *Say good night to insomnia*. Henry Holt.

Jacobs, G. D., Benson, H., & Friedman, R. 1996 Perceived benefits in a behavioral-medicine insomnia program : A clinical report. *Am J Med*. 100, 212–216.

Jacobs, G. D., Rosenberg, P. A., Friedman, R., et al. 1993 Multifactor behavioral treatment of chronic sleep-onset insomnia using stimulus control and the relaxation response. A preliminary study. *Behav Modif*. 17, 498–509.

第8章

がん患者への心理社会的援助

安藤満代

　がん（悪性新生物）であると診断されたとき，人ははじめて死を身近なものとして意識するのかもしれない．がんは依然日本人の死因の第1位であることから，多くの人にとっては恐い病気であり，がんという言葉のイメージが患者の心の重荷になることも多い（浅野ら，1997）．もし，がんになったとしても，患者自身の考え方や周囲のサポートによって，生活を整え，その人らしく生きていける方がいる一方，がんという病気に圧倒され，絶望的な気分で過ごす方もいる．同じ闘病期間を過ごすならば，生活の質（QOL）がより高いと考えられる前者の生き方が後者の生き方よりも望ましいであろう．ここでは患者のQOL向上を支援するために，患者の心理と心理社会的援助についてみていきたい．

1. がん患者の心理社会的問題

1.1 がん患者という告知

　昨日まで元気だと思っていた人が，告知されて治療を始めたときから患者として病気とそれに附随する問題に立ち向かわなければならなくなることから，告知は治療期間全体においても一つの大きなストレスである．最近の世論調査によると（朝日新聞，2000），「病名を知らせてほしい」という人は76.6%であり，以前よりも増加傾向にある．告知の有無は医師の年齢や性別，予想される患者の余命，患者の年齢，性別，医師の専門領域によって異なるものの，告知を受けていなかった患者の方が告知を受けた患者よりも苛立ち，困惑，機能性身体症状などが多いこと（山崎ら，1996），容姿の変容というストレスが高い耳鼻科疾患の患者の告知の有無が精神症状と関連していること（Awazu, et al.,

1996),患者の治療への積極的な参加,患者自身が病気を知って人生を再構築する時間の確保を考えると,告知する方が望ましい場合が多いであろう.そして,もし告知する際には,告知をする目的,告知をしてよい条件(適切な環境),告知するためのコミュニケーション方法,告知後のフォローの体制などを十分に整える必要がある(村上,1999).

1.2 心理的問題とコーピング

人にあるストレスがかかった場合には,それに対処するために心的な対処機制(コーピング)が働く.そして,どのようなコーピングを用いるかによってストレスに対する心身の反応は異なってくる.ここでは,がん患者によくみられる心理的問題とそれへのコーピングについて検討する.

Derogatis, et al. (1983) の研究によると,がん患者を対象とした研究において 68% が適応障害,13% がうつ病,8% がせん妄であった.日本においては,病名が告知された患者を対象とした構造化診断面接の結果,がん患者の 5〜35% が適応障害,4〜9% が大うつ病であったことが報告されている(Uchitomi, et al., 2003).そして,国内外の報告をあわせると 30〜40% に抑うつがみられていると考えられている(内富ら,1995).

がん患者の上記のような問題と患者のストレスに対する対処機制(コーピング)には関連があることが示されている.Nezu, et al. (1999a) は,患者の腫瘍の種類,治療,診断,今までの生活の質などが病気の今後の成り行きを決定するものだが,適応のプロセスに明らかに影響するコーピングがあるという.前向きなコーピングをする患者群(Fighting Spirit)とがんを否認する患者群は,絶望や無気力(hopelessness/helplessness)を示した群に比較して長期に生存することが示されている(Greer, et al., 1991).さらに,前向きのコーピングをする患者と生存期間との間には有意な関係はみられなかったが,絶望や無気力である患者と生存期間との関係には弱い傾向があり,抑うつと生存期間との間には有意な関連があることが示されている(Watson, et al., 1999).

日本においては,保坂ら (1995) はがん患者のコーピングと気分との関係を調べている.気分には,POMS(横山,1990)を用いて情緒状態を調べたところ,回避的なコーピングをとる患者は全般的情緒障害も高く,他者にすすんで

頼ろうとする積極—信頼型，過去のことを悔やむなどの認知—消極型，あきらめ型，回避—孤立型と全般的情緒障害との間にも有意な関連がみられている．さらに，退院した後もなお不安やうつという心理的な問題が生じることが示されている（Wong & Bramwell, 1992；松木ら，1992）．手術後24カ月未満に再発をし，前向きなコーピングが低く，かつ絶望感や無気力が高い場合には大うつ病との関連がみられている（Okano, et al., 2001）．国内外の研究を通して，1）絶望や無気力というコーピングを行う場合は，抑うつや大うつ病などの心理的問題と関連があり，2）回避的あるいは否認というコーピングが心理的問題とどう関連するかについては結果が一致していないと考えられる．

近年の動向の一つとして，Jim, et al.（2006）は，病気が診断されたときから2年後までの間，乳がん患者のコーピングと自己申告による人生における意味との関係を調べたところ，肯定的なコーピングは，人生における意味感に関連する変数（内的な穏やかさの感覚，現在や将来について人生の満足度，スピリチュアリティなど）を予測し，そのようなコーピングの方略がない場合は，意味の喪失や混乱を予測した．これらは，人生のストレスという文脈のなかでも意味を見いだすことの重要性を示している．

1.3 終末期のスピリチュアルペイン

余命6カ月であろうと医師が診断した場合，通常，「終末期」と呼ぶ．近年では，エンド・オブ・ライフという言葉が使用されることもあるが，ここでは一般的によく使用される終末期という言葉を使用する．

終末期の患者の場合，日常生活動作すべてにおいて他者の介護が必要になることが多い．そのようなとき人は，「何のために生きているのかわからない」，「人に迷惑をかけて心苦しい」，「希望が見いだせない」といった精神的な苦痛（スピリチュアルペイン）を感じることが多い（村田，2003）．Murata & Morita（2006）は，スピリチュアルペインを「心理—実存的苦悩（psycho-existential suffering）」という言葉で表現し，その定義を「自己の存在と意味の喪失によって引き起こされる苦悩」とした．この苦悩は，「人間関係の喪失」，「自律性の喪失」，「将来という時間の喪失」という3つの主な要素からなることを示した．スピリチュアルペインは，希死念慮（Chochinov, et al., 1998；Bre-

表1 10週間の問題解決療法プロトコールの構成要素の例
(Nezu, et al., 1999b, p93)

面接回数	トピックス
1.	導入と原理の理解を促す
2.	問題の理解の仕方の練習
3.	問題の明確化
4.	問題の明確化
5.	多様な選択肢を考案する
6.	意志決定
7.	問題解決の実行とその評価
8.	練習
9.	練習
10.	練習と集結

itbart, et al., 2000) や生きる意味の喪失 (Chochinov, et al., 2005) などと関連しているため，単なる抑うつ感と取り扱わず，そこに焦点をあてたスピリチュアルケアが必要とされる．

2. がん患者への心理社会的側面のケア

2.1 認知行動療法

がん患者への心理社会的側面のケアとしてはさまざまあるが，そのなかでもエビデンスがあると考えられる認知行動療法を紹介していく．

認知行動療法は，自己観察によって，認知，行動に及ぼす影響を認識し，認知の見方を変え，行動の変容を図ろうとする療法である（坂野，1995）．認知行動療法の一つの技法が問題解決療法であるが，これを認知行動療法とは独立したものと考える場合もある．Nezu, et al. (1997) は，問題解決というコーピングを利用した問題解決療法（Problem Solving Therapy : PST）が，がん患者のストレスを軽減することに有効であることを提唱し，Project Genesis というプロジェクトによってその効果を実証した．その内容の例を表1に示す．この療法では，遭遇した問題を取り扱い，その状況に適応し，柔軟性やコントロール感を高め，情動的な問題を最小限にすることを助けることといえる．問題解決能力が高い場合は，低い場合よりも心理社会的な問題は低い (Nezu, C. M., et al. 1999)．Nezu, et al. (1997) では，がんと診断されてから1年以内の患者

表2 APT（Adjuvant Psychological Therapy）のプログラムの概要

理論的枠組み	1. 患者にとっての病気の意味（例，患者は病気をどのように認識しているか） 2. 患者のコーピングの技法（がんの脅威をどのようにして低めているか）
プログラムの説明	1. ファイティングスピリット（適当に楽観的でいる．治療について学び，参加しようとする．また，病気であっても社会生活に適応できる）を高める． 2. 医療の現場では，患者は自己を語る場がないので，情動表現を促進する． 3. 行動的技法 　1）喜びや主観的コントロール感が高まるような行動を計画する． 　2）生活のなかで病気に侵されていない部分を探しながら，個人の目標に向かって行動し，無力感を低める（例：ベッド上でも家族に手紙を書く）． 　3）リラクゼーション 4. 認知的技法 　1）病気は現実的だが，それによって自己非難をすることは非現実的に偏よった認知だ．認知の修正のために，自動思考についての記録をすることを促進する．もし，予後が悪い場合は，日常生活にどの程度，否定的思考が侵入しているかに焦点を当てる． 　2）援助者は証拠を探しながら，病気の脅威についての非現実的な認知の修正を促す． 家族のなかで自分には価値がないというような信念をもちがちだ．家族に自分の信念について質問し，確認することを促す．

51名が，1回1.5時間の個人別のPSTを10回行う群，患者と患者にとっての重要他者（例えば，配偶者や家族）の両方に1回1.5時間のPST法を10回行う群，待機リスト群に割り付けた．効果を測定するいくつかの指標のうち，抑うつについてみると（図1），介入直後では，患者だけがPSTを受けた群と，患者と重要他者の両方がPSTを受けた群は，対照群よりも抑うつは低下していた．さらに6ヵ月後においても，介入の効果は持続していた．このことは，がん患者の抑うつに対するPSTの効果を検証したものといえる．

一方，英国のGreer & Moorey（1997）は，表2のような補助的心理療法（Adjuvant Psychological Therapy：APT）を示した．がんは気分障害などの病気以上に身体症状が強く，生命を脅かす可能性がある病気であるため，APTでは，それらの身体症状にいかに対処し，いかに問題を解決するかを支えるプログラムであるという特徴がある．

表 3.1 介入群と対照群における HADS の不安尺度が 10 点以上であった患者の割合
(Moorey & Greer, 2002)

評価時	APT 群	介入なしの対照群
ベースライン	46%	48%
8 週間後	20%	43%
4 カ月後	20%	41%
1 年後	19%	44%

HADS : Hospital Anxiety Depression Scale

表 3.2 介入群と対照群における HADS の抑うつ尺度の得点が 8 点以上であった患者の割合

評価時	APT 群	介入なしの対照群
ベースライン	40%	30%
8 週間後	13%	19%
4 カ月後	18%	23%
1 年後	11%	18%

　Moorey, et al. (1994) は，抑うつを BDI (Beck Depression Inventory ; Beck, 1961) で，抑うつと不安を HADS (The Hospital Anxiety and Depression Scale ; Zigmond & Snaith, 1983) で，がんへのコーピングを MAC (the Mental Adjustment to Cancer Scale ; Watson, et al., 1988) を用いて調査を行った（「HADS の得点を表 3.1 と表 3.2 に示す」）．告知後または初発の患者 174 人の患者が，6 セッションの APT を受ける群と何も介入しない群に分けられた．

　8 週間後，療法を受けた群は，介入なし群よりも前向きなコーピングが高く，かつ絶望，不安，運命的，心理的症状の得点は低かった．4 カ月後では，介入群は介入なし群よりも不安，心理的兆候，心理的問題は有意に低く，1 年後では，介入群の無力感と不安は介入開始時のベースラインから有意に低下していた．さらに，この APT について無作為割付対照試験（RCT）によって支持療法と比較した場合にも，APT の方が効果が持続していることが示された (Moorey, et al., 1998)．

　また近年では，認知行動療法が進行がん患者の症状マネジメントに有効であったこと (Sherwood, et al., 2005)，DVD を用いた教育的な認知行動療法が乳がん患者の顔面潮紅（hot flash）という症状の軽減に有効であること (Carpenter, et al., 2007) など，症状緩和への有効性が検討されている．さらに，マインドフルネスに基づいたストレス軽減法と芸術による癒し法との無作為化比較試

験による研究から，マインドフルネスに基づいたストレス軽減法の方が，患者の不安や怒り，全体的なストレスの症状や気分の混乱に改善がみられたことが示されている（Garland, et al., 2007）．

日本においては，がん患者への認知行動療法はグループの形態で行われることが多く，個人精神療法としての効果も，現在検証されてきている．

2.2 グループ療法

グループ療法とは，心理社会面へのサポートを目的として実施されるグループを対象とした療法であり，近年，その効果に関する研究は増えつつある．

Cunningham, et al.（1995）は認知行動療法が情緒状態に及ぼす効果を調べた．介入群は対照群に比較して有意に情緒状態が改善し，その効果は19週間後にもみられた．しかし，Edelman, et al.（1999）が転移性の乳がん患者に認知行動療法を6週間行った結果，介入直後には介入群では抑うつや情緒状態に改善がみられていたが，3カ月後，6カ月後には効果がみられなかった．

グループ療法とがん患者の生存期間との関連において，Spiegel, et al.（1989）は，乳がん患者を数名のグループに分けて，毎週1回のグループ療法を続けた群と何も受けなかった対照群を10年以上フォローして比較した．その結果，平均生存期間が介入群は36.6カ月であるのに対して，対照群は18.9カ月であり，介入群は対照群と比べて約2倍の生存率であることを示した．しかし，介入による生存率への効果がない研究結果も出てきた．Cunningham, et al.（1998）では，66人の転移性の乳がん患者に認知行動療法を行った結果，生存率については介入の効果がなく，むしろ生存率には転移の場所，ホルモンの状態や化学療法の有無などが影響していた．またGoodwin, et al.（2001）は，Spiegelらの研究を追試し，転移のある乳がん患者を対象として実存精神療法をRCTによって行った結果，介入の有無によって生存率に違いはみられず，Spiegel, et al.（2007）も，支持的表出グループ療法は転移のある乳がん患者の生存率に有効であるかをRCTによって追試したところ，介入による生存率への効果はみられなかった．これらの研究から，現在のところ，グループ療法の生存率への効果は一致していないと考えられる．

日本においてはHosaka, et al.（2000）が，Fawzy, et al.（1990）の方法を参

考にして 57 名のがん患者を対象としてグループ療法を行った．介入には構造化された精神療法のプログラムとして，①心理社会的教育，②問題解決技法，③支持的精神療法，④リラクゼーション，⑤イメージ療法，などを行った．POMS によって気分の変化を調べたところ，介入前後によって，抑うつ，活気の無さ，疲労，混乱，緊張，情緒不安定などのすべてにおいて改善がみられた．福井（2002）においても，認知行動療法が患者の気分の改善などに有効であったことが示されている．

　近年の新しい動向として，患者の抑うつ感や不安を軽減するための介入よりも，むしろ，「トラウマを経験したことを元にした成長」，「病気をしたことによる利得（benefit）」，「意味を見つけること」といったポジティブな面を検討するポジティブ心理学への注目がある．Penedo, et al.（2006）は，あまり病気が進行していないステージⅠとⅡの男性患者に対してグループの形態で認知行動療法を実施した結果，患者の生活の質（QOL）と病気をしたことによる利得感は介入前よりも後において向上していた．心理的反応としてのネガティブな側面を軽減するというケア同様，ポジティブな側面を向上させるというケアの重要性も注目されるようになっている．

2.3　スピリチュアリティへのケア

　Breitbart, et al.（2000）は，フランクル（Victor Frankle）の実存精神療法を元にした，意味中心グループ療法（Meaning-centered group therapy）という療法が有効であることを示唆している．この療法では，人生や病気の意味についてグループで数回のセッションを行うというものだった．しかし，実証的な研究結果を示した研究は少ない．一方，Chochinov, et al.（2005）はディグニティ・セラピー（Dignity psychotherapy）がスピリチュアルケアとして有効であることを示している．これは面接者が患者の回想を聞き取り，書面に書き写して，それを患者と面接者が見直すという方法であった．その結果，患者の「つらさ」の軽減，「尊厳感」や「意味感」の上昇などといった効果がみられている．さらに，瞑想，祈り，儀式的なもの，を含めた認知行動療法がスピリチュアリティを向上させるために有効であった事例が報告されている（Russell & Rodrigo, 2004）．

表4 スピリチュアルペインに対するケア（森田ら，2001）の一部

基盤となるケア
1. 患者との関係を確立する
2. 現実を受け入れることを援助する
3. 感情を受け入れることを援助する
4. ソーシャルサポートを強化する
5. くつろげる環境や方法を提供する
6. 積極的に症状緩和を行う
7. 医療チームをコーディネイトする

特定の霊的・実存的苦痛に対するケア
1. 意味・目的・希望のなさ
   ① 患者にとって意味や価値をもたらすものを探索する
   ② 境遇と自己に対する認知の変容を促す
   ③ 価値を置く事柄の優先順位を決める
   ④ 今に生きることを強調する
   ⑤ 短期間の達成可能な具体的な目標を設定する
2. 自己価値感の低下・自己同一性の喪失
   ① 喪失したものとしてないものを区別して，喪失に対する認知の変容を促す
   ② 悲嘆を促進する
   ③ 喪失のもたらす影響を最小にとどめる
   ④ 新しい役割を探索するように促す
   ⑤ 喪失に意味づけを行う
   ⑥ 患者自身ですること，創造的であることを促す
   ⑦ ライフレビュー・インタビューにより価値観を再構築する
3. コントロール感の喪失・不確実性に対して
   ① コントロールできることと，できないことがあることを明確にする
   ② ゆだねる（手放す）ことを促す
   ③ コントロールできないという不安をどうやってコントロールするかに焦点をあてる
   ④ 有効な症状緩和を積み重ねる
   ⑤ 認知行動療法，教育的治療
4. 罪悪感・後悔・和解・許しの欲求
   ① 罪悪感の期限を同定する
   ② 自分の責任にあることとないことを区別するように促す
   ③ 罪悪感を拒んでよいことを保証する
   ④ 自分との和解，他者との和解を促す
5. 孤独
   ① 孤独の根本的原因について議論する
6. 死・死後に関するおそれ
   ① 死についての宗教的・哲学的対話を率直に行う，他
7. 怒り・不公平感・不合理感
8. 超越的なものとの関係
9. 家族の重荷となっていると感じる苦悩

日本では，森田ら（2001）の霊的・実存的苦痛に対する統合化されたケアや，欧米などのスピリチュアリティに関係する文献研究をまとめたもの（Morita, et al., 2000）などが示されており（表4），これらは，日本における医療関係の専門家が有効だと考えている介入（Hirai, et al., 2003）とほぼ一致した内容であった．現在，この領域で研究が蓄積されつつある．

2.4 スピリチュアルケアとしてのライフレビュー・インタビュー

回想法はアメリカの精神科医のButler（1963）によって考案された心理社会的側面の援助方法である．バトラーによれば，回想（Reminisce）は単純な記憶想起を含む広い概念であるのに対し，ライフレビュー（Life Review Interview）は，人生を系統的に想起し，過去の人生の統合を図ろうとする，より深い概念であるという．Haight（1988）は，ライフレビューは個別に，人生全般にわたって評価的に語ることが重要であることを示している．一般に，ライフレビューの実施方法としては，Erikson（1959）の発達段階にそって「印象に残る人や出来事」について回想を促す方法（Haight, 1988；野村，1998）とテーマに沿って回想を進める方法がある．研究の多くは高齢者を対象としたものが多いが，終末期の患者に対しても心理面の援助として有効であることが示唆されている（Pickrel, 1989）．がん患者を対象とした回想法に関する研究は，Wholihan（1992）の回想法を実施するためのガイドライン（例えば，写真を利用する，回想法のセッションは記録すべきだ，など）や，野村（1999）による回想法を実施するための手引き（誰が，いつ，どのように行うか，など）などであり，実証的研究はまだ少ない．

終末期の患者に対するライフレビュー・インタビューの研究の1つとしては安藤（2004）がある．安藤は，ライフレビュー・インタビューは，スピリチュアリティを含めた患者の生命の質（QOL）を高めるために効果があるのか，もしあれば，それはどのような内容に対してかについて調べた．臨床心理士が，終末期のがん患者12名に週に1度，4回から7回の面接を個別に行った．QOLの測定には，スピリチュアリティの要因を含むQOLスケールであるSELT-M（Modified Skalen zur Erfasssung von Lebensqualitat bei Tumorkranken：Wegberg, et al., 1998）を用い，患者は介入前後に口頭で回答し

表5 がん患者へのライフレビュー実施のためのプログラムの例

	ライフレビューのプログラム
準備	患者の病状に関する情報収集 ・性別，年齢，家族構成，職業，性格 ・病名，病気の段階，心身の症状，病気への理解 ・サポート資源，など
第1回	ラポール形成 ・面接者の自己紹介 ・面接の目的や進め方の説明，など
第2回	現在の心配や不安なことについて ・ライフレビューに集中できるための質問 ・早急に解決可能な問題へ，話し合いの上での対処方法を検討
第3回と第4回 (テーマ選択・付加)	家族に関する語り 病気に関する語り 人生に関する語り 自己に関する語り（あるいは死に関する語り） 病院での日常に関する語り ・患者にテーマを提示し，テーマを選択してもらう ・ほかに語りたいテーマがあれば，優先する
第5回	人生図の味わい ・語りに基づいて作成し，その感想などを求める
第6回	意味深い出来事や影響の強かった人との出会い，人生への再評価 ・強く影響を受けた出来事や出会った人，人生の分岐点を尋ねる ・人生への満足度や，回想してみての感想を尋ねる

た．スケールは5つの要因（主観的身体状態，気分，スピリチュアリティ，考え方の方向，サポート感，総合）から成っていた．その結果（図2），気分，考え方，スピリチュアリティの得点は介入後に有意に上昇したが，主観的身体状態とサポート感は変化がみられなかった．したがって，ライフレビュー・インタビューは，"人生の意味"や"大切なもの"を認識することに有効であると考えられた．

質的分析として，患者が語る内容を内容分析した結果から，がん患者へのプ

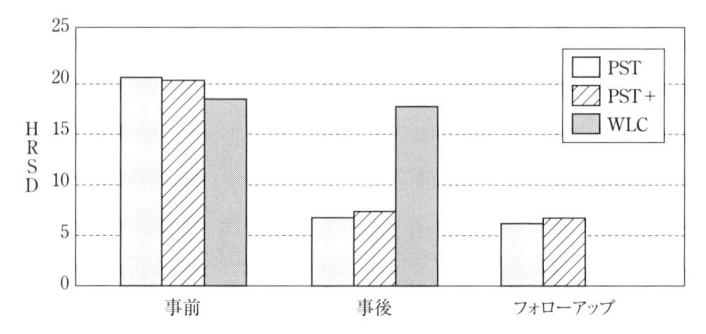

図1 PSTの前，直後，6カ月後の抑うつ変化（Nezu, et al. 1999b, p64）
プロジェクト・ジェネシス：ハミルトン抑うつ評価尺度の得点：17名の対象者の事前，事後，6カ月後の得点変化である．PST＝問題解決療法，PST＋＝問題解決療法と他の介入，WLC＝ウェイティングリスト

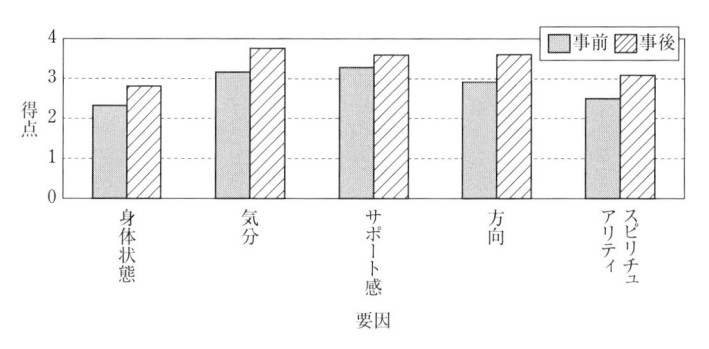

図2 回想法前後のSELT-Mの変化

ログラムを検討し，表5のようなプログラムも提示している（安藤，2005）．さらに，より客観的に分析するために，テキストマイニングというPCのソフトを用いて内容の分析をした．その結果，「肯定的な人生観をもっている人」，「日々の活動における楽しみをもち，良好な人間関係を保っている人」，「バランスのとれた人生評価をする人」は，ライフレビュー・インタビュー後は前に比べてスピリチュアリティの向上がみられ，「病気によって引き起こされる将来への心配をもっている人」，「家族関係での葛藤を感じている人」，「現実的な問題に直面している人」は介入前後でスピリチュアリティの変化はみられなかった（Ando, et al., 2007）．

この研究から，ライフレビュー・インタビューは，終末期の患者のスピリチュアリティを向上させることに有効だと考えられる．その後，RCTによって効果は実証されている（Ando, et al., 2010）．

3. 今後の課題

Nezu, et al.（1999b）を参考にしながら考えると，以下の課題が残されているといえる．
1) がん患者と家族のQOLを高めるための効果的な介入に関する研究を進める．どのようなタイプの介入が，どのようなタイプ（病気のステージ，疾患別など）の患者に効果があるのかといったことを知る必要がある．さらに，介入の内容分析を行い，どのような内容の介入が効果的かを調べる．
2) 心理社会的介入が生存期間を延長するといった健康のアウトカムに及ぼす効果に関する研究を進める．
3) 介入には，ビデオ，コンピュータ，インターネット，電話などによるサポートシステムを開発し，コストの面で効率性を考える．
5) 各療法の効果があるとすれば，それはどのようなメカニズムによるのかを明らかにする．
6) 代替療法など，さまざまな療法の効果が報告されているが，エビデンスが充分ではないものや，研究結果が一貫していないなどの問題がある．研究手法を統一にした際のエビデンスを蓄積し，実際に患者に提供できるものを整える．

最近では，総合病院などでは，ソーシャルワーカーによる相談支援室や，臨床心理士などの心理専門職によるカウンセリング，さらに患者が相互で支え合う患者会などが増え，心理社会面のケアも発展しつつある．このような現状から，今後は，患者や家族が必要な情報をいかに入手して利用できるかを誰でも理解できるような形で提供していくことも必要であろう．

安藤満代 2004 末期がん患者に対するライフレビュー・インタビューの試み．カウン

セリング研究, 37, 221-231.

安藤満代 2005 がん患者への回想法プログラムの検討. がん看護, 10, 535-540.

Ando, M., Tsuda, A., & Morita, T. 2007 Life review interviews on the spiritual well-being of terminally ill cancer patients. *Supportive Care Cancer*, 15, 225-231.

Ando, M., Morita, T., & Akechi, T. 2010 Efficacy of short-term life review interviews on the spiritual well-being of terminally ill cancer patients. *Journal of Pain and Symptom Management*, 39, 993-1002.

朝日新聞社 2000年10月23日.

浅野茂隆・谷憲三朗・大木桃代 1997 ガン患者ケアのための心理学. 真興交易医書出版部, 22-31.

Awazu, H., Hosaka, T., Aoki, T., & Okuyama, T. 1996 Psychiatric evaluation of otolaryngology patients. The Third World Congress of Psycho-Oncology, October, New York.

Beck, A. T., Ward, C. H., Mendelson, M., Mock, J. E., & Erbaugh, J. K. 1961 An inventory for measuring depression. *Archives of General Psychiatry*, 4, 561-571.

Breitbart, W., Rosenfeld, B., Pessin, H., et al. 2000 Depression, hopelessness, and desire for hastened death in terminally ill patients with cancer. *JAMA*, 284, 2907-2911.

Butler, R. N. 1963 The life review : An interpretation of reminiscence in the aged. *Psychiatry*, 26, 65-76.

Carpenter, J. S., Neal, J. G., Payne, J., Kimmick, G., & Storniolo, A. M. 2007 Cognitive-Behavioral Intervention for hot flashes. *Oncology-Nursing, Forum*, 34, 1-8.

Chochinov, H. M., Wilson, K. G., Enns, M., et al. 1998 Depression, hopelessness, and suicidal ideation in the terminally ill. *Psychosomatics*, 39, 366-370.

Chochinov, H. M., Hack, T., Hassard, T., et al. 2005 Dignity therapy : A novel psychotherapeutic intervention for patients near the end of life. *Journal of Clinical Oncology*, 23, 5520-5525.

Cunningham, A. J., Jenkins, G., Edmonds, C. V. I., & Lockwood, G. A. 1995 A randomized comparison of two forms of a brief, group psycho-educational program for cancer patients : Week sessions vs. a 'weekend intensive'. *International Journal of Psychiatry in Medicine*, 25, 179-189.

Cunningham, A. J., Edmonds, C. V., Jenkins, G. P., Pollack, H., Lockwood, G. A., & Warr, D. 1998 A randomized controlled trial of the effects of group psychological therapy on survival in women with metastatic breast cancer. *Psycho-Oncology*, 7, 508–517.

Derogatis, L. R., Morrow, G. R., Getting, J., et al. 1983 The prevalence of psychiatry disorders among cancer patients. *JAMA*, 249, 751–757.

Edelman, S., Lomon. J., Bell, D. R., & Kidman, A. D. 1999 Effects of group CPT on the survival time of patients with metastatic breast cancer. *Psycho-Oncology*, 8, 474–481.

Erikson, E. H. 1959 *Identity and the life cycle*. International University Press.

Fawzy, F. I., Cousins, N., Fawzy, N. W., et al. 1990 A structured psychiatric intervention for cancer patients : Changes over time in methods of coping and affective disturbance. *Arch General Psyhiatry*, 47, 720–725.

福井小紀子 2002 がん患者のためのサポートグループ――理論的背景と実践効果．がん看護，7，488–493．

Garland, S. N., Carlson, L., Cook, S., & Lansdell, L., 2007 A non-randomized comparison, of mindfulness-based stress reduction and healing arts programs for facilitating post-traumatic growth and spirituality in cancer outpatients. *Supportive Care in Cancer*, in press.

Goodwin, P. J., Leszcz, M., Ennis, M., Koopmans, J., Vincent, L., Guther, H., Drysdale, E., Hundleby, M., Chochinov, H. M., Navarro, M., Speca, M., & Hunter, J. 2001 The effect of group psychosocial support on survival in metastatic breast cancer. *The New England Journal of medicine*, 345, 1719–1726.

Greer, S. & Moorey, S. 1997 Adjuvant psychological therapy. *Palliative Medicine*, 11, 240–244.

Greer, S., Moorey, S., Baruch, J. D. R., et al. 1991 Psychological response to cancer and survival. *Psychological Medicine*. 21, 43–49.

Haight, B. K. 1988 The therapeutic role of a structured life review : Process in homebound elderly subjects. *Journal of Gerontology*, 43, 40–44.

Hirai, K., Morita, T., & Kashiwagi, T. 2003 Professionally perceived effectiveness of psychosocial interventions for existential suffering of terminally ill cancer patients. *Palliative Medicine*, 17, 688–694.

保坂隆・徳田裕・小城良子・内富庸介・青木孝之・福西勇夫・岸圭子 1995 がん患者のコーピングと情緒状態．心身医学，35，384–489．

Hosaka, T., Tokuda, Y., & Sugiyama, Y. 2000 Effects of a structured psychiatric intervention on cancer patients' emotions and coping styles. *International Jour-*

nal of Clinical Oncology, 5, 188-191.

Jim, H. S., Richardson, S. A., Golden-Kreutz, D. M., & Andersen, B. L. 2006 Strategies used in coping with a cancer diagnosis predict meaning in life for survivors. Health Psychology, 25(6), 753-761.

松木光子・三木房枝・越村利恵他 1992 乳癌手術患者の心理的適応に関する縦断的研究 (1)——術前から術後3年にわたる心理反応. 日本看護研究学雑誌, 15, 20-28.

Moorey, S., Greer, S., Watson, M., et al. 1994 Adjuvant psychological therapy for patients with cancer : Outcome at one year. Psycho-Oncology, 3, 39-46.

Moorey, S., Greer, S., Bliss, J., et al. 1998 A comparison of adjuvant psychological therapy and supportive counseling in patients with cancer. Psycho-Oncology, 7, 218-228.

Moorey, S. & Greer, S. 2002 Cognitive behavior therapy for people with cancer. Oxford.

Morita, T., Tsunoda, J., Inoue, S., et al. 2000 An exploratory factor analysis of existential suffering in Japanese terminally ill cancer patients. Psycho-Oncology, 9, 164-168.

森田達也・鄭陽・井上聡・千原明 2001 終末期がん患者の霊的・実存的苦痛に対するケア——系統的レヴューにもとづく統合化. 緩和医療学, 3, 444-456.

村上國男 1999 病名告知とQOL. メディカルフレンド.

村田久行 2003 終末期がん患者のspiritual painとそのケア——アセスメントとケアのための概念的枠組みの構築. 緩和医療学, 5, 157-165.

Murata, H. & Morita, T. 2006 Conceptualization of psycho-existential suffering by the Japanese Task Force : The first step of a nationwide project. Palliative and Supportive Care, 4, 279-285.

Nezu, A. M., Nezu, C. M., Friedman, S. H.. et al. 1997 Projects genesis : Application of problem-solving therapy to individuals with cancer. The Behavior Therapist, 20, 155-158.

Nezu, A. M., Nezu, C. M., Houts, P. S., Friedman, S. H., & Faddis, S. 1999a Relevance of problem-solving therapy to psychosocial oncology. Journal of Psychosocial Oncology, 16, 5-26.

Nezu, A. M., Nezu, C. M., Felgoise, S., H., & Zwick, M. L. 1999b Psychosocial Oncology. In A. M. Nezu, C. M. Nezu, S. H. Friedman, S. Faddis, & P. S. Houts, 1999 Helping cancer patients cope. pp. 267-292. American Psychological Association.

Nezu, C. M., Nezu, A. M., Friedman, S. H., Houts, P. S., DelliCarpini, L. A., Nemeth, C. B., et al. 1999 Cancer and psychological distess : Two investigations regarding the role of problem solving. *Journal of Psychosocial Oncology*, 16, 27-40.

野村豊子 1998 回想法とライフレビュー．中央法規．

野村豊子 1999 ターミナルケアと回想法——生きていくための回想．日本保健医療行動科学年報，14, 52-60.

Okano, Y., Okamura, H., Watanabe, T., et al. 2001 Mental adjustment to first recurrence and correlated factors in patients with breast cancer. *Breast Cancer Research Treatment*, 67, 255-262.

Penedo, F., Molton, J., Dahn, J., Shen, B, Kinsinger, D., Traeger, L., et al. 2006 A randomized clinical trial of group based cognitive-behaviorla stress management in localized prostate cancer : Development of stress management skills improves quality of life and benefit findings. *Annals of Behavioral Medicine*, 31(3), 261-270.

Pickrel, J. 1989 Tell me your story : Using life review in counseling the terminally ill. *Death Studies*, 13, 127-135.

Russell, F. D. S. & Rodrigo, A. 2004 Spiritually augmented cognitive behavioural therapy. *Australian Psychiatry*, 12(2), 148-152.

坂野雄二 1995 認知行動療法．日本評論社．

Sherwood, P., Given, B. A., Charles, W. G., Champion, V. L., Doorenbos, A. Z., et al. 2005 A cognitive behavioral intervention for symptom management in patients with advanced cancer. *Oncology Nursing, Forum*, 32(6), 1190-1198.

Spiegel, D., Bollm, J. R., Kraemer, H. C. & Gottheil, E. 1989 Effects of psychosocial treatment on survival of patients with metastatic breast cancer. *Lancet*, 888-891.

Spiegel, D., Butler, L. D., Giese-Davis, J., Koopman, C, Miller, E., Dimiceli, S., et al. 2007 Effects of supportive-expressive group therapy on survival of patients with metastatic breast cancer : A randomized prospective trial. *Cancer*, in print.

内富庸介，皆川秀明，岡村仁他 1995 終末期がん患者のコンサルテーション・リエゾン精神医学．臨床精神医学, 24, 149-159.

Uchitomi, Y., Mikami, I., Nagai, K., et al. 2003 Depression and psychological distress in patients during the year after curative resection of non-small-cell lung cancer. *Journal of Clinical Oncology*, 21, 69-77.

Watson, M., et al. 1988 Development of a questionnaire measure of adjustment

to cancer : The MAC scale. *Psychological Medicine*, 18, 203–209.
Watson, M., Haviland, J. S., Greer, S., et al.　1999　Influence of psychological response on survival in breast cancer : A population-based cohort study. *Lancet*, 354, 1331–1336.
Wegberg, B. V., Bacchi, M., Heusser, P., Helwig, S., Schaad, R., Rohr, E. V., Bernhard, J., Hurny, C., Castiglione, M., & Cerny, Th.　1998　The cognitive-spiritual dimension-an important addition to the assessment of quality of life : Validation of a questionnaire (SELT-M) in patients with advanced cancer. *Annals of Oncology*, 9, 1091–1096.
Wholihan, D.　1992　The valued of reminiscence in hospice care. *American Journal of Hospice and Palliative care*, 9, 33–35.
Wong, C. A. & Bramwell, L.　1992　Uncertainty and anxiety after mastectomy for breast cancer. *Cancer Nursing*, 15, 363–371.
横山和仁・荒記俊一・川上憲人他　1990　POMS（感情プロフィール検査）日本語版の作成と信頼性および妥当性の検討．日本公衆衛生誌，37，913．
山崎友子・堀川直史・信田広唱他　1996　未告知癌患者にみられた反応性精神障害――14例の集計から．総合病院精神医学，8，99．
Zigmond, A. S. & Snaith, R. P.　1983　The hospital anxiety and depression scale. *Acta Psychiatrica Scandinavia*, 67, 361–370.

第9章

身体的アプローチによるストレスマネジメント

百武正嗣

1. 身体中心療法の理論背景

はじめに

ストレスマネジメントは「臨床ストレス心理学」の視点からは次のように分類できる．(1) 心理的アプローチ（気分・感情の変容），(2) 身体的アプローチ（筋緊張・身体症状改善），(3) 感覚・知覚的アプローチ（感覚・感性変容），(4) 認知変容，(5) 行動変容，(6) QOL（生活の質）の向上改善，(7) 精神世界，である．

しかし，これらは明確に分類できるものではなく相互に関連しあっている．例えば，心理的アプローチによって不安の解消がなされれば，身体的な不調や筋緊張も改善されるからである．また，その結果，生活の行動範囲は広がりQOL向上や行動変容が起き，現実社会への適応能力も高くなりコミュニケーションが広がる．一方，多くのストレスは家族システム，職場の人間関係など集団の場の力学から発生することを考慮すれば，(8) システム変容，を加えることも考えられる．

2つ目の分類はストレス理論を歴史的な流れにそってまとめる方法である．強いストレスや危険な状況に直面すると次のような身体反応が起きると指摘した著名な人物を挙げてみる．(1) ウイリアム・ジェームズ（1842-1910）は情動の起源を体に求めた．人はストレス状況にさらされると脳が感知して交感神経系が働き，脈や呼吸が激しくなり，手足が震える．このように「体に変化が生じる」が，人はその結果，この「身体変化を大脳皮質が再び認知する」ことで，「不安や恐怖」などの情動が起こると仮説をたてた．身体が感覚の源であ

り，けっして脳が情動の源でないとしたのである．彼の情動理論は，身体を基盤にしたものになる．「情動はその人自身の身体からのフィードバックに依存する」と生物学的理論を展開した．われわれが情動（悲しみ，喜び，驚き）を自覚するのは，身体的感覚の認識に基づくとした．(2) ウォルター・キャノン（1871-1945）は動物が危険な状況に身をさらされると「闘うか逃げるか」の行動反応をすることに注目．人もこのような状況で怒りや恐れの感情とともに身体に変化が起こる．それを緊急反応（闘争／逃避）と呼び交感神経・副腎髄質系の役割を指摘した．緊急反応は危険な状況が去ってしまうと元の状態にもどる．ところが現代人が日常的にさらされているのは緊急的な反応ではなく「慢性的な不安や緊張」をつくりだしている社会状況である．これこそがストレス関連疾患の要因であり生体の免疫機能のバランスを壊している原因であるとしたのがセリエのストレス学説である．(3) ハンス・セリエ（1907-1982）はキャノンが指摘した自律神経系の働きに加えて強い情動によって神経内分泌反応が起こることに注目した．現代人が慢性的なストレスにさらされると自律神経系のバランスが崩れるだけでなく，神経内分泌系の反応が起こることを発見したのである．神庭（1999）は「こころと免疫系との密接な関係を実証した初めてのもの」と指摘する．(4) その一方で，ホームズとレイエ（Holmes & Rahe, 1967, 山中寛・冨永良喜 2000 より引用）は社会的出来事（ライフイベント）が個人の健康障害にどのように影響を与えるのか確率的に予測しようとして標準化したストレス尺度を作成した．まず，43 項目からなる生活変化指数を設定し，過去一年間で大きな生活変化（ライフイベント）にさらされた人は次の一年間でストレス指数が低い人たちよりも病気になりやすいことを疫学的に示したのである．(5) 性格と疾病の関係で注目されたのは心臓学者のマイヤー・フリードマンの「タイプ A 行動」の人たちである．1950-1960 年代にかけて冠動脈閉塞を招きやすい人は「たえずあせり，緊張，敵意（タイプ A 行動）」を示し，それと反対に心筋梗塞にかかりにくい人は「人生に対する温和な態度（タイプ B）」と呼ばれる性格の人である．また，がん疾患と性格の調査もなされている．がんになりやすい性格をタイプ C と呼び悲しみや不安などの感情を押さえ込んでしまう傾向の人はがんにかかりやすいと指摘されている．(6) 最近最も注目されているのはストレスと免疫の関係である．免疫系は神経系や

表1 臨床で予測されるリラクセーション効果

心理的効果	身体的効果	生活の向上（QOL）
不安の軽減	痛みの緩和・軽減	不安の軽減
うつ状態の軽減	筋緊張の低下	自己イメージの改善
心理的な安定	腰痛・肩こりの改善	行動変容の支援
ストレスの緩和	稼動域の拡大	活動量・質の変化
興奮や衝動の沈静	身体イメージの改善	人間関係の改善
コミュニケーション	症状の改善	
適応が期待できる疾患	適応が期待できる疾患	適応が期待できる疾患
心身症	心身症	リハビリ患者
タイプA型性格	緊張型頭痛	不安・パニック患者
末期患者	腰痛・肩こり	動作・行動が制限されている患者
不安・パニック	慢性リウマチ	
感情表現の苦手な人		

内分泌系と同じように独立した機能を持っていると思われていた．しかし，最近の研究で脳とホルモンと免疫の三つの機能が互いに連携しあうことが分かり精神神経免疫学が生まれている．英国のグリーアー（Greer, et al., 1979）は，乳がんを告知された患者が4つの異なる精神状態（闘争心で対応，冷静に受容，病気を否定，絶望した人）で10年後の生存率を追求したところ「闘争心で対応した人」が最も高く，「絶望した人」の5倍の生存率を示した．このように今後ストレスマネジメントにおいては心と体，脳と免疫，行動，疾患と精神性などその理論的・医学的な理解の重要性が増してくると思われる．

2．ストレスマネジメントの基本技法と効果

一方，ストレスに関する理論に対してストレス対応の技法も並行して発展してきた．ストレスマネジメントの基本技法としてもっとも広く活用されているのはリラクセーションである．リラクセーションは簡単にいえば身体感覚をとおして「心地良い」体験や心身の「緊張の解放」を体験する技法のことである．リラクセーションの基本技法は①ストレッチ（筋緊張の弛緩），②呼吸法（心と身体のバランス），③からだほぐし（筋緊張の弛緩），④自律訓練法（自律神経系のバランス），⑤筋弛緩法（筋緊張の弛緩），⑥イメージ法（自己イメージの再構築），⑦音楽療法（聴覚の覚醒）・アロマテラピー（嗅覚，触覚の覚醒），

⑧東洋伝統療法（調身，調息，調心），⑨瞑想法（精神的な成長）があげられる．

3. リラクセーションのアプローチ

　リラクセーションとは，精神・神経・筋肉の過剰な緊張を軽減・緩和する方法である．一般的にはストレスによって生じた精神的な不安や緊張を軽減するための「心理的なアプローチ」，体の疲労や筋緊張などを緩和するための「身体的なアプローチ」，香や音楽などによる「感覚・感性的なアプローチ」に分類することが可能である．また，現代社会では，個々人のストレスだけでなく，職場，家庭，教育現場など大小集団の人間関係のコミュニケーション教育を目的にした「ストレスマネジメント」も注目されてきている．リラクセーションをアプローチの方法によって分類すると以下のようにまとめることができる．

①心理的アプローチ（イメージ療法，自律訓練法）

②身体的アプローチ（筋弛緩法，呼吸法，動作法，フェルデンクライスメソッド，センサリーアウエアネス，ヨーガ）

③感覚的アプローチ（アロマセラピー，音楽療法，芸術療法）

④心理的，身体的アプローチを並行する（ゲシュタルト療法，フォーカシング，バイオエナジェティック）

　この章では，リラクセーションが「臨床ストレス心理学」としてどのように心身症，がん疾患の不安，うつ状態の緩和を目的とした身体的アプローチとして適用されているのかについて「臨床ケース」を紹介する．特に，ゲシュタルト療法とフェルデンクライスメソッドを用いた身体的アプローチの結果，心理的アプローチや他の領域にどのように波及効果が起きるのかも言及する．

　リラクセーションの基本技法として「身体的アプローチ」と「心理的アプローチ」の違いはどのような視点から分類できるのだろうか．新里（1992）は心理療法における「身体的アプローチ」と「心理的なアプローチ」との違いを次のように指摘している．自律訓練法は，決められた「公式言語」を手順に従って反復的に述べることで心理・生理学的な変容，自己制御を習得する．「このプロセスは大脳新皮質から脳幹へ働きかけるものであり明らかに心理学的なも

のである」と述べている．「身体的アプローチ」は筋弛緩法のように「筋肉・感覚の刺激（末梢）に意識を向けてその刺激が脳幹レベルから新皮質へ伝わる刺激回路」であると指摘している．この定義に従って，次の 4 つの臨床ケースではゲシュタルト療法とフェルデンクライスメソッドによる「身体的アプローチ」を紹介する．

4．臨床ケース

ここでは 4 つの臨床ケースを取り上げる．最初の「パニック」，「過食嘔吐」のケースをゲシュタルト療法（パールズ，1990）の気づきのプロセスに焦点をあてて，そのアプローチを記述した．次に「過緊張」と「乳がんのグループ療法」はフェルデンクライスメソッド（フェルデックライス，1982）原則に従って，身体的なアプローチのプロセスを取り上げる．

ケース1 〈パニック〉

主訴：男性，30 代，症状は車で「トンネル」を通るときや「エレベータ」など閉じられた空間でパニックになること．特に湾岸の「一番高い橋」を怖くて運転することが困難と訴えた．

1. ゲシュタルト療法の原則である「今，ここ」でのアプローチ．その場面を再現してもらう．本人が最もパニックになる「一番高い橋」を車であたかも今，運転しているように〈現在形〉で表現しながらイメージをする．〈私は今，車を運転しています〉．〈橋が見えてきます〉．〈息苦しさを感じています〉と身体反応に気づく．

2. 身体に意識を向けるアプローチ．身体に意識を向けるように提案．橋に近くなり，〈息苦しさを感じています〉という場面でさらに「身体に意識を向けるように」と提案する．すると本人は「呼吸が浅くなっている」ことに気づく．息苦しいのは呼吸を浅くしていた結果であることに気づく．

3. 身体反応に焦点を当てるアプローチ．さらに場面を展開してもらう．〈橋が近づいてきます〉．橋が近くなると「呼吸が浅くなる」ことに気づき，さらに今度は「おなかが硬くなる」という身体反応が起こることに気づく．

4. **身体反応の連鎖に意識を向けるアプローチ**．さらにイメージをすすめる．〈今，橋の上にきています〉．〈景色が急にかすんで見えます〉．「呼吸が浅くなります」．そして「おなかが硬くなります」．そして次に身体反応として「<u>睾丸のあたりが緊張してくる</u>」ことに気づく．このように身体反応の連鎖が起きて，その身体反応を感じた結果，次々と起こる不安定な感覚に不安になり自分ではコントロールができないと焦りパニック症状が生まれてくるのである．

5. **非現実的な想像に気づくアプローチ**．脳は現実と非現実（イメージ・想像）を見分けることができないので，不安のために非現実的な想像をすると，その想像があたかも現実であるように反応してしまうのである．「睾丸のあたりが緊張してくる」と，〈身体に力が入らなくなります〉．そして身体が〈不安定な感覚になります〉．身体反応が連鎖的に起こるので自分の身体をコントロールできないという不安が増大する．このため自分は「<u>橋から落ちるのではないか</u>」と想像してしまうのである．このようして不安は不安を呼び〈段々パニックになってきます〉．人は未来についてネガティブな想像をしてしまう傾向があり，不安を増長させるために思考（非現実的）を使うのである．

6. **リラクセーションのアプローチ**．リラクセーションは各アプローチの過程で行う．①「息苦しさ」を感じたら，現実にもどることを提案する．そして，気持ちが落ち着くのを待つ．②「呼吸が浅くなる」場面でイメージを止めて，「今，ここ」の部屋の現実にもどる．ゆっくりと呼吸をする．気持ちが落ち着いたら再びイメージをする．③次に「おなかが硬くなる」という症状が生じたら，同じようにイメージを止めて，現実（今，いる部屋）にコンタクトする．視覚・触覚・聴覚・嗅覚を使ってコンタクトしながら「今，ここ」は安全であるという体験をしてもらう．④さらに「睾丸の緊張」に意識を向けてもらう．緊張を感じた場面で現実にもどり，ゆっくりと呼吸しながら睾丸の縮みが落ち着くのを感じる．⑤「橋から落ちる」と想像していることに気づいたら現実にもどる．そして，自分がイメージ（非現実的な想像）をすることでさらに不安が増すことを説明する．そして，「今，ここ」は安全な空間・場所であることを視覚，聴覚，触覚を使って確認する．このように「イメージ→緊張→現実（安全）→弛緩」のパターンを繰り返しながら，最後に橋をわたる体験をしてもらうことでパニックは消滅するか軽減する．

解説：ゲシュタルト療法の「今，ここ」の原則で，現在形でパニックを再体験する．パニックは「現実（橋を渡る）＝外部領域」と「身体感覚（緊張）＝内部領域」と「思考（落ちるかも想像）＝思考領域」の三つの領域の混乱である．意図的に気づきの3領域（思考領域・内部領域・外部領域）を再体験することで自己に何が起きているのか気づき，その各場面で緊張を解放（呼吸）することができた．3領域に意識を向けるためにシャトル技法を使う．

評価：本人より「あの日からトンネルでの運転，エレベータに乗る，そして湾岸線の一番高い橋を渡り切り胸の張り裂ける感じは消え去っていました」と葉書が届く．

ケース2 〈軽度の過食嘔吐〉

主訴：30代，既婚の女性．若いときに過食した後に嘔吐を繰り返したが自分の意志で克服した．最近，仕事を始めたがストレスが高くなると食べてはトイレで吐くようになった．しかし，これも自分の意志でやめることができた．本人は，カウンセリングを学び始め自分の課題としてゲシュタルト療法を受けることを希望した．

1. 「今，ここ」のアプローチ．「今，ここ」の原則にしたがい，あたかも今，食べて吐く行為をしているように現在形で表現してもらう．〈私は無性に食べたくなります〉．〈食べ物を口に入れながら，吐くことを考えています〉．〈口に指を入れて食べたものを吐きます〉．

2. 身体に意識を向けるアプローチ．身体に意識を向けるように提案する．このように身体に意識を向けて吐くときに焦点を当てる．本人は〈のどから何かが出てくる〉ような感覚があると右手でのど元から胸にかけて「上下させる」動作をしながら表現をした．

3. 動作に気づくアプローチ．右手でゆっくりとのど元から胸にかけて「上下させる動き」を繰り返すように提案．何かを身体から「出したい」ことに気づく．

4. 音で表現するアプローチ．胸からのどにある「出したい」ものはイメージにすると〈赤っぽく熱い〉感覚である．それを音で表現するように提案．「うぇー」，「おー」の音を段々大きくする．

5．身体感覚に意識を向けるアプローチ．その動作と音を繰り返しながら，身体感覚に意識を向けるように提案．すると，常に「胃のあたりが硬く」なっていて，その塊を出すために〈吐きたいという気持ち〉になっていたことに気づいた．

6．「未解決な問題」に気づくアプローチ．胃のあたりにある硬い塊は「何時ごろからありますか」と問いかける．しばらくして小学校3，4年の出来事を思い出した．それは酔っ払って帰宅した父親が，誰もいない部屋で彼女に「おう，もうおっぱいは出てきたのか」と胸に手を入れた場面である．

7．未完了な表現を完了するアプローチ．その場面で，父親に「いやーっ」と言わなかったこと，それと同時に胸に手で触れられた瞬間に女として身体が「うれしさ」を感じたこと，この矛盾した感情・感覚に小学生はびっくりしてしまったのである．そして誰にも言えずに内面に押し込んでしまった．

8．過食嘔吐の意味に気づくアプローチ．思春期になって過食嘔吐を始めたのは身体が大人に変化してくるに伴い「女性的」なあの「感覚」が甦ってきたからである．「いやーっ」と拒絶したい感覚は〈胃の塊〉であり，「うれしい」という身体感覚は胸の〈赤い熱い〉イメージとして残った．この2つの矛盾した感覚は葛藤となり意図的に過食して〈吐き出す〉行為をしていたことに気づく．

解説：未解決な問題とは，自分が体験した事柄を十分に表現しないで抑制してしまった状態をいう．未完了な感覚や感情は「時間が存在しない」．そのために大人になっても身体は表現することを求めて浮かび上がってくる．拒絶の表現とうれしい感覚を十分に安全な空間で表現することで未完了な感覚・感情は消えていくのである．

評価：いつもあった身体感覚と過食嘔吐の行為の意味がわかり安心しました．

ケース3 〈過緊張（過呼吸症候群にも適用可能）〉

主訴：看護師．50歳代．新しい職場に配置転換になった．半年後に，仕事のミスをして自分が緊張しているために集中力が低下していることに気づく．何とかリラックスしようとしてみたが，なかなかうまくいかない．

フェルデンクライスメソッドによるアプローチ：このケースのように身体が緊張していることに気づいていてもリラックスできないケースは少なくない．

ひとつには，このような身体的な緊張は長い年月の間に無意識に行っているので習慣になってしまっていて，緊張している身体部位の感覚が麻痺しているからである．このようなケースはストレスが高くなっていて慢性的な過緊張と疲労がありリラックスのための指導を行っても「緊張」と「弛緩」の識別がつかないので，頭ではリラックスが必要だと理解しても弛緩の方法をなかなか体得できない．そこで身体の気づきを高めるためにフェルデンクライスメソッド（フェルデンクライス，1982）によるFI (Functional Integration) アプローチを行った．このメソッドは身体の緊張部位と弛緩部位にタッチングすることで身体意識を高めるのである．緊張部位にタッチングして「この感覚は筋肉が緊張している」ことを手で教える．弛緩部位へのタッチングは「心地よい体験」がおきる．それに伴い呼吸が意識化できるので，呼吸が少ない「緊張部位」と呼吸がゆったりとして身体が自然に動く「弛緩部位」の識別能力を高める効果がある．

1. 呼吸に気づくアプローチ．

本人の身体を観察すると「呼吸が小さい」とのこと．「のど元（首の付け根）の筋肉」と「胸の筋肉」を緊張させていること．「肩を上げている」ことが分かる．

「呼吸を小さく」しているのは，「のど元（首の付け根）の筋肉」と「胸の筋肉」と「肩の筋肉」を慢性的に緊張させているからだと説明する．同時に，術者は手のひらを「胸」にふれる．本人は「ふれてもらう」ことで胸の部位に意識が向けられるようになる．しばらく手をふれていると「呼吸」が生じる瞬間がある．その時に「胸で今，呼吸しましたよね」と意識化できるように問いかける．本人は確認してもらったことで「呼吸」を感じられるようになる（言うまでもなく，「胸」とは性的な感覚がある部位ではなく，鎖骨の下のあたりの部位である）．

次に，「おなか」に手を当てる．しばらく意識を腹部に向けてもらう．小さな呼吸でも「おなかが動く」ことに気づくようになる．その時にこれは「おなかの呼吸」であること，そして「胸の呼吸」との違いを経験してもらう．

2. 身体感覚の識別のアプローチ．

身体に意識を向けて「おなか」と「胸」の呼吸の識別能力ができると，身体

意識は高まっていくものである．「胸の筋肉」とは大胸筋（鎖骨部・胸助部）である．人は緊張する時にこの筋肉を硬くする傾向がある．「おなか」とはお臍よりの下腹部を硬くする場合とお臍の上の筋肉を硬くするケースがある．

3. 動きを通じてのアプローチ．

身体感覚の識別ができるようになると，フェルデンクライスの特徴である〈動き〉によるアウェアネス（Awareness 気づき）を行う．「のど元（首の付け根）」の筋肉は首を左右に動かす，息を飲み込む時の筋肉である．呼吸が浅い人は無意識にこの部位の筋肉の動きを固定させている．手で触れると硬くなっている．指先で優しく触れながら首を左右に動かす．動きはゆっくり，筋緊張がなく，微細に行うと意識化できる．

緊張すると「肩を上げる」のは肩甲挙筋という筋肉を収縮させるからである．肩甲骨と肩にタッチングして，本人に意図的に「緊張」して肩を上げる動きをしてもらう．ゆっくり呼気をしながら肩の力を抜いてもらうと，肩甲骨周辺の筋肉と肩甲挙筋をゆるめることができる．

4. 身体感覚と心理的アプローチ．

身体感覚の識別能力が高まると「緊張している状態」と「リラックスしている状態」の相違が意識できるようになる．この段階に進んだら日常生活で何時，どんな場面で緊張が起こるのか．「意識する」ように提案する．身体はどんな場面で反応し，感情とどのように結びついているのかが分かると気づきが深まるのである．

評価：看護師は特定のタイプの医師に強く緊張することに気づいていた．声が強く自己主張するタイプの50歳代の男性医師である．それが分かった時に，子供の頃から父親が怖かったことを思い出した．気に障ることがあると父親はこん棒をもって家族の前で仁王立ちして〈どなっている場面〉がいつもあったのである．その時に子供だった本人は息を呑み，のど元を締め付け，肩を縮めていたことに気づいた．そのために「大きな声」と「気分屋」の年配男性に身体反応を起こしていたのである．これはゲシュタルト療法で対応した．

ケース4〈乳がん患者のストレスマネジメント〉

乳がん患者はがん告知，手術，乳房喪失，腕の機能障害，性の変化など多く

のストレスに直面する．退院後の外来通院の期間には再発や転移の不安が高いことが示されている．欧米では心理的，社会的，または医学的なサポートとしてグループ療法への効果が報告されているが，わが国ではまだ有効であるかどうかの明確な結果が出ていないのが実情である．そのために術後のストレスマネジメントとして，グループ療法（百武ら，2002）の①プログラム開発，②リラクセーション技法の開発，③効果測定，の3側面から実施した．乳がん患者のグループ療法は，神奈川県立がんセンターで手術療法を受けた外来加療中の乳がん患者に行った．

プログラムは2カ月間（毎週1回），計8回，約2時間，院内で実施した．フォロー体制は2カ月後，4カ月後，12カ月後に開催．評価測定はPOM，心理テスト，採血などを開始前，期間中，終了後に行い，対照群と比較した．なお，グループがリラクセーションの効果を実感できるように毎回プログラムの前後に脈拍数と呼吸数のバイタルサインを各自が測定した．プログラムの内容は「リラクセーション」，「自由討論（構造化面接法）」，「教育的介入」の3つの構成で行った．

「自由討論」は構造化面接法を用いた．毎回，プログラムの初めに「今週はどんなことがありましたか」と参加者の一人ひとりに話してもらう方法である．2,3回目から再検査の不安や夫との関係，家族のことなど個人的なことを話すようになる．みんなが不安をかかえていること，楽しかった時間などを分かち合う．プログラムのメインであり，60分程度．「教育的介入」は，プログラムの中で毎回，医療従事者（看護師，医師）が心理的，免疫，栄養，健康食品などについて話題を提供する．あるいは抗がん剤など薬の説明などもある．ここでは身体的アプローチがテーマであるために「リラクセーション技法」を中心に記述する．

〈リラクセーション・プログラム〉

リラクセーションは身体感覚を意識化するために呼吸，筋緊張，イメージの3つに焦点を当て乳がん患者がセルフマネジメントとして日常生活の中で活動できるように8回のプログラムで体得してもらった．これはフェルデンクライスメソッドによる身体に気づくアプローチである．

【呼吸に気づくレッスン（10分）】

　まず，身体に注意を向けるように問いかける．そして呼吸に意識を向けてもらう．「軽く目を閉じてください——呼吸に意識を向けてください——鼻から新しい空気が自分のからだに入っていくのを意識してください——新しい空気はからだのどこに入っていくのでしょうか——胸の方でしょうか——おなかでしょうか——それとも背中の——腰——」と問いかける．

　しばらく呼吸に意識を向けていると，呼吸とともに肩や肺，おなかや腰，背中などが「ゆっくりと動く」ことに気づく．この「ゆっくり動く」感覚に意識を向けてもらうことがリラックスを体験できるポイントである．特に息を吐いたり深呼吸をする指示は必要ない．「今，ここ」での呼吸に意識を向けるのである．しばらくすると身体各部位で弛緩を感じられるようになる．これは呼吸に意識を向け続けていると，自然と呼気の時に身体がゆるむこと（弛緩）に気づくからである．「弛緩するように」と指示すると参加者は一生懸命に弛緩しようと「努力する」傾向がみられる．そのために緊張が起きて逆効果になる．

【身体を「ゆるめる」レッスン（10分）】

　呼吸による身体感覚が意識化できるようになると，次に意識的に筋肉を「緊張させ」，「弛緩する」という動作を繰り返してもらう．筋弛緩法と同じように身体各部位に緊張と弛緩を繰り返すが，フェルデンクライスでは動作は数回（4〜6回），ゆっくり，繰り返すように提案する．動作を繰り返しながら自分の楽な動きを〈発見〉していくことが特色である．このことで緊張は自分が慢性的に「筋肉を収縮」させていることであることを〈経験〉するのである．緊張している身体部位と，弛緩している身体部位を区別できるようになると，日常の中で「今，ここ」で緊張していることに気づくような自己洞察が生まれる．そして，ゆっくり「ゆるめる」ことができるのである．

【イメージによるレッスン（10分）】

　イメージすることで身体に生理的な変化が起こることに気づいてもらうためのアプローチ．プログラムで呼吸と筋弛緩を習得した後半に行うのが自然である（教育的介入で免疫と心理的な関係，性格と生存率，イメージ療法などの説明をすでに行っている）．

　まず，病気で入院したときの「からだ」のイメージを思い出してもらう．ク

レヨンで絵に描いてもらう．手術した部位を赤く描く人，暗い空間で1人で寝ている人，など自分の絵をグループに見せて互いに話してもらう．次に，椅子に座ってリラックスしてもらう．そして「子供の頃に楽しかった場所，風景，人」をイメージしてもらう．このときのイメージをクレヨンで絵に描いてもらう．楽しかった場面の絵をグループに見せて説明する．

　不安なときは無意識に身体を緊張させてネガティブなイメージになっていることを説明して，それに気づいたら楽しい子供のころのイメージを想い出して意識を意図的に切り替えてリラックスする体験をしてもらう．最後にやわらかい光のシャワーが頭―肩―胸―背中――と降り注ぐイメージを行う．

5. リラクセーションと気づき

　なぜ，ストレスマネジメントとしてリラクセーションが必要なのだろうか．なぜリラクセーションのなかでも身体的アプローチを用いるのだろうか．その理由は2つある．精神的あるいは心理的アプローチは直接的なので心の防衛機能が働くことが多いのである．心の問題に直接ふれないで，体ほぐしやリラックス法を行って身体の緊張をほぐすことで逆に心の緊張（ストレス）がほぐれやすくなるからである．2つ目は，身体がリラックスしてくると自分の中の自己洞察が生まれてくるのである．身体に意識を向けて緊張をほぐすことによって①弛緩が起こりリラックスする．②身体が弛緩すると心が緊張している自己に気づくようになる．そして意識して③緊張と弛緩を識別することができるようになる．このように身体感覚が高まると④日常の中で緊張をつくり出している自分に気づくようになる．すると心の緊張をほぐすにはどうしたら良いのか．自問自答するようになる．⑤このように自己洞察への問いかけが始まるのである．ある日，自分の行動，動作，姿勢，呼吸と生き方，人生観，人間関係が緊張と弛緩に直接関係あることに気づく．この気づきによって緊張は自分が生きていくためのプロセスであることを受け入れられるようになる．それまでは緊張はネガティブな症状，あってはならない存在であり取り除くべき対象として扱ってきたことにも気づくようになる．この気づきによって今後は緊張とどのように付き合うのか．どのように生きていきたいのか．どのようにすれば楽に

なれるのか．自分の姿勢や行動，人間関係や人生観に意識が向くようになりやすい．

　リラクセーションはストレスから回避する方法ではなく，気づきや自己成長を追求するためのアプローチなのである．リラクセーションと気づきの過程をまとめると次のようになる．

　①弛緩する　　　　　　　筋緊張の解放を体験する
　　↓
　②緊張に気づく　　　　　筋緊張があることに気づくようになる
　　↓
　③弛緩と緊張　　　　　　筋緊張と弛緩の両方を体験できる
　　↓
　④気づき　　　　　　　　筋緊張をつくり出している自己の存在に気づく
　　↓
　⑤自己洞察　　　　　　　自分とは何か．問いかけがはじまる．
　　体験する

ブルックス，C. V. W.　1990　センサリー・アウエアネス．誠信書房．
フェルデンクライス，M.　1982　フェルデンクライス身体訓練法．大和書房．
フレイジャー，R. & ファディマン，J.　1991　自己成長の基礎知識 2．春秋社．
グローバーマン，D.　1996　生き方を変えるイメージワーク．春秋社．
Greer, H. S., Pettingale, K. W., et al. 1979 Psychological response to breast cancer : effect on outcome. *Lancet*, 2, 785-787.
神庭重信　1999　こころと体の対話——精神免疫学の世界．文藝春秋．
ロック，スティーヴン　1986　精神神経免疫学——内なる治癒力．創元社．
ローウェン，A.　1988　からだと性格——生体エネルギー法入門．創元社．
パールズ，F. S.　1990　ゲシュタルト療法——その理論と実際．ナカニシヤ出版．
Pettingale, K. W., Greer, H. S., et al. 1985 Mental attitudes to cancer : An additional prognostic factor. *Lancet*, 1, 750.
メイソン，L. J.　1987　ストレスリダクション法．日本教文社．
百武正嗣ら　2002　乳がん患者のグループ療法の効果——リラクゼーション技法の開発

と効果測定．日本公衆衛生学会，7-11.
百武正嗣　2004　エンプティチェア・テクニック入門．川島書店．
百武正嗣　2009　気づきのセラピー──はじめてのゲシュタルト療法．春秋社．
新里里春　1992　臨床動作法の理論と治療．現代のエスプリ別冊．至文堂，112-122.
山中寛・冨永良喜　2000　動作とイメージによるストレスマネイジメント教育．北大路書房．
Holmes, T. A. & Rahe, R. H.　1967　The Socal Readjustment Rating Scale. *Journal of Psychoromatic Research*, 11, 213-218.（山中寛・冨永良喜著　2000　動作とイメージによるストレスマネイジメント教育，より引用．）

コミュニティ健康教育とリラクセーション技法

百武正嗣

はじめに

青森県G市は元厚生省の「平成11年度老人保健健康増進事業」の国庫補助金を受け，介護家族のための「心とからだのリフレッシュ事業」を実施した．事業内容は①休養と気力充実セミナー，②ウォーキング・メディテーション研修，③骨粗鬆症検診と健康教育の実施，④介護方法の普及，⑤介護者の集いの組織化，⑥関係者連絡会議など，である．この事業の中の介護家族への「休養と気力充実セミナー」と「ウォーキング・メディテーション」の研修を受託しリラクセーションを実施した．

1. 介護家族の支援プログラムに何を求めるか

全国の市町村では平成12年度4月から介護保険が導入された．G市では介護保険導入に伴い，要介護者の福祉サービスの充実とともに新たに取り組んだのが「介護家族」への支援プログラムであった．

元厚生省でも保健事業第4次計画のひとつとして「健康教育の充実」を提案している．健康教育については，第1点目に「個別健康教育」を明確に取り上げ，高血圧，高脂血症，糖尿病，禁煙の4領域で具体的な個別健康教育マニュアルを示すこととしている．2点目は「集団健康教育」を取り上げ，歯周疾患，転倒予防のための骨粗鬆症に加えて，新たに高齢者の薬についての正しい知識の普及を図るために薬健康教育を追加した．3点目が本題と関係している「介護家族健康教育」である．

もちろん「介護家族健康教育」は，家族の介護を担う人の健康の保持・増進がねらいである．しかし，全国市町村は4月に導入した介護保険の運営と実施で手一杯であり，介護家族への支援まで手が回らないというのが実情であろう．

もう一つの課題は「個別健康教育」と「集団健康教育」についてはマニュアルなり，現場の保健師・栄養士の長年の経験と実績の積み重ねがあるが，「介護家族健康教育」については，何を行政はしたらよいのか，行政は何を住民から求められて

いるのかを把握している市町村は少ないのではないだろうか．
　さらに，実施するにしてもどのような視点で考えればよいのか，あるいは福祉分野なのか保健分野なのか，検討しなければならないことが沢山あると思われる．
　このような時期に，一つの試みとしてＧ市が申請した「心とからだのリフレッシュ事業」を元厚生省が補助事業として認めたことは，介護保険の先にある今後の課題への一つの回答であるととらえたに違いない．

2. 介護家族は心も体も疲れている

　介護者への福祉サービスは誰もが理解し易いのか，2000年からの介護保険はマスコミも注目する中でスタートした．そのような時代の流れの中で市町村の介護に携わる医療従事者は「ケア・フォア・ケアテイカー」という言葉を口にするようになった．
　ケア・フォア・ケアテイカーとは，「介護する人へのケア」という意味である．介護する家族の人たちへの精神的，肉体的な援助の必要性や重要性を訴える声は現場から上がってくるが，実際にその対策を実施する行政は少ない．その理由として，どのような視点で何を行ったらよいのか多くの市町村の現場でもこれらの声に対して暗中模索の手探り的な対策にとどまっているのが現状だからである．
　しかし，どの現場からの声も一致していることがある．それは，介護の家族の人たちは心と体が「疲れている」ということである．毎日の介護のために肉体が疲れるだけでなく，ほとんどの人が，個人的な楽しみやリラックスするための外出を自分だけでは「申し訳ない」「悪いから」と控えているのである．
　そこでＧ市では，長期介護による心と体の疲れや悩みを解消してもらうことを目的に「心とからだのリフレッシュ事業」を計画した．介護をする人たちが心と体をリラックスさせて，生き方に張りと楽しみを持ってもらえれば，"優しい介護"につながるからである．
　ここでは「ウォーキング・メディテーション」をコミュニティ健康教育の具体的な方法として取り上げた．

3. ウォーキング・メディテーション
3.1　ウォーキング・メディテーションとは

　ウォーキング・メディテーションとは歩く瞑想という意味である．この言葉を広めたのはフランス在住でベトナム出身の仏教者ティク・ナット・ハンである．仏教の瞑想法の一つであった「歩きながら呼吸に意識を向ける」という簡単な実践法である．日常生活のなかで誰でも実行できることから世界中で広まっている．

メディテーションの目的は心を静寂にすることである．心が静かになったときに地球の上をゆっくりと歩く，一歩一歩呼吸を感じながら歩く修業である．その結果得られるものは大きい．それは，①精神的な安定，②自然への受容，③生きる価値など，を発見することである．

3.2 歩くことが瞑想になる

2000 年の 4 月から市町村で介護保険が導入されたが，それは制度としての介護であり，医療費を誰がどのように負担し，どのように介護家族に還元するのかというシステムを整理したのである．このように介護保険制度は，「介護」に伴う医療・福祉，支援を整備したシステムである．まして介護をする「家族」に対するサポートの方法や制度は，まだ整えられているとはいえないのが現状である．

米国の若手医師であるディーン・オーニッシュは心臓病の患者に「愛こそ最も治療効果がある」ものだが，病院に行っても「愛」を処方箋に書いてくれる医師はいない，と記している．介護保険の分野でも同じことが起きている．介護の世界でも「愛こそ最も効果」のあるものだが，導入された制度の中に「愛」が必要であるという項目を読んだ記憶はない．

そこでG市は家族の介護のために心と体が疲れている介護者を対象に「ウォーキング・メディテーション」を企画したのである．介護家族は自分が楽しむための「外出」はひかえてしまうので，介護家族の仲間でウォーキングを行うことは人と接する機会が増えることにつながる．生活の広がりでもあり社会性の回復にもなるだろう．

散歩のような歩き方は，心が落ち着くことを日本人は昔から知っていた．日常生活の一つとして自然に定着している習慣である．現代のように多忙な社会では，ゆっくりする時間としてストレス減少の効果もあるだろう．さらに 1 日何歩歩かねばならないとか，どこかに目標をもってそこにたどり着くために歩くわけではない．ぶらぶらと「今，ここ」の状態を楽しみ，自分の身体を感じながら目的をもたないで歩くことは，身体の緊張をほぐす動きにもなる．花や緑，風を体感することは感覚の覚醒をともなうことになる．これらの結果，心身の両側面での緊張解放となり，ストレスの緩和や免疫機能のバランスの回復の助けにもなる．

ウォーキング・メディテーションは，このように運動の側面だけでなく精神的なアプローチも含めて次の 4 つの支援になっていると考える．

①生活の質（QOL）の向上　　（社会性の回復）
②ストレス減少の方法　　　　（精神的な一次予防）
③身体感覚の覚醒　　　　　　（身体的な一次予防）

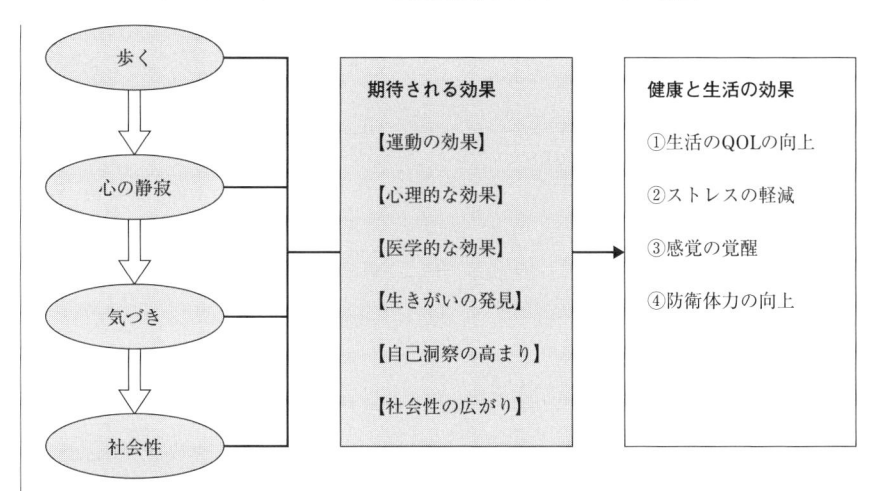

図1 ウォーキング・メディテーションのねらいと効果

④免疫機能を高める　　（医学的な一次予防）

これからの健康づくりは行動体力の向上よりも防衛体力を高める「ソフト」な視点が重要である．心の内的な側面を育てる健康教育が求められている．そのひとつがウォーキング・メディテーションであると思う．

3.3 ウォーキング・メディテーションのキーワード

ウォーキング・メディテーションは「心」を休めるために歩くこと「脳のリラックス法」である．そして「からだ」を育てるために歩くことである．いくつかのキーワードをあげてみると次のようになる．

①地球の上をゆっくりと歩くことである．
②一歩一歩，呼吸を感じながら歩くことである．
③歩くことは，生きることである．
④生きることは自然を感じることである．
⑤一瞬一瞬を大切にすると心に安らぎが生まれる．
⑥目的を持たずに，ただ歩くことを楽しむ．

4. 考察

介護家族の健康づくりのキーワードは「ソフトに」である．高齢化社会では介護

する家族もされる者も高齢者である．このケア・フォア・ケアテイカーのプログラムで一貫していることはからだに優しい健康づくりという視点である．ゆっくりとした「動き」は身体に優しいだけでなく心のゆとりや気持ちを引き出すことをねらいにしている．介護家族の人たちが求めているものは，物理的，身体的な支援だけではない．自分の人生を振り返ったときに「自分が楽に生きる」ことを支援してくれる行政の暖かい政策である．そのためにリラクセーションを体験してもらうことをベースに組み立てられたセミナーである．

　その意味ではウォーキング・メディテーションもまったく同じ視点で企画されたものである．「歩く」という動作は，人として自然な動きである．そのためにかえって生物として，健康を維持する身体内部のフィードバック機能のアンバランスを回復することに役立つのである．歩くことで心と体の緊張が取り除かれ，心身がリラックスした状態が生まれる．心と体の機能を統一する方法として効果的である．言い換えれば，「生き方」のアンバランスを動物の感性に近い動作によって取り戻そうとする健康法なのかもしれない．

　「がんばる健康教育」から「生きる健康教育」の転換．それが「ウォーキング・メディテーション」だともいえよう．

第 10 章

災害被災者・犯罪被害者の心理社会的問題と治療・ケア

古賀章子・前田正治

1. はじめに

　地震やそれにともなう津波，火山噴火，台風，洪水等の自然災害や戦争，テロ，集団薬物汚染，輸送事故，原子力発電所・産業施設事故等の人為災害による被災者，強盗，強姦，強制わいせつやドメスティック・バイオレンス，虐待等の犯罪に遭遇した被害者には，特有の反応が生じる．彼らはたとえば「自分が…しなかったから悪い」という自責感や，「人が，世の中全てが信じられない」という不信感，「誰も自分のことを分かってくれない」という孤立感，「自分は生きていても仕方がない人間」という無価値感，さらには「自分だけが生き残ってしまった」「助けられなかった」といった罪責感や「何をやっても無駄だ」という無力感などに苛まれ，絶望の淵に突き落とされる．そればかりか彼らには，出来事の直後から次々と過酷な現実も迫ってくる．日常生活を送る基盤としての家すら失う人もおり，あるいは被害状況によっては通勤や通学，買い物，食事，睡眠といった基本的な生活も送れなくなる．また自治体や警察，場合によっては司法関係者とのやりとり，看護，葬儀などこれまでの日常には存在しなかった体験を次々と強いられ，また多くの人々は経済的・社会的苦境に陥る．
　「PTSD」「トラウマ」といった言葉が日常的に用いられ，被災者・被害者の「心のケア」の必要性が当然のものとして語られるようになって久しいが，適切な支援のためには生活全般を視野に入れた援助のありかたについて知悉しておくことが不可欠となる．この章では，災害被災者・犯罪被害者の心理社会的問題を提示し，その治療とケアについて論じていきたい．

2. 被災・被害後に生じる医学心理学的問題

2.1 PTSD（posttraumatic stress disorder；外傷後ストレス障害）

ベトナムからの帰還兵にみられた重篤な精神的な問題をきっかけに米国精神医学会の診断基準DSM-IIIに登場したPTSDは，現在はDSM-IVで表1のように定義されている（DSM-IV 精神疾患の診断・統計マニュアル）（APA, 1994）．PTSDとは身体保全の危機が存在したことを大前提とする診断名であり，しかし対象となる出来事は，自身の身に降りかかったもののみとは限らない．そしてその体験により大きな情緒的反応を伴っていることがまず基準Aとして明確に定義されている．

極端な外傷へ曝された結果生じる特徴的なPTSDの症状は，以下3つのカテゴリーに大別される．

①再体験（侵入）症状

診断基準にはB症状として5つ記載されているが，これらに共通しているのは，思考の侵入によって，トラウマの再体験が起きるという点である．音や匂いを引き金に，まるで事件や事故，災害を体験した時に戻ったような感じになる．自発的・自覚的想起とは異なるため，コントロールできず，生々しい感情が蘇り，日常の生活が阻害される．フラッシュバックや悪夢などもここに含まれる．

②回避症状

診断基準にはC症状として7つの記載があるが，これは思い出すことを避けるために外からの刺激を意識的・無意識的に遠ざけるということである．対人関係からの引きこもりや親密な関係の減少，以前は興味があったことへの関心の低下，といった形であらわれる．

③過覚醒症状

D症状として5つの記載があるこの症状は，心が安定することがなく，常に緊張している状態を示す．睡眠に関する問題が多く，具体的には入眠困難，中途覚醒，早朝覚醒，熟睡感のなさ等に苦しむ．また，起きている際も，周囲に対しての過度な警戒や，些細なことで驚愕してしまう等の反応が出現する．

表 1　DSM–IV 診断基準：外傷後ストレス障害（Posttraumatic Stress Disorder：PTSD）

A．患者は，以下の2つが共に認められる外傷的な出来事に暴露されたことがある
　(1) 実際にまたは危うく死ぬまたは重傷を負うような出来事を，1度または数度，または自分または他人の身体の保全に迫る危険を，患者が体験し，目撃し，または直面した
　(2) 患者の反応は強い恐怖，無力感または戦慄に関するものである
　　［注］子供の場合はむしろ，まとまりのないまたは興奮した行動によって表現されることがある
B．外傷的な出来事が，以下の1つ（またはそれ以上）の形で再体験され続けている
　(1) 出来事の反復的で侵入的で苦痛な想起で，それは心象，思考または知覚を含む
　　［注］小さな子供の場合，外傷の主題または側面を表現する遊びを繰り返すことがある
　(2) 出来事についての反復的で苦痛な夢
　　［注］子供の場合は，はっきりとした内容のない恐ろしい夢であることがある
　(3) 外傷的な出来事が再び起こっているかのように行動したり，感じたりする
　　（その体験を再体験する感覚，錯覚，幻覚，および解離性フラッシュバックエピソードを含む，また，覚醒時または中毒時に起こるものも含む）
　　［注］小さい子供の場合，外傷特異的な再演が行われることがある
　(4) 外傷的出来事の1つの側面を象徴し，または類似している内的または外的きっかけに暴露された場合に生じる，強い心理的苦痛
　(5) 外傷的出来事の1つの側面を象徴し，または類似している内的または外的きっかけに暴露された場合の生理学的反応性
C．以下の3つ（またはそれ以上）によって示される，（外傷以前には存在していなかった）外傷と関連した刺激の持続的回避と，全般的反応性の麻痺
　(1) 外傷と関連した思考，感情または会話を回避しようとする努力
　(2) 外傷を想起させる活動，場所または人物を避けようとする努力
　(3) 外傷の重要な側面の想起不能
　(4) 重要な活動への関心または参加の著しい減退
　(5) 他の人から孤立している，あるいは疎遠になっているという感覚
　(6) 感情の範囲の縮小（例：愛の感情を持つことができない）
　(7) 未来が短縮した感覚（例：仕事，結婚，子供，または正常な一生を期待しない）
D．（外傷前には存在していなかった）持続的な覚醒亢進症状で，以下の2つ（またはそれ以上）によって示される
　(1) 入眠困難または睡眠維持の困難
　(2) 易刺激性または怒りの爆発
　(3) 集中困難
　(4) 過度の警戒心
　(5) 過剰な驚愕反応
E．障害（基準B，C，およびDの症状）の持続期間が1カ月以上
F．障害は，臨床的に著しい苦痛または，社会的，職業的または他の重要な領域における機能の障害を引き起こしている
◆該当すれば特定せよ：
　急性：症状の持続期間が3カ月未満の場合
　慢性：症状の持続期間が3カ月以上の場合
◆該当すれば特定せよ：
　発症遅延：症状の始まりがストレス因子から少なくとも6カ月の場合

（APA, 1994, 高橋三郎ら訳：APA『DSM–IV精神疾患の診断・統計マニュアル』　医学書院，1996年）

PTSDと診断するためには再体験症状が1つ以上，回避症状が3つ以上，過覚醒症状が2つ以上存在し，かつこれらの症状が1カ月以上持続すること（基準E）と，その障害が臨床的に著しい苦痛を伴う，あるいは社会的，職業的または他の重要な領域で機能障害を起こしていること（基準F）が必要条件となっている．

また，DSM-IVで新しく設けられた急性ストレス障害（Acute Stress Disorder : ASD）は，その名のとおり急性の現象で，外傷的な出来事に曝されて1カ月以内に生じる不安と解離性症状を中心とする障害である．ただ，急性ストレス障害の症状が1カ月以上続く場合は，PTSDとの関連が議論されている．

さて，PTSDと診断された人には上記の中核症状以外に，不合理な罪悪感や感情調整の障害，自己破壊的および衝動的行動，解離症状，身体愁訴，無力感，恥辱感，絶望または希望のなさ，永久に傷を受けたという感じ，これまで持ち続けていた信念の喪失，敵意，社会的引きこもり，常に脅迫されているという感じ，他者との関係の障害，その人の以前の人格特徴からの変化などがみられることがある．また，後述するような二次的反応も，しばしば併存する．

2.2 複雑性悲嘆

Lindemann（1944）はボストンのココナッツグローブクラブの火災で死別した犠牲者の遺族とその近親者らに対して面接調査を行い，その結果得られた知見を発表した．この調査研究では死別を体験した人たちの悲嘆反応を明示し，危機介入の理論も打ち出しており，その後の悲嘆反応研究の基礎となっている．Lindemann（1944）によれば急性悲嘆反応は①身体的苦痛，②死者のイメージに心を奪われること，③罪悪感，④敵対的反応，⑤通常の行動パターンの喪失，の5つのプロセスを辿る．また，悲嘆反応への精神科医療マネジメントが適切であれば，予期される医学的疾患の発現だけでなく，遺族らの社会適応能力の低下の遷延と悪篤な悪化も予防することが可能であると述べている．つまり，精神科医や臨床心理士が遺族らの悲嘆作業を共有することであり，遺族らは死者との間のしがらみを自ら解き放し，新しい満足できる相互交流のパターンを見出そうとするその努力を分かち合うことの重要性を説いている．さらに，遺

族らが悲嘆作業を行うには，慰めだけでは適切な援助とはならず，遺族らは死別という苦痛となる事実を受け入れ，自身に生じる驚くほどの感情の変化，特に敵意の過剰な表出などに対処しなければならない．そして，悲しみや喪失感の表出，罪悪感の言語化，新しい行動パターンを獲得するための導き役として支援してくれる人物を自分の周りから選ぶことなどを10回程度の面接で学習することになる．

また，Raphael & Martinek（1997）は災害や事件，事故などの外傷的な出来事に遭い，さらに親密な人と死別する場合を外傷的死別（traumatic bereavement）と位置づけ，その固有の反応について明示している．外傷的死別後の病理的な悲嘆反応は「複雑性悲嘆」と呼ばれ，その状態像についていくつかのグループにより概念化されているが，例えばJacobs, et al.（2000）による研究では，配偶者と死別した82名の遺族に死後3〜6カ月後および18カ月後に調査を行い，複雑性悲嘆とうつ病の関連が明らかになったと報告されている．彼らによると，外傷的死別の結果生じる特徴的な複雑性悲嘆の症状は悲嘆反応に伴う侵入的症状と回避症状の2つのカテゴリーに分けられ，その反応は，死者に対する侵入的思考，将来に対して目的を見出せず人生は空虚または無意味という感情，死を承認することの困難さ，また自分自身の一部が死んだような感覚，世間に対しての安全感や信頼感の喪失等のさまざまな症状が挙げられている．

2.3 二次的反応

Kilpatrick & Resnick（1993）は災害や犯罪の被災・被害者でPTSDに合併する率の高い精神障害として，強迫性障害（9.4〜47.1％），大うつ病性障害（7.2％〜31.8％），広場恐怖（12.1〜18.2％），社会恐怖（3.8〜18.2％），不安障害（4.0〜13.6％），性機能障害（2.1〜40.9％），アルコール・薬物依存（1.2〜2.2％）をあげている．そして，我々の臨床経験では，特にうつ病，アルコール・薬物依存，解離の症状がしばしば併存して現れる．以下にPTSDの二次的反応として生ずる可能性の高いこの3つの現象とその対応について記述する．
①うつ病

しばしば精神科医や臨床心理士は被災者・被害者のPTSD症状のみに着目

するが，臨床的に深刻なのはむしろ抑うつ反応である．被災者・被害者が「自分がすぐに行動すれば家族は助かったかもしれない．自分のせいで家族が死んだ」「自分が大声をあげていればこんな目に遭わなかったのではないか」等，自分の行動を責めることは稀ではなく，また被害の種類によっては，容赦のない恥辱感が彼らを苦しめる．こうした罪責感や恥辱感は，彼らを打ちのめし，生きる希望を喪失せしめる．そしてその結果として，被災者・被害者に深刻な抑うつ状態をもたらすことも少なくない．

　うつ病性障害について DSM-IV にあげられている主要な症状は，抑うつ気分と日常生活における興味や喜びの著しい減退である．加えて，体重の減少や増加，不眠あるいは睡眠過多，精神運動性の焦燥または制止，易疲労感，あるいは気力の減退といったものを含む生理的変化が結びついてくる．また，大うつ病のその他の症状として，無価値感，罪責感，集中力の減退と決断困難，自殺念慮と衝動を含めて死について繰り返し考える，といったこともあげられている．このようにうつ病性障害は自殺と深く関連しているため，鑑別が最優先されるべき診断となる．たとえば Kilpatrick, et al.（1985）はレイプ被害者の実に 19.2％ が自殺を企てたと報告し，この率は被害に遭遇していない人の 8.7 倍にも上ると述べている．また，米国で行われた疫学調査の結果によっても，PTSD ケースでは対照群に比べ自殺企図の危険性は約 6 倍に相当し，他の不安性障害に比べるとおよそ 2 倍の高さである．

　こういった事実を考えると，被災者・被害者支援において自殺念慮や自殺企図の兆候の有無を絶えずチェックする必要性が強調される．ことに性暴力被害者，とりわけレイプ被害者は自殺のハイリスク者であることを念頭において接しなければならない．

②アルコール・薬物依存

　アルコール・薬物（覚醒剤，カンナビス系薬剤，抗不安薬等）への依存は，トラウマ体験をした人にはしばしばみられる問題である．これまでの研究ではたとえば，性的暴力被害を受けた人にアルコールや薬物の乱用が高いことが明らかにされている（Burnam, et al., 1988 ; Schetky, 1990）．さらに，ベトナム帰還兵に物質乱用が多いとの報告もある（Kulka, et al., 1990）．このようなアルコール・薬物への依存は，PTSD に関連した回避行動の一つとして解釈すること

も可能である（Friedman, 1990）．すなわち，アルコールは不安な感情や不快な気分を麻痺させるために，また薬物は侵入症状によってトラウマ体験が想起される際に生じた恐怖感や不安感を鈍らせるために，繰り返し使用されるというプロセスである．つまり物質依存は，トラウマ体験による侵入症状や不眠の緩和のために薬物やアルコールを自己治療的に使用した結果引き起こされたものとも考えられるのである（Kilpatrick & Resnick, 1993）．

　しかしながら，アルコールや薬物を不適切に使用することによって，その効果は減じてくる．いわゆる薬剤耐性の問題が生じてくる．さらには長期的に使用することによって，認知面や身体面にさまざまな症状を呈するばかりか，種類によっては深刻な身体依存を呈し，薬物離脱が一層困難となる．多くの場合，トラウマ関連症状による情動の不安定さとあいまって破壊的な衝動性に至ることも稀ならずある．

③解離

　前述したASD（急性ストレス障害）はDSM-IVによれば，外傷後1カ月未満の，解離症状が前景に出ている状態である．この時期の解離症状の存在が後のPTSD発症の予測因子になるという報告もあり（Koopman, et al., 1994），またMarmar, et al.（1997）は，このような急性の解離反応を「外傷周辺期の解離（周トラウマ期解離）peri-traumatic dissociation」と呼んでその存在や程度を知るための質問紙を作成した．外傷周辺期の解離とは，トラウマ体験の最中および直後に起こる解離のことで（Marmar, et al., 1997, 2004；柳田, 2007），初期の被災者・被害者への対応で障害となることが多い．重篤な被災・被害体験を蒙ったという事実にもかかわらず，被災者・被害者に感情表出が乏しい，いわば人ごとのように自分の体験を語っている場合には，その状態自体が深刻なトラウマ反応である可能性を考えるべきである．つまり，その語り口調が淡々と落ち着いており，辛くなさそうであるから大丈夫だと早急に判断することなく，むしろそこに重篤な解離が生じている可能性を見失わないよう留意する必要があるのである．

　解離が全て病的な状態であるとは限らず（舛田, 2008），またそれは耐え難いほど圧倒的な体験から心を守る一種の防衛反応としても意味を持つと考えられている（Allen, 1995；岡野, 2009）．しかし，解離状態は被災・被害者において

はしばしば不意に，自動的に生じてしまい，本人のコントロールが及ばない状態となる．また時折，解離状態に陥った被災者・被害者が自傷行為等の自己破壊的な行動を繰り返すことがある．このような場合，日常生活への支障は甚大となり，治療の対象となってくる．

3. 被災・被害後に生じるその他の問題

3.1 身体的問題

人間はあまりにも突然の予期できないことについては対処不能となり，心身の不調が出現する．たとえば身体的には急な発汗，動悸の亢進，呼吸困難等の反応がみられるが，これらの症状は出来事の直後に必ず生じるとは限らず，回復過程において，あるいは場合によっては事件後数カ月，数年経って，記憶の回復とともに経験される場合もある．また，生理的反応としては睡眠障害や食欲減退，頭痛，胃・腹部の痛み，便秘，下痢，筋肉痛，肩こりが生じることも少なくない．極度のストレスが長時間にわたって続く場合，免疫機能不全が生じ，そのために身体疾患が悪化することも知られている（Buckley & Kaloupek, 2001）．PTSD と同じくストレスが関連した代表的な疾病として上記にあげたうつ病があるが，PTSD の場合，うつ病とは逆にコルチゾールの分泌低下が起こるのが特徴とされている．

3.2 経済的問題

これには，物理的要因によるものと，症状など被災者・被害者自身の変化によりもたらされるものとがある．たとえば災害被害の場合には，職場が機能不全に陥り自宅待機を余儀なくされることもある．甚だしい場合は，職場やコミュニティーそのものがなくなってしまうこともあり得る．そして上述したようなトラウマ反応・精神症状が，業務遂行や対人関係に支障を及ぼし，休職や退職へと本人を追い込むケースもある．このようなプロセスは，経済的な困窮という問題へと直結する．災害により余儀なくされる避難移住のほか，同居する家族から暴力等の被害を受けている場合は安全なシェルターへの避難，あるいはマスコミの報道や近隣の噂に耐えられず転居を余儀なくされる場合もある．

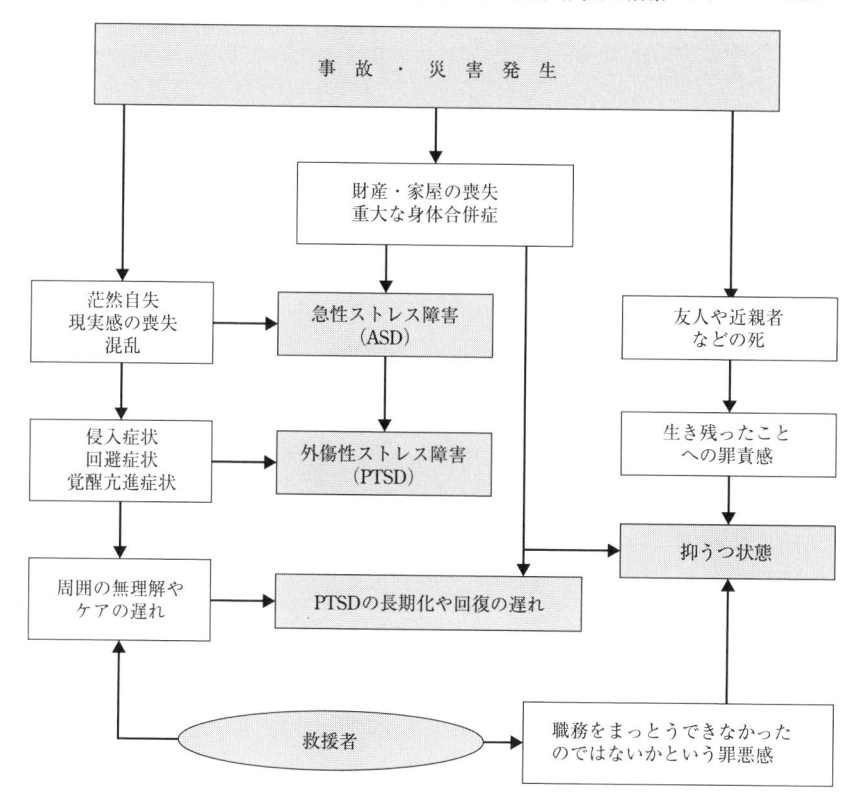

第10章　災害被災者・犯罪被害者の心理社会的問題と治療・ケア　　219

図1　事故災害のフローチャート

いずれにせよ災害・事故・犯罪においてはこうした現実的問題すなわち重大な喪失体験をともなうことが多い．

3.3　司法に関わる問題

　特に犯罪被害者は，捜査や裁判の際に事件や事故について何度も説明を求められ，その度にトラウマ体験の想起を強いられる．捜査の過程では，事件に関する情報が被害者に十分に提供されず，当事者でありながらも捜査から置き去りにされているという感覚を抱くこともある．さらに警察や検察における捜査，裁判の傍聴，証言，陳述等のために，時間的・身体的に負担を強いられる．また，刑事裁判においては法廷で加害者側弁護士から被害者に問題があるといっ

た主張がされるなどの精神的負担を強いられることもある．

4. 被災体験後のプロセス

　災害は，被災地域の対処能力をはるかに超えた，生態学的・心理社会的に重大な崩壊と定義される（岩井，2001）．その影響により社会機能の多くが無効化することで，被災地に生活する人々は日常生活上，多大なストレスを受け，図1のような経過を辿る．前田（2001）と岩井（2001）による論述をもとに，災害発生後の被災者の心理状態について記しておく．

1) 急性期（災害後3～7日以内）：身体的トリアージが最優先される，災害が発生した直後の時期である．被災者は事態を把握することに精一杯である．茫然自失し，判断力や現実感を失うなどの急性ストレス反応をきたすこともあるが，精神保健上の問題はあまり浮かびあがってこない．いわば被災者が必死に生きている状態である．

2) 亜急性期（災害後1～3ヵ月以内）：被災者は災害後の生活に適応したかに見え，被害の回復に向かって積極的に立ち向かう．愛他的行為の目立つ時期でもある（岩井，2001）．一方，睡眠障害に悩まされたり，辛い記憶が次々と蘇ったりと，些細な刺激にも怯える毎日を送らなければならなくなり，PTSD症状や悲嘆反応といった精神保健上の問題も顕在化してくる．

3) 慢性期（災害後3ヵ月以降）：災害前の日常生活をなかなか取り戻せない焦りから，回復の希望を失う被災者も現れる．熱傷や放射線被曝障害などの深刻な身体的後遺症がある場合には，特にその傾向が強い．絶望感からの自殺企図や自暴自棄な行動も出現する．回避症状による引きこもりの長期化を懸念すべき人も現れる．親しい人を失った場合の深刻な悲嘆反応や生き残ったことでの罪責感が出現し，抑うつ状態になる人が現れる時期である．メディアが災害を報じなくなり，次第に被災者であることが忘れ去られ，「災害を理由に怠けている」「性格が弱い」といった意思・性格の問題として判断される場合も生じてくる．結果として被災者の孤立感や不信感は深まり，そうした被災者の心境がますます周囲の過剰な陰性反応を引き起こすといった悪循環が始まってしまう場合もある．この時期になると回

表2 被災者のニーズ・行動とあるべき対策の時系列的変化（林，1993）

時間経過	被災者のニーズ	被災者の行動	あるべき対象	
秒〜分	生命の安全の確保	避難行動	警報の伝達	緊急対策
時	心理的安心の確保	安全確認	避難の誘導	
		帰宅	災害情報の伝達	
		家族との連絡，安否確認	交通の再建	
			停電の解消	
日	生活の復旧	被害の後片付け	埋設管施設（上水道，ガス）の復旧	応急対策
		貴重品の確保	避難所の設置（住の確保）	
			生活物資（衣食）の確保	
			物流の確保	
週	生活の再建	損害保険請求	罹災証明の交付	再建対策
		減免措置請求	資金援助	
月	人生の再建	住居の再建	仮設住宅の提供	
	心理的安心の確保	「こころの傷」への治療希求	「こころのケア」	
年	喪の作業	体験の想起と共有化		
	災害文化の育成	体験の教訓化	記念事業，防災教材	
		体験の風化と忘却		

復の歩みの個人差が顕わとなり，それが被災者間の不信や，周囲の人々の無関心や「災害を理由に甘えているのではないか」というようなさまざまな憶測に繋がることもある．

上記のように，大規模災害直後には，社会機能のマヒにより日常生活上のストレスは増大している一方で，亜急性期は被災者間には連帯感が生まれ，被災者の孤立無援感は比較的軽い．ところが，時間の経過と共に被災者の立ち直り（心理的および経済的生活再建）状況の個人差は拡大していき，災害弱者対策の重要性が増す（岩井，2001）．

最後に援助者は，刻々と変化していく被災者のニーズを把握し，時期に応じた対策を立てる必要がある．災害発生後の被災者ニーズ・行動と，あるべき対策の時系列的変化を林（1993）がまとめたものを紹介しておく（表2）．

5. 災害被災者・犯罪被害者に対する心理社会的治療・ケア

5.1 早期介入と心理教育

　災害や犯罪に遭遇すると，これまでに経験したことのないような心身反応の出現に「自分はおかしくなってしまったのではないだろうか」という否定的な自己認知が生じる．そのことを防止するためにも事件直後の早期支援が重要になってくる．Mitchell & Everly (2001) は緊急事態ストレス・ディブリーフィング (Critical Incident Stress Debriefing：以下 CISD) を開発した．CISDとはすなわち事件・事故・災害直後の心的外傷をきたすような緊急事態の後の心理・行動面での回復を目指し，正常な機能に戻す手助けをすることを目的として開発されたグループワークである．しかし，イベントの直後にその外傷体験を話題にすることに対して否定的な見解や，CISD は有効でないとする論文も報告されており (Wessely, et al., 1999；Emmerik, et al., 2002)，欧米では現在，一般市民に対してというよりも救急隊員や警察官，軍隊等，日常業務において常にチームで活動し，活動内容について毎回報告義務のあるような限られた職種については有効であるとの見解が優勢である．一方，以下に述べるような心理教育や，今起こっているさまざまな感情や反応に対する望ましい対処を考えるようなグループワークについての有効性は，日本でも議論されている（冨永，1998など）．

　早期の介入として必要性と有効性を謳われているものに，心理教育や情報提供がある．被災者・被害者の心理状態や症状が，理由があって起こっている当然の反応であることを説明されると，その気持ちは少し安定する．たとえば，当事者であれば PTSD の生じる仕組みと症状について，遺族であれば複雑性悲嘆反応について，交通事故で脳外傷を受けた被害者の場合は脳外傷により起こるその後の障害について，本人やその家族に説明することの有効性については，現在までに多くの研究がなされている (Anderson, et al., 1986；Deblinger & Heflin, 1999；前田, 2007など)．説明を受けることにより当事者たちが症状に怯えるだけでなく，徐々に自分で管理できる部分が増えてくる，すなわち自律性や自己効力感が増すことは，治療的にもそして生活の質が高まるためにも大き

表3 トラウマ別の特徴

	自然災害	人為災害	性犯罪被害
財産や不動産の喪失	↑↑↑	↑↑	↑
地域性や自助性	↑↑↑	↑↑	↑
死亡率	↑↑	↑↑↑	
法的問題	↑	↑↑	↑↑↑
PTSD発症率	↑	↑↑	↑↑↑

な意味を持つ．また家族や周囲の人々は，当事者の表出している行動が，その症状により生じている反応であることを理解することができ，その対応について考えることも可能となる．なお説明に際しては，リーフレットの活用がより円滑で深い理解を促す場合が少なくない．

ただし，同じ心理教育といっても，地震や台風などの自然災害，航空機事故や工場火災などの人為災害，レイプなどの性犯罪被害では，ずいぶんとその反応の様相が異なっている．表3にはトラウマ別の特徴を示しているが，たとえば，自然災害では財産や不動産の喪失が大きいため，経済的側面にまで及ぶような情報伝達，さらにはコミュニティ全体に対する心理教育も必要となるかもしれない．飛行機事故・列車事故などの輸送災害においては死亡者も多く，遺族への固有の配慮も必要であろうし，性犯罪被害においては，法的手続きに関する情報を提供しなければならないことが多い．

被災者・被害者やその家族は，症状を理解したり，情報を得ることによって，少し安心したり，先の見通しが立てられるようになる．彼らにとって，心理教育や情報提供を受け「知る」ということが，今後の生活の方向性をも見出す手助けとなっていく．

5.2 生活ストレスへの対応

①災害

災害被災者は，災害により自分や家族が命の危険に曝されたり，自宅を失い避難所や仮設住宅での生活を余儀なくされたり，見慣れた街並みの光景が全く変わってしまっていたりと新しい生活環境によるストレスを抱えることになる．また，日常生活（学校，仕事，地域生活等）は破綻し，新たな対人関係構築や情報収集の努力は少しずつ心の負荷へと変わっていく．こういった慢性的に持

続するストレスは，心身の不調，不定愁訴，不眠，苛立ちなどへと繋がっていく．特に集団の避難所生活が長期化した場合には，プライバシーの確保，生活環境の整備（飲食，トイレ設備，ゴミ，各種当番作業の分担），避難所での感染症対策などの問題や報道取材からの保護も重要な課題となる（金，2003）．

こういった被災地への具体的な支援方法について，岩井（2001）は1.アウトリーチ（精神保健スタッフが被災地に赴き，現場で求められている援助を提供），2.被災住民の交流促進（「入居者交流会」「健康相談会」「お茶飲み会」などを企画開催），3.相談業務の拠点の設置（精神保健の専門スタッフが常駐する相談センターの設置），4.精神症状のスクリーニング（精神症状把握のために，簡便なスクリーニングのためのチェック項目を用意），5.活動の継続（家族を亡くしたり，転住を余儀なくされた人など，心理的影響が強いと予想される被災者に対しては通常の態勢の中でのサポートを続ける）の5つをあげ，災害時に求められる精神保健活動について述べている．

②犯罪

犯罪被害者は事件後，食事や睡眠，更衣等，衣食住への関心が失われ，基本的な生活が成り立たなくなってしまうこともある．あるいはまた，世間に対しての不信感や恐怖心から外出困難となり，ひきこもってしまうこともある．Herman（1992）は「回復過程における最初の課題とは被害者の安全を確保することである」と述べている．ここで言う「安全」という言葉には，他者による暴力的な行為から自分を護るという意味だけではなく，自分から自分を護るということも含まれている．深刻なトラウマを受けてきた人の中には，自傷・自殺など自己破壊的な衝動にかられる人もいる．このように他者や自身によって傷つけられる恐れのある場合は，安全に生活できる場所を探す，適切な食事と睡眠をとる，必要な医学的治療を受ける，経済的な安全を確保するといった基本的要求を満たすことをHermanは強調している．また彼女は，安全ということのもう一つの決定的な構成要素は，支持をしてくれる社会的なネットワークであるとも述べている．このネットワークには，信頼できる家族，友人，恋人，自助グループ，精神保健の専門家が含まれている．また，加害者が身近に存在している場合は，一時的にでも実家に戻る，転居する等，実際的な環境の調整が必要である．さらに，被害者の家族・学校・職場など周囲の人々にも

被害者の状態を理解してもらい，被害者が不安にならないような対応を依頼する等，生活環境のサポートは有効である．

5.3 薬物療法

臨床現場に訪れる被災者・被害者は，さまざまな併存疾患を持つなど重篤な生活障害を抱える人が多く，薬物療法は非常に有効である．第一選択薬としては，パロキセチンやセルトラリンなどの選択的セロトニン再吸収阻害剤（Selective Serotonine Reuptake Inhibitor：SSRI）の有効性に関するエビデンスが多く認められており，治療ガイドラインでも推奨されている（Foa, et al., 2009）．その他，3環系抗うつ薬など他の抗うつ薬に加え，情動不安定が強ければ炭酸リチウムなどの気分調整剤もしばしば用いる．また，自傷行動など衝動性が高い場合や不穏状態が強い場合には抗精神病薬もしばしば併用される．

PTSDでは，覚醒亢進症状や悪夢などによって，睡眠障害が発生する場合が多く，そこへの対処が必要である．悪夢に対してはSSRIが有効である一方，覚醒亢進症状に伴う中途覚醒などの不眠に対しては，抗精神病薬が有効である（Habukawa, et al., 2007）．一般に，Benzodiazepine系の抗不安薬は患者の健忘などの解離症状を増悪させる可能性があるため，PTSD例では慎重な投与が必要となる．

5.4 認知行動療法

外傷体験を被った人々の治療において，歪められた認知の問題はしばしば中核的なテーマの一つとなる．災害被災者・犯罪被害者はその後も，日常生活の中でトラウマを想起させる人や物・場所に触れる度にトラウマ記憶を活性化されるため，再体験や過覚醒の症状に悩まされる．そして，次第にそのようなトラウマを想起させる人や物，場所を回避することを選択するようになる．しかし，この回避を避けることが回復への第一歩として有効である場合も少なくない．認知行動療法により，トラウマを想起させる人や物，場所に繰り返し曝されることで「世界は危険だ，自分は無能だ」という思い込みが一時的には活性化される．しかし治療者の支えの中でその体験を積み重ね，予想していた危害が実際には起こらないという反証が得られれば，被災者・被害者は現実的な認

知を再獲得できる．Foa（2007）の述べるように，トラウマ記憶を構成する刺激や反応に関する記憶を保持しつつも，過剰な般化による非現実的な恐怖が軽減されること，不必要な無能力感が軽減されること，現実的な恐怖は恐怖として持つことが回復なのである．

また，彼らには「外は危険」「私が悪い」「私は無力」「もうこれで何もかもおしまい」といった外界への恐怖，自責感，恥辱感，無力感がしばしば生ずる．こうした被災者・被害者特有の認知様式について，Foa & Rothbaum（1998）は回復に向かう場合とそうでない場合（すなわち PTSD 等の病的事態に陥る場合）の二つに分けて考察し，認知行動療法の効果について論じている．具体的な治療法としては，①曝露療法，②ストレス免疫法，③リラクセーション法等があり，これらの有効性については多くのエビデンスが得られている（Fairbank & Brown, 1987）．たとえば，Foa, et al.（2005）は性暴力被害者に対する長時間曝露（prolonged exposure：PE）により，比較的短期間で治療効果をあげている．また，Kilpatrick, et al（1985）はストレス免疫法を用いてレイプ被害者の治療を行い，効果的であったことを報告している．以下に簡単に治療法を紹介する．

①曝露療法（exposure）

治療の中では，経験を思い出し，話すことによってイメージを使って曝露する方法，あるいは現実的に少しずつ曝露していく方法等，個々の事例の状況に応じて，さまざまな曝露を行っていく．

実際の治療では，他の技法と組み合わせて，自然なかたちで行っていけるように工夫していることが多いが，安全に行える状態になるまでに時間がかかることもある．その時は無理をせず，リラクセーションや脱感作等の技法を用いて，被災者・被害者が安定性を損なうほどの苦痛をもたらさないように配慮する必要がある．とはいえ無論，体験を語ることは再体験による不快な症状を軽減していくことに繋がるという点の心理教育は十分なされるべきである．

②ストレス免疫法（stress inoculation training；SIT）

SIT は，広い範囲のストレス関連問題の予防策と治療のための，生理的賦活マネジメント，行動リハーサル，および認知対処法を包括した治療パラダイムである．パラダイムは教育，技術，応用の 3 段階に分かれている．まず第 1 段

階では一般的なストレス概念に関する心理教育を行い,次の第2段階では問題解決訓練や自己教示訓練,認知の再構成,再体験化の技術の獲得や,リラクセーション・トレーニングを練習する.そして,最後の第3段階ではイメージリハーサル・行動リハーサルなどを用いながらそれを現実場面に応用していくという,行動技術を含めた包括的な対処法を行うセラピープログラムである (Meichenbaum, 1974, 1975).

③リラクセーション法

治療の中では,圧倒的な情緒や再体験,フラッシュバックをどのようにコントロールするか,解離症状等にみられる病理的な防衛操作をどのようにコントロールするのかを被災者・被害者に伝える必要がある.そのような状態への積極的な対処として,呼吸法やリラクセーション法等がある.一般的な流れは,①基本的な呼吸法を身につけ,②筋肉のリラクセーションを行い,③短い言葉など「心を向ける対象」を繰り返し唱える瞑想法を身につけ,④「安全な場所」等をイメージするイメージ療法を用い,心と身体のリラクセーションに役立てる.ただし,侵入が頻繁に起こっているときはイメージを用いるリラクセーションは難しいことがある.

リラクセーション法は過剰な緊張を解き,不安や不快な反応の起きてくる程度を下げるとともに,それらをコントロールする技術を身につけることにも役立つ.

5.5 EMDR (Eye Movement Desensitization and Reprocessing;眼球運動による脱感作と再処理法)

EMDR とは Shapiro により考案された特異的な治療技法である.トラウマ体験者に対し,左右に動かされる指を目で追いながら不快な思いや記憶について考えるよう指示する方法である.この技法により被験者は,過去の否定的な記憶が再処理され,否定的な感情を伴わずにその記憶を想起できるようになり,認知的,情動的変化がもたらされる (Shapiro, 1989).

EMDR の治療技法では患者に対し,体験に関連するイメージや感情的・生理的反応要素,トラウマ体験により引き起こされた否定的自己表現,代替となる望ましい肯定的自己表現等,トラウマ記憶の様々な様相を明確にすることを

求めている．Shapiro（1995）はEMDRを多数の要素により構成された8段階からなる1つの治療法として説明している．この技法の有効性についても実証的な報告が数多くなされている（Wilson, et al., 1995 ; Shapiro, 1996 ; Van Etten & Taylor, 1998）．一方，PTSDの治療に関する米国精神医学会や英国，あるいはオーストラリア等の治療ガイドラインにおいては公式にその有効性が認められているわけではない．Shapiro（1989）は，EMDRを施行することにより，被験者は出来事をイメージしても恐怖心が起こらなくなり，「私は安全だ」「私は愛されるに値する」などの肯定的認知が有意に上昇すること，また3カ月後のフォローアップにおいても効果は維持されていることを論じている．しかしながら現段階ではEMDRのメカニズムについては仮説段階に留まっており実証するまでには至っていない．今後の研究において，治療効果に関するエビデンスの集積およびその作用機序が明確に示されることが期待されている．

5.6 ソーシャルワーク的支援

PTSDや複雑性悲嘆をもたらすような災害や犯罪に遭遇したことでもたらされる日常生活の変化に対しては，ソーシャルワーク的支援も不可欠である．犯罪被害者実態調査研究会による報告書（2003年度）をみると，事件後，被害者等に起きた二次的被害による影響は多い順から，①精神的ショックを受けた（94.0％），②身体の不調をきたした（88.3％），③生活が苦しくなった（80.6％），④治療費などで経済的な負担がかかった（80.1％），⑤仕事をしばらく休んだり，辞めざるを得なくなった（79.5％），⑥家族のまとまりが乱れた（71.9％），⑦近所の人や通行人に変な目で見られた（67.3％），⑧友人，会社の同僚等周囲の人との関係が変化した（66.0％），⑨転居した（48.5％）となっている．

①と②は心身による影響であり医療や心理療法の対象といえるが，それ以外は経済や就労，家族・近隣・友人や同僚との関係，住居といった社会資源に関する問題である．被害者は犯罪という被害に遭うばかりでなく，その後も上記のような生活全般における支障を強いられることがここでも示唆されている．ソーシャルワーク的支援ではたとえば，経済的に困窮した被害者に対して福祉事務所や弁護士への紹介などで解決への糸口を提供する．また，故意の犯罪行

為により不慮の死を遂げた被害者の遺族や重傷病または障害を負わされた被害者に対しては，犯罪被害者等給付金制度も利用できる．こうした経済的支援は，被害者の生活を立て直す上で極めて有用である．そのほか蒙った心身のダメージによっては，病院や警察署，検察庁，あるいは法廷等への付き添いなどのアウトリーチ・サービスは欠かすことができない．このような事後のサポートについては，それをどの程度得られたかで疾患発症率や予後が大きく変わるとの報告もある（Ozer, et al., 2003）．また付き添いサービスについては各都道府県に設置されている民間の犯罪被害者支援センターや警察の被害者対策室より支援員が派遣され，法制度に関する情報の提供・支援窓口・支援弁護士の紹介は各都道府県に設置されている日本司法支援センター（法テラス）が対応する等，近年では犯罪被害者支援のシステムも充実しつつある．

6. おわりに

以上，災害被災者・犯罪被害者に生じる様々な心理社会的問題を俯瞰し述べてみた．米国においては 1970 年代のフェミニズム運動の高まりとともに，被災者・被害者の問題やその支援のあり方がクローズアップされてきた．一方日本では，1974 年の三菱重工のビル爆破事件を契機として，1980 年「犯罪被害給付制度」が制定されたにもかかわらず，いわゆる「被害者問題」は長く等閑視されてきた．

しかしながら，1991 年の犯罪被害給付制度発足 10 周年記念シンポジウムが大きな契機となって，被害者自身が自らの窮状と法の不備を訴えた．また，1995 年の阪神・淡路大震災の発生により，災害による被災者への心のケアが社会的に大きな注目を浴びることになった．現在では，災害・事故直後の緊急支援から中長期的支援まで，被災者・被害者それぞれの心理社会的回復プロセスに応じて活動が実施されるようになってきた．

また，2004 年「犯罪被害者等基本法」が制定され，刑事訴訟法等の改正があったのは周知のごとくである．しかしながら，日本の医療機関や福祉・行政サービスはそのようなニーズに十分応えるに至っておらず，今後被災者・被害者支援のための草の根的な市民運動の広がりとともに，支援にあたる専門職の

一層の充実をはからなければならない.

Allen, J. G. 1995 *Coping with trauma : A guide to self-understanding.* American Psychiatric Press.（一丸藤太郎訳, 2005 トラウマへの対処——トラウマを受けた人の自己理解のための手引き. 誠信書房.）

American Psychiatric Association 1994 *Diagnostic and Statistical Manual of Mental Disorders, 4th edition（DSM–IV）.* American Psychiatric Association.（高橋三郎, 大野裕, 染矢俊幸（訳） 1996 DSM–IV 精神疾患の診断・統計マニュアル. 医学書院.）

Anderson, C. M., Reiss, D. J., & Hogarty, G. E. 1986 *Schizophrenia and the family : A practitioner's guide to psychoeducation and management.* Guilford Press.

Buckley, T. C. & Kaloupek, D. G. 2001 A meta-analytic examination of basal cardiovascular activity in posttraumatic stress disorder. *Psychosomatic Medicine*, 63, 585–594.

Burnam, M. A., Stein, J. A., Golding, J. M., et al. 1988 Sexual assault and mental disorders in a community population. *Journal of Consulting and Clinical Psychology,* 56, 843–850.

Deblinger, E. & Heflin, A. H. 1999 *Cognitive behavioral interventions for treating sexually abused children.* Thousand Oaks.

Emmerik, A. A., Kamphuis, J. H., Hulsbosch, A. M., & Emmelkamp, P. M. 2002 Single session debriefing after psychological trauma : A meta-analysis. *Lancet*, 360-9335, 766–771.

Fairbank, J. A. & Brown, T. A. 1987 Current behavioral approaches to the treatment of posttraumatic stress disorder. *Behavior Therapy*, 3, 57–64.

Foa, E. B. & Rothbaum, B. O. 1998 *Treating the Trauma & Rape, Cognitive-Behavioral Therapy for PTSD.* Guilford Press.

Foa, E. B., Hembree, E. A. Cahill, S. P., et al. 2005 Randomized trial of prolonged exposure for posttraumatic stress disorder with and without cognitive restructuring : Outcome at academic and community clinics. *Journal of Consulting and Clinical Psychology.* 73(5), 953–964.

Foa, E. B. 2007 The phenomenology, psychopathology and cognitive behavior therapy of PTSD.（PTSD の症状・診断，および，エビデンスに基づいた治療——その現在と未来への一歩，トラウマティック・ストレス, 5, 99–106.）

Foa, E. B., Keane, T. M., Friedman, M. J., & Cohen, J. A. 2009 *Effective treatments for PTSD : Practice guidelines from the International Society for Traumatic Stress Studies.* Guilford Press.

Friedman, M. J. 1990 *Interrelationships between biological mechanisms and pharmacotherapy.* In Wolf, M. E. & Mosnaim, A. D. (eds.) *Posttraumatic stress disorder.* American Psychiatric Press, pp. 205–225.

Habukawa M., Uchimura N., Maeda M., Kotorii N. & Maeda H. 2007 Sleep findings in young adult patients with posttraumatic stress disorder. *Biological Psychiatry*, 62, 1179–1182.

林春男 1993 災害をのりこえる 第4回京都大学防災研究所公開講座 「都市の防災」.
犯罪被害実態調査研究会 2003 犯罪被害者実態調査報告書.

Herman, J. L. 1992 *Trauma and recovery.* Basic Books.（中井久雄（訳） 1996 心的外傷と回復．みすず書房．）

岩井圭司 2001 自然災害 厚生労働省 精神・神経疾患研究委託費外傷ストレス関係障害の病態と治療ガイドラインに関する研究班（主任研究者 金吉晴）．心的トラウマの理解とケア．じほう．

Jacobs, S., Mazure, C., & Prigerson, H. 2000 Diagnostic criteria for traumatic grief. *Death Studies*, 24, 185–199.

Kilpatrick, D. G., Best, C. L., & Veronen, L. J. 1985 Mental health correlates of criminal victimization. *Journal of Consulting and Clinical Psychology*, 53, 866–873.

Kilpatrick, D. G. & Resnick, H. S. 1993 Posttraumatic stress disorder associated with exposure to criminal victimization in clinical and community populations. In Davidson, J. R. T. & Foa, E. B. (eds.), *Posttraumatic stress disorder : DSM-IV and deyond.* American Psychiatric Association, pp. 113–146.

金吉晴 2003 災害時地域保健医療活動ガイドライン．平成13年度厚生科学研究費補助金（厚生科学特別研究事業）．

Koopman, C., Classen, C., & Spiegel, D. 1994 Predictors of posttraumatic stress symptoms among survivor of the Oakland/Berkeley, Calif, firestorm. *American Journal of Psychiatry*, 151, 888–894.

Kulka, R. A., Schlenger, W. E., Fairbank, J. A., et al. 1990 *Trauma and the Vietnam War generation : Report of findings from the National Vietnam Veterans Readjustment Study.* Brunner, Mazel.

Lindemann, E. 1944 Symptomatology and management of acute grief. *American*

Journal of Psychiatry, 101, 141-148.

前田正治　2001　大規模事故災害　厚生労働省　精神・神経疾患研究委託費外傷ストレス関係障害の病態と治療ガイドラインに関する研究班（主任研究者　金吉晴）．心的トラウマの理解とケア．じほう．

前田正治　2007　PTSD治療と心理教育．上原徹（編）　スキルアップ心理教育――星和書店．

Marmar, C. R., Weiss, D. S., & Metzler, T. J. 1997 The Peritraumatic Dissociative Experience Questionnaire. In Wilson J. P. & Keane, T. M. (eds.), *Assessing psychological trauma and PTSD*. Guilford Press. pp. 412-428.

Marmar, C. R., Metzler, T. J., & Otte, C. 2004 The Peritraumatic Dissociative Experience Questionnaire. In Wilson J. P. & Keane, T. M. (eds.), *Assessing psychological trauma and PTSD, 2nd ed.* Guilford Press. pp. 144-167.

舛田亮太　2008　青年期における日常的解離に関する調査研究．心理臨床学研究，26, 84-96.

Meichenbaum, D. 1974 *Cognitive behavior modification*. General Learning Press.

Meichenbaum, D. 1975 A self-instructional approach to stress management : A proposal for stress inoculation training. In Speilberger, C. & Sarason, J. (eds.), *Stress and anxiety, Vol. 2*. Wiley.

Mitchell, J. T. & Everly, G. S. 2001 *Crinical incident stress debriefing*. Chevron Publishing Corporration.（高橋祥友（訳）　2002　緊急事態ストレス・PTSD対応マニュアル．金剛出版．）

岡野憲一郎　2009　新外傷性精神障害――トラウマ理論を越えて．岩崎学術出版社．

Ozer, E. J., Best, S. R., Lipsey, T. L., et al. 2003 Predictors of posttraumatic stress disorder and syndrome in adult : A meta-analysis. *Psychological Bulletin*, 129, 52-73.

Raphael, B. & Martinek, N. 1997 Assesing traumatic bereavement and post traumatic stress disorder. In Willson, J. P. & Keane, T. M. (eds.), *Assesing psychological trauma and PTSD*. Guilford press.

Schetky, D. H. 1990 A review of the literature on the long-term effects of childhood sexual abuse. In Kluft. R. P. (ed.) *Incest-related syndromes of adult psychopathology*. American Psychiatric Press. pp. 35-54.

Shapiro, F. 1989 Efficacy of the eye movement desensitization procedure in the treatment of traumatic memories. *Journal of Traumatic Stress Studies*, 2, 199-223.

Shapiro, F. 1995 *Eye Movement Desensitization and Reprocessing : Basic principles, protocols, and procedures.* Guilford Press.

Shapiro, F. 1996 Eye Movement Desensitization and Reprocessing (EMDR): Evaluation of controlled PTSD research. *Journal Behavior Therapy and Experimental Psychiatry,* 27, 209–218.

冨永良喜 1998 神戸少年事件におけるスクールカウンセラーの実際．河合隼雄・大塚義孝・村山正治（監修） 臨床心理士のスクールカウンセリング3――全国の活動の実際 誠信書房．

Van Etten, M. L. & Taylor, S. 1998 Comparative efficacy of treatments for posttraumatic stress disorder : A meta-analysis. *Clinical Psychology & Psychotherapy,* 5, 126–144.

Wessely, S., Rose, S., & Bisson, J. 1999 *A systematic review of brief psychological interventions ("debriefing") for the treatment of immediate trauma related symptoms and the prevention of post traumatic stress disorder.* Cochrane Library.

Wilson, S. A., Becher, L. A., & Tinker, R. H. 1995 Eye Movement Desensitization and Reprocessing (EMDR) treatment for psychologically traumatized individuals. *Journal of Consulting and Clinical Psychology,* 63, 928–937.

柳田多美 2007 周トラウマ期解離――その概念と変遷について．トラウマティック・ストレス，5，25–31．

執筆者紹介

津田　彰（つだ・あきら）［編者，第5章］久留米大学文学部心理学科教授．主な著書に『機能性食品素材のためのヒト評価』（2013年，分担執筆，シーエムシー出版），『よくわかる健康心理学』（2012年，分担執筆，ミネルヴァ書房），『心理療法の諸システム』（2010年，監訳，金子書房），ほか．

大矢幸弘（おおや・ゆきひろ）［編者，第3章，トピックス2］国立成育医療研究センター生体防御系内科部アレルギー科医長．主な著書に『小児科臨床ピクシス アトピー性皮膚炎と皮膚疾患』（2009年，編著，中山書店），『小児アレルギーシリーズ アトピー性皮膚炎』（2007年，編著，診断と治療社），『喘息予防管理ガイドライン2012』（2012年，分担執筆，協和企画），ほか．

丹野義彦（たんの・よしひこ）［編者］東京大学大学院総合文化研究科教授．主な著書に『講座 臨床心理学』（2001-02年，共編，全6巻，東京大学出版会），『自分のこころからよむ臨床心理学入門』（2001年，共著，東京大学出版会），『臨床と性格の心理学』（2009年，共著，岩波書店），ほか．

足達淑子（あだち・よしこ）［第7章］あだち健康行動学研究所・所長．主な著書に，『ライフスタイル療法』（2003年，医歯薬出版），『やる気をひき出す健康支援――行動療法でアプローチ』（2011年，中央労働災害防止協会），『行動変容のための面接レッスン――行動カウンセリングの実践』（2008年，医歯薬出版），ほか．

安藤満代（あんどう・みちよ）［第8章］聖マリア学院大学看護学部教授．主要論文に，"Feasibility and efficacy of art therapy for Japanese cancer patient", *The Art in Psychotherapy*, 40, 130–133（共著，2013年），「救命救急の集中治療室で家族が亡くなった遺族の精神的健康度と複雑性悲嘆」『日本臨床救急医学雑誌』，16, 91–94（共著，2012年），"A pilot study of adaptation of the transtheoretical model to narratives of bereaved family members in the bereavent life review", *American Journal of Hospice and Palliative Medicine*, （共著，2013年印刷中），ほか．

稲谷ふみ枝（いなたに・ふみえ）［第6章］久留米大学文学部・大学院心理学研究科教授．主な著書に『高齢者理解の臨床心理学』（2003年，ナカニシヤ出版），『高齢者の心理的ウェルビーイングと臨床健康心理学的支援』（2006年，風間書房），『福祉心理臨床学』（共著，2003年，ナカニシヤ出版），ほか．

小野　学（おの・さとる）［トピックス1］川崎市立久本小学校総括教諭，筑波大学心理発達相談室非常勤相談員．主要論文に「無発語自閉症児の要求言語行動の形成」，「特別な教育的ニーズをもつ児童を支援する校内支援システム」（『SNEブックレット』No1.日本特別ニーズ教育学会），「特別支援教育コーディネーターから見た他職

種連携の課題」ほか.

河合優年（かわい・まさとし）［第 1 章］武庫川女子大学文学部教授. 主な著書に,『心理学におけるダイナミカルシステム理論』(2008 年, 共著, 金子書房),『看護実践のための心理学』改訂 3 版（2009 年, 編著, メディカ出版),『縦断研究の挑戦——発達を理解するために』(2009 年, 共著, 金子書房), ほか.

熊野宏昭（くまの・ひろあき）［第 2 章］早稲田大学人間科学学術院教授. 主な著書に,『ストレスに負けない生活』(2007 年, ちくま新書),『マインドフルネスそして ACT へ』(2011 年, 星和書店),『新世代の認知行動療法』(2012 年, 日本評論社), ほか. ウェブサイトは http://hikumano.umin.ac.jp/

古賀章子（こが・あきこ）［第 10 章］久留米大学医学部神経精神医学講座研究員. 主要論文に,「消防業務とトラウマティック・ストレス——福岡市消防隊員に対する疫学調査の結果から」『九州神経精神医学』49 (1)（2003 年),「ドメスティック・バイオレンス事例に関する認知行動療法的アプローチ」『心理臨床学研究』25 (1)（2007年),「近隣者からの嫌がらせを被った児童への関わり——外傷性ストレス反応と発達障害の鑑別にプレイセラピーを施行した事例を通して」『心理臨床学研究』29 (3)（2011 年）など.

佐藤安子（さとう・やすこ）［第 1 章］京都文教大学臨床心理学部教授. 主な著書・論文に『ストレス反応の自己統制機序に関する心理学的研究』(2011 年, 風間書房),「大学生におけるストレスの心理的自己統制メカニズム」『教育心理学研究』57(1), 38-48,「自覚的ストレスの高低が環境への適応過程に及ぼす効果」『人間環境学研究』5, 7-12. ほか.

津田茂子（つだ・しげこ）［第 4 章］茨城キリスト教大学看護学部教授. 主な著書に,『ストレス科学事典』(2011 年, 分担執筆, 実務教育出版),『ストレス百科事典』(2009 年, 分担訳, 丸善),『こどもを理解する』(2008 年, 分担執筆, へるす出版), ほか.

前田正治（まえだ・まさはる）［第 10 章］福島県立医科大学医学部災害こころの医学講座教授. 主な著書に『PTSD の伝え方——トラウマ臨床と心理教育』(2012 年, 誠信書房),『大災害と子どものストレス——子どものこころのケアに向けて』(2011 年, 誠信書房),『生き残るということ——えひめ丸事故とトラウマケア』(2008 年, 星和書店), ほか.

百武正嗣（ももたけ・まさつぐ）［第 9 章, トピックス 3］日本ゲシュタルト療法学会理事長. 主要著書に,『エンプティ・チェアテクニック入門』(2004 年, 川島書店),『気づきのセラピー——はじめてのゲシュタルト療法』(2009 年, 春秋社),『家族連鎖のセラピー——ゲシュタルト療法からの視点』(2012 年, 春秋社), ほか.

山下裕史朗（やました・ゆうしろう）［第 3 章］久留米大学医学部小児科准教授.『夏休みで変わる ADHD をもつ子どものための支援プログラム』(2010 年, 共著, 遠見書

房),『今日の小児治療指針第 15 版』(2010 年,共著,医学書院),『メチルフェニデート徐放錠を用いた ADHD の薬物療法と心理社会的治療』(2011 年,共著,星和書房),ほか.

人名索引

足達淑子　138
Agras, W. S.　158
安藤満代　182

Barlow, J.　84
Bernard, C.　43
Bowlby, J.　31
Breitbart, W.　180
Brody, B. L.　135
Butler, R. N.　182

Cannon, W.　43, 192
Chambers, H. M.
Chan, F. Y.　88
Clark, N. M.　135
Cunningham, A. J.　175

Dakof, G. A.　133
Derogatis, L. R.　174
Dodge, J. A.　135

Edelman, S.　175
遠藤利彦　31
Erikson, E.　182
Evers, K. E.　98, 99
Everly, D. S.　222

Fawzy, F. L.　175
Foa, E. B.　226
Folkman, S.　34, 131, 132
Frankle, V.　180
Fredericks, S.　86
Freedman, M.　192
福井小紀子　180
福永知子　135

Glasgow, R. E.　108

Greer, H. S.　193

Haight, B. K.　182
濱畑章子　133
服部祥子　97
Havighurst, R. J.　27, 29
林春男　221
Herman, J. L.　224
Hodnett, E. D.　86
Holmes, T. H.　48, 125, 192
保坂隆　174, 175

石津宏　128
岩井圭司　224

Jacobs, G. D.　164, 165, 169, 172
James, W.　191
Jim, H. S.　175

香川雅博　109
神庭重信　192
金丸智美　32
Karasek, R.　48, 49
Kahn, R. L.　127
Kilpatrick, D. G.　216
小泉令三　109
草野篤子　125

Lazarus, R. S.　26, 34, 48, 49, 132
Lindemann, E.　214

Marmar, C. R.　217
Martinek, N.　215
Mason, J. W.　43, 47
Mitchell, J. T.　222
宮下美香　133
森田達也　182

Nezu, A. M.　185
野村豊子　136
Norcross, J.　104

オーニッシュ, D.　208

Penedo, F.　180
Piaget, J.　26
Prochaska, J. O.　104, 151

Rahe, R. H.　48, 125, 192

Raphael, B.　215
Rothbaum, B. O.　226
Rowe, J. W.　127

坂上裕子　32
Selye H.　26, 43, 192
Shapiro, F.　228
下仲順子　130
Spiegel, D.　175
杉山善朗　134

田原康玄　132
Taylor, C. B.　158
Taylor, S. E.　133
津田茂子　89
角尾美果　125

Wholihan, D.　182

山津幸司　138
吉田敬子　91, 92

事項索引

あ 行

愛着　31
アイデンティティ　35
アウトリーチ・サービス　229
アドヒアランス　62
アトピー性皮膚炎　59, 60, 61, 62
アルコール依存　42, 215, 216, 217
アレルギー疾患　15, 56, 61, 62, 63
育児支援　91
育児ストレス　83
いじめ　97, 98, 102, 108
意味中心グループ療法　180
インターネット　110, 111
ウェルビーイング　6, 83, 97, 123, 138
ウォーキング・メディテーション　18, 207, 208, 209, 210
うつ病　215, 218
エビデンス　8, 9
応用行動分析　18, 115
親訓練　82, 83, 84

か 行

介護　123, 206, 207
外傷後ストレス障害（PTSD）　1, 7, 55, 87, 211, 212, 213, 214, 216, 217, 218, 222, 225, 226, 228
外傷周辺期の解離　217
回想法　136, 137, 138, 182
ガイドライン治療　61, 62
回避的コーピング　130, 132, 134, 174
過緊張　198
学童・思春期　15, 33, 97, 108
過食嘔吐　197, 198
過剰修正法　119
がん患者　16, 173, 200
眼球運動による脱感作と再処理法（EMDR）　7, 17, 227, 228
気管支喘息　56, 57, 58, 61
急性ストレス障害（ASD）　214, 217
緊急事態ストレス・ディブリーフィング（CISD）
グループ回想法　136
グループ療法　16, 179, 201
グルココルチコイド　47, 48
くるめSTP　64, 66, 68, 69
ケア・フォア・ケアテイカー　207, 210
系統的脱感作　61
ゲシュタルト療法　194, 195, 197
「健康達人」　151
「健康達人減量編」（KTP）　156, 157
減量　152, 153
抗うつ薬　167
高血圧予防　153
高脂血症予防　153
行動分析　58, 61
行動変容ステージ（TTMの）　102, 103, 105, 106, 107
行動療法　58, 61, 147, 148, 150
高齢者　16
コーピング　3, 49, 123, 174
コクラン共同研究計画　15, 78, 93
コクランライブラリー　15, 75, 76, 77, 79, 81
個人差　49
コミュニティ健康教育　18, 206
コルチゾール　31

さ 行

災害被災者　17, 211
サイトカイン　47
サクセスフル・エイジング　16, 127, 128
サマートリートメントプログラム（STP）　63, 64, 66, 67, 68, 69

産後うつ病　80, 81, 90
刺激統制法　149
自己効力感　104
自己治療　150
視床下部　46, 47, 48
システマチック・レビュー　76, 78, 86, 87, 88
実証に基づく臨床心理学　2, 7, 17
自閉性スペクトラム障害（ASD）　62
「社会性と情動」の学習（SEL）　109, 110
習慣改善支援プログラム　148
習慣の掻破行動　61
周産期　75, 89
周産期死亡　87
終末期　175
手段的サポート　131
出産後のメンタルヘルス　79
生涯人間発達論　97
生涯発達（的アプローチ）　16, 25, 124, 156
情緒的サポート　131
情動中心型（回避）対処　133
情動調整　32
職業からの引退　131
職場ストレス　48, 49
食物アレルギー　60, 61
自律神経系　45, 46
心因性喘息　58
神経性過食症　42
心身症　42, 44
新生児　30
身体中心療法　191
身体的アプローチ　16, 191
「心─脳─臓器相関」　52
心理教育　222, 223
心理教育的支援　97, 98
心理社会的支援（介入）　75, 81, 82, 89, 91, 92
睡眠障害　59
睡眠薬　167, 168
ストレス科学　3
ストレス社会　2

ストレス概念（ストレスとは何か，ストレス理論）　41, 43, 191, 192
ストレス反応　41, 43, 44, 46, 50
ストレスマネジメント　1, 7, 10, 11, 16, 61, 111, 123, 135, 138, 163, 191, 193, 203
ストレスマネジメント教育プログラム　136
ストレス免疫法　17, 226
ストレスモデル　41, 42
ストレッサー　3, 10, 15, 41, 42, 43, 44, 45, 46, 48, 51, 55, 89
スピリチュアリティ（スピリチュアルな要因）　16, 131, 175, 180, 182, 184
スピリチュアルケア　180, 182
スピリチュアルペイン　174
生活習慣病　16, 147
生活ストレス　223
生活の質（QOL）　6, 55, 81, 128, 135, 163, 182, 191, 208
精神薬理学的アプローチ（トランスアクショナル・モデル）　128, 129
青年期　36
成人期　37
生物・心理・社会学的アプローチ　14
生物・心理・社会・霊的アプローチ　128
セルフモニタリング（SM）　149, 151, 152, 157
前帯状回と後帯状回　46
喘息　→気管支喘息
選択的セロトニン再吸収阻害剤（SSRI）　225
早期介入　222
壮年期　37
ソーシャルサポート　36, 49, 84, 86, 123, 131, 132, 133
ソーシャルスキルトレーニング（SST）　69, 120
ソーシャルワーク的支援　228
尊厳療法　180

た 行

大うつ病性障害　42
「他者への尊重感情を高め，いじめを止めよう」プログラム　105
多理論統合モデル（TTM）　16, 99, 101, 102, 103, 104, 105, 106, 111
チーム医療　6
注意欠陥多動性障害（ADHD）　15, 56, 62, 63, 67, 69
低体重出産児　85, 86
デイリーレポートカード（DRC）　66, 67, 69
適応障害　42
ディブリーフィング法（CISD）　17
同化　27
特別養護老人ホーム　134
トラウマ　7, 211, 225, 226

な 行

内分泌系　45, 46
日常いらだち事　48, 49, →daily hassles
乳児期　31
妊娠・出産　15, 75, 79, 89
認知行動療法　170, 225
認知再構成法　150, 169
認知症（痴呆症）　136, 137, 138
ネガティブストレス思考（NST）　168
ノルアドレナリン　47

は 行

配偶者の喪失　131
曝露療法　17, 226
8時間睡眠神話　168
発達課題　27
発達ストレス説　15, 25
パニック　195, 197
犯罪　224
犯罪被害者　17, 211
犯罪被害者等基本法　229
反応妨害法（習慣拮抗法）　150

悲嘆反応　214, 215
病的悲嘆　87
フェルデンクライスメソッド　194, 195, 198, 199, 200
複雑性悲嘆　214, 215, 228
不登校　33, 59, 97, 108
不眠症　18, 163
不眠症プログラム　165
ポジティブサイコロジー　180
ポジティブストレス思考（PST）　168

ま 行

マイドフルネス　179
マタニティ・ブルーズ　80, 89, 90
慢性疾患　55, 130
無作為割付対照試験（RCT）　7, 8, 9, 16, 18, 76, 88, 92, 111, 135, 153, 178
メタ分析　8, 78, 81, 84
メタボリックシンドローム　147
免疫系　45, 47
目標行動設定　149
問題行動（小学校における）　115, 117

や 行

薬物療法　170, 225
幼児期　52

ら 行

ライフイベント　48, 80, 89, 123, 125, 126, 129, 130, 131, 133, 192
ライフサイクル　126
レイフレビュー・インタビュー　182, 184
リラクセーション（法）　16, 18, 135, 201, 203, 210, 226, 227
リラクセーション反応（RR）　169
臨床ストレス心理学　2, 10, 11, 97, 98
老人保健施設　133, 136
老年期　124
老年期ストレス　123, 124

A～Z

ADHD →注意欠陥多動性障害
APT　178
CISD →緊急事態ストレス・ディブリーフィング
daily hassles　126, 133, →日常いらだち事
DRC →デイリーレポートカード
DSM-IV　81, 212, 214, 216
EMDR →眼球運動による脱感作と再処理法
eustress　30, 38
FI アプローチ　199
NIPS　31
POMS　174
processive stressor　47, 48
PTSD →外傷後ストレス障害
QOL →生活の質
RCT →無作為割付対照試験
SAMHSA モデルプログラム　98, 99, 111
SEL →「社会性と情動」の学習
SM →セルフモニタリング
SST →ソーシャルスキルトレーニング
STP →サマートリートメントプログラム
systemic stressor　47
TM 瞑想（超越瞑想）　164
TTM →多理論統合モデル

[叢書 実証にもとづく臨床心理学]
臨床ストレス心理学

2013年9月25日 初　版

[検印廃止]

編　者　津田　彰・大矢幸弘・丹野義彦

発行所　一般財団法人　東京大学出版会
　　　　代表者　渡辺　浩
　　　　113-8654 東京都文京区本郷 7-3-1 東大構内
　　　　http://www.utp.or.jp/
　　　　電話 03-3811-8814　Fax 03-3812-6958
　　　　振替 00160-6-59964

印刷所　株式会社理想社
製本所　誠製本株式会社

© 2013 Tsuda, A., Ohya, Y., & Tanno, Y., Editors
ISBN 978-4-13-011136-2　Printed in Japan

JCOPY 〈(社)出版者著作権管理機構　委託出版物〉
本書の無断複写は著作権法上での例外を除き禁じられています．複写される場合は，そのつど事前に，(社)出版者著作権管理機構（電話 03-3513-6969, FAX 03-3513-6979, e-mail: info@jcopy.or.jp）の許諾を得てください．

叢書　実証にもとづく臨床心理学 ［全7巻完結］

統合失調症の臨床心理学	横田正夫・丹野義彦・石垣琢麿編	Ａ５・3600 円
抑うつの臨床心理学	坂本真士・丹野義彦・大野裕編	Ａ５・3400 円
不安障害の臨床心理学	坂野雄二・丹野義彦・杉浦義典編	Ａ５・3600 円
臨床社会心理学	坂本真士・丹野義彦・安藤清志編	Ａ５・3800 円
臨床認知心理学	小谷津孝明・小川俊樹・丹野義彦編	Ａ５・3600 円
発達障害の臨床心理学	東條吉邦・大六一志・丹野義彦編	Ａ５・3800 円

自分のこころからよむ臨床心理学入門	丹野・坂本著	Ａ５・2400 円
認知臨床心理学入門	ドライデン，レントゥル編，丹野義彦監訳	Ａ５・4000 円

講座　臨床心理学 ［全6巻］　下山晴彦・丹野義彦編　各Ａ５・3500 円

1巻　臨床心理学とは何か
2巻　臨床心理学研究
3巻　異常心理学Ⅰ
4巻　異常心理学Ⅱ［品切］
5巻　発達臨床心理学
6巻　社会臨床心理学

ここに表示された価格は本体価格です．ご購入の
際には消費税が加算されますのでご了承下さい．